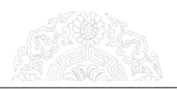

宗瑞麟针灸经验集

U0284263

主　编　宋南昌　宗重阳

副主编　宗　懿　饶子龙　何　勇

编　委（以姓氏笔画为序）

叶晓波　吴建华　何　勇　闵振炜

宋南昌　陈茂风　罗志强　宗　懿

宗重阳　钟光亮　饶子龙　徐涵斌

黄　玮　黄　莉　潘　浩

人民卫生出版社

·北京·

图书在版编目（CIP）数据

宗瑞麟针灸经验集/宋南昌，宗重阳主编. —北京：
人民卫生出版社，2022.7

ISBN 978-7-117-33243-9

Ⅰ.①宗… Ⅱ.①宋…②宗… Ⅲ.①针灸疗法－中
医临床－经验－中国－现代 Ⅳ.①R246

中国版本图书馆 CIP 数据核字（2022）第 101440 号

| 人卫智网 | www.ipmph.com | 医学教育、学术、考试、健康，购书智慧智能综合服务平台 |
| 人卫官网 | www.pmph.com | 人卫官方资讯发布平台 |

宗瑞麟针灸经验集
Zong Ruilin Zhenjiu Jingyanji

主　　编：宋南昌　宗重阳
出版发行：人民卫生出版社（中继线 010-59780011）
地　　址：北京市朝阳区潘家园南里 19 号
邮　　编：100021
E - mail：pmph @ pmph.com
购书热线：010-59787592　010-59787584　010-65264830
印　　刷：河北新华第一印刷有限责任公司
经　　销：新华书店
开　　本：710×1000　1/16　印张：11　插页：1
字　　数：203 千字
版　　次：2022 年 7 月第 1 版
印　　次：2022 年 10 月第 1 次印刷
标准书号：ISBN 978-7-117-33243-9
定　　价：59.00 元

打击盗版举报电话：010-59787491　E-mail：WQ @ pmph.com
质量问题联系电话：010-59787234　E-mail：zhiliang @ pmph.com
数字融合服务电话：4001118166　E-mail：zengzhi @ pmph.com

继承发扬针灸医学遗产

为全人类健康服务

魏稼题

二〇一九、八、十八

序

　　中医学源远流长，具有完整的理论体系和丰富的临床实践经验，而针灸医学作为中医学的重要组成部分，在疾病的防治中发挥了重要作用，并且已经在海外广泛传播。我国针灸界人才辈出，大家云集，来自江西的宗瑞麟先生便是其中一位。宗瑞麟先生曾担任江西中医学院（现江西中医药大学）附属医院业务副院长、江西省针灸学会常务理事、副会长等职务，从事针灸临床、教学、科研工作几十年，临床经验极为丰富，对中外针灸事业发展起到了一定的促进作用。宗瑞麟先生的学术经验继承人也已从事针灸临床工作数十年之久，经验亦极为丰富，在临床之余，抽出空隙，整理宗瑞麟先生的学术及临床经验，编写本书，相信会给广大读者提供有益的参考，使读者从中学到不少知识。

　　余为其精神所感动，故聊赘数语，以示衷云。

黄延龄

2020 年 8 月

前　言

1990年，人事部、卫生部、国家中医药管理局发出《关于采取紧急措施做好老中医药专家学术经验继承工作的决定》，有如中天之日，光照杏林大地。笔者（宋南昌、宗重阳）有幸忝列第一批全国老中医药专家学术经验继承工作指导老师之一宗瑞麟教授门墙，每周3次随侍师侧，耳濡目染，白天应诊于病室之中，夜晚挑灯于黄卷之前，将宗瑞麟教授的学术思想和宝贵临床经验加以整理、总结，基合师意。

本书编排的内容主要为笔者结业时所整理宗瑞麟老师的临证医案、医话，以及先生的学术论文。

毫针的针刺手法是本书的重点之一。针刺手法历来为医家所重视，认为其是针灸临床处方不可忽视的一个环节。宗瑞麟教授在针刺手法上长于轻灵取胜，进针之技主张以稳、轻、直、匀、小为要，擅用徐捻轻压之轻刺激法治疗，其轻柔无痛或微痛的操作术，让人无恐针灸之感。本手法尤适用于老年人、儿童及体质虚弱、体形瘦小、畏针者，临床亦多用于虚寒证或慢性病患者。

宗瑞麟教授善用耳诊耳压法，这是在耳针基础上发展起来的一种治病方法。耳与机体及经络脏腑有着密切联系，当机体患病时，往往会在耳郭的相应部位上出现各种反应点，由于个体差异，出现的反应点也各不相同。

为精确找准耳穴，宗瑞麟教授自制了金属（铜、铝）点耳棒，即探棒。用探棒在患者的耳郭上进行探测，选取最敏感的阳性反应点（多为出现刺痛的点，也可能为出现耳郭充血、发红、发胀或灼热、出汗、放射感的部位）稍加压，使皮肤出现一个小凹陷，即压痕，作为耳压点的标志，然后行贴压术。书中所录医案、医话几乎都记载有耳诊耳压方面的内容，为本书特色之一。

宗瑞麟教授自20世纪60年代始，潜心研究子午流注理论，认为按时取穴类针法乃是利用人体气血应时盛于某经某穴的原理，以顺水推舟，因势利导，促进气血流注，从而达到调理气血、调和阴阳、驱逐病邪的目的。宗瑞麟教授不仅将子午流注理论应用于毫针取穴,按时选择气血旺盛经穴而刺之,而且也将此理论应用于指导耳压取穴,依不同时辰进行贴压,用于治疗一些久病顽疾,尤其对于按时、定时发作或加重,表现出很强时间规律的病症效果较好,如定时发作的腰痛、坐骨神经痛、头痛、腹痛、泄泻、奇痒等。

本书稿成之后,承蒙江西中医药大学原针骨系名誉主任、江西省针灸学会原会长魏稼教授题字,江西中医药大学原针骨系主任、江西省针灸学会原副会长兼秘书长黄延龄教授赐序,在此一并表示感谢!

编　者

2021 年 12 月

目 录

附：相关照片

第一章

宗瑞麟生平介绍

宗瑞麟（1926—2000年），江西南昌人。早年师范毕业后弃教从医，先后得杨永辉、陈鸿儒、徐少庭、高凌云四位名老中医的指导，曾两次在省、市开办的中医进修学校学习，后一直从事针灸临床、教学及科研工作，为江西省中医院针灸科创始人之一。

宗瑞麟20世纪50年代末在中西医结合临床、科研方面做了大量的工作，发表了有关针灸治疗急性肠梗阻、急性阑尾炎等急腹症以及针灸治疗精神性疾病的论文多篇，在针刺麻醉的探讨方面也做了大量的工作。20世纪70年代初宗瑞麟参加首批被派往突尼斯的中国援外医疗队，并在20世纪70年代末第二次被派往该国工作，其精湛的医疗技术为针灸在该国的推广打下了坚实的基础。宗瑞麟曾参加1980年10月在突尼斯举办的第七届亚非眼科大会，所撰《针灸疗法在眼科上的应用》一文被编入该会议专辑。1992年提供素材并指导其学术继承人撰写论文《浅谈飞腾八法中八卦与十天干配合之原理》，于《中国针灸》杂志上发表后，在针灸界产生很大反响。

宗瑞麟曾任江西中医学院附属医院业务副院长，先后兼任中华全国中医学会江西分会副秘书长、江西省中医工作咨询委员会副主任委员、中国针灸学会理事、江西省针灸学会副会长等职，1980年被评为江西省劳动模范，为江西省第四、五、六届政协委员。

一、学 术 渊 源

宗瑞麟学医之初，受杨永辉指点，主要学习中医外科诊治、炼丹制药等。后又受陈鸿儒指点，以学习中医内科为主，熟读《医宗金鉴》《黄帝内经》《难经》《伤寒论》《金匮要略》《濒湖脉学》《医学心悟》《汤头歌诀》《药性赋》《温病条辨》《温热经纬》等中医古籍。此期间白天从诊，晚间则参加当时南昌市中医药学会开办的中医夜校课程。其后又进入江西省中医进修学校针灸班，学习西医生理学、病理学等内容以及中医针灸理论。

宗瑞麟从江西省中医进修学校毕业后仍勤奋求学，精读《针灸甲乙经》《针灸大成》，熟读《针灸聚英发挥》《针灸问对》《奇经八脉考》《标幽赋》《百症赋》《玉龙赋》《席弘赋》《通玄指要赋》《行针指要赋》等古代针灸名著名篇。又常利用工作之余，求教于南昌针灸名家徐少庭先生，学习其处方配穴、针灸手法等。

20世纪50年代中后期，宗瑞麟于江西医学院附属中医实验院在江西名医高凌云先生领导下工作。高先生学问渊博，治学严谨，对《黄帝内经》甚为推崇，研究颇深。宗瑞麟受其影响和指导，又精读《黄帝内经》，并重点研究《灵枢》部分。

中国古代有"医易相通"之说，易学是中医学的理论之源，而中医学则是易学原理在实际运用中的典范。宗瑞麟多年来为究医理广阅各种易学书籍，如古之《周易参同契》《河洛精蕴》之类；今之《周易原理与古代科技》《生命与八卦——医易启悟》等，每每手不释卷，废寝忘食。有常往书市之嗜好，若寻得有关书籍，往往不问价格之贵贱，必购回研读。

二、学术特点

宗瑞麟遵循《黄帝内经》"知标本者，万举万当，不知标本，是谓妄行""谨守病机，各司其属"等经旨辨证施治。其学术具有以下特点：

1. 临床善用古法，但师古而不泥古，强调理论联系实际，临证灵活掌握。如他长年研究子午流注等古代按时取穴类针法，颇有心得，尤对按时"开穴"的理解更有独到之处，他常说："'开穴''开穴'，此穴'开'则百穴'开'"。故临证多采取按时"开穴"与辨证施治配穴相结合的方法，先刺按时辰推算应"开"之穴位，后刺辨证施治所取穴位。这种方法明显提高了临床疗效，特别是对不少疑难顽症充分显示出其优越性。

2. 重视心理因素对治疗的影响，强调临证诊治过程中对待患者应始终态度和蔼，工作认真。他认为这不仅仅是医德医风的问题，亦是争取最佳疗效之需要。作为一个好的医生，要让患者对自己有足够的信任感，这样往往可在很大程度上提高疗效，而要达到这一点，除了要有精湛的医术外，服务态度亦是重要的一个方面。故临床中宗瑞麟对患者总是和颜悦色地问诊、交谈，认真仔细地检查、治疗，无尊贱之分，皆一视同仁。

3. 运用耳穴诊疗法经验丰富，已形成自己一整套学术见解。宗瑞麟认为耳穴压籽法在疗效上不逊于其他疗法，而且具有操作简便、作用持久、患者痛苦小、无需每天前来就诊、花费少等优点。耳穴治疗多用压籽法，无论急性病证或慢性疑难顽症，只要病情适宜概灵活运用之，或作为主要治疗方法，或辅助配合他法；或取数穴，或仅取一穴；或针对整个病症治本，或仅对某一症状治标，可谓得心应手，且疗效甚佳，不少患者往往于一压之后立即见效。

三、经验专长

宗瑞麟对中医针灸古籍中有关"调神"的论述领会甚深，并与临床结合起来，认为临证诊治过程中，医者应"神安意专"，以有利于充分发挥自身的医疗技术；对患者则应处处注意调其神气，使其"神怡意顺"而气血趋向平和，这样就更有利于针刺刺激最大限度地产生调理阴阳、扶正祛邪、疏通经络等治疗效应，从而提高疗效。为此，经长年临床观察摸索，宗瑞麟逐步总结出一套行之有效的"调神"技巧。

宗瑞麟重视人体气血的作用，认为"气血失调为百病所共有，调理气血乃治病不可少"。这一学术思想运用于临床，对多种痛证的治疗屡显其功。

"子午流注"是古代医家创立的按时取穴类针法中的一种，以往临床上一般仅用于体针取穴。宗瑞麟对这一针法长年究索，心得颇多，他将其中气血流注有关原理灵活运用于临床诊断，并据此指导治疗，使不少疑难顽症患者得以脱离病痛之困。此外，他还活用气血流注有关理论来指导耳穴治疗配穴，取得令人满意的效果，这不但扩大了某些耳穴的临床应用范围，更为"子午流注"的临床运用及其有关科研另辟一途。

宗瑞麟临床针灸配穴处方，在按循经配穴法等的基础上又善用特定穴，尤喜用募穴、俞穴、原穴、络穴、五输穴、八脉交会穴等。至于取穴数量，他亦提倡"少而精"，但认为要正确理解"少而精"这句话，所谓"少而精"着眼点不在"少"，而在"精"。"精"包括用穴简而不繁，而更主要的是指配穴切合治法，切中病机，疗效甚佳。特别是在治疗过程中还要注意谨守病机，随机而变。

对于进针手法，宗瑞麟强调无痛或微痛，又重无菌操作。为此，他经多年实践自创一套"徐捻轻压"进针手法，并将这套进针手法的操作要点总结为"五字诀"，使学生易于练习和掌握。

宗瑞麟认为针刺的补泻作用受多方因素的影响，除补泻手法外，另与经穴的主治功效及其配伍、患者的体质、病理变化等密切相关。故临床针刺操作一味强调补泻手法，似与临床实际不符，而"得气""气至病所"才是重要的，是针刺取效的关键之一。所以临床中他很重视针感及其传导。然而，另一方面他又反对那种盲求针感而重捣滥刺的做法，认为针感要适中，应以患者所能承受为度，太过则变成劣性刺激，对治疗非常不利。宗瑞麟临床施术针入皮下后，运针手法多采取轻缓渐进，在初得气后再根据对针下气的感觉、对患者反应的观察以及询问患者对针感的感觉等综合情况,酌情缓缓加大指力及捻转幅度等,并配合适度的提插或循按等手法以调整刺激量和气行方向,使获得适宜的针感。

宗瑞麟临床运用耳穴治疗,对于组方配穴,多在遵循一般耳穴配穴原则的同时注重用中医理论来指导配穴,同时还十分注意各耳穴之治疗宜忌,反对简单地按脏腑、部位、耳穴功效等"对号入座"式选穴;对于取穴定位,多采取探棒压痛法探测。与多数医家一样,宗瑞麟亦很注重耳穴反应点,但对如何快捷准确地找到反应点则有着独特的经验:即按照耳穴在耳郭上的排列恰似一个倒置的胎儿这一规律,结合全息生物医学有关理论,再根据患者具体病变部位及其他情况,全面考虑,在耳郭相应部位选点探测。由于熟能生巧,故每每一压即中。

对于临床各科病证,宗瑞麟有着丰富的诊治经验和独特方法,如寒湿痹证"三级分治"法、"三气海"治气虚证、"三血海"治血证、周围性面瘫简易疗法等。尤对多种痛证,善以体针与耳压相结合治疗,每获良效。

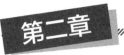

宗瑞麟教授针灸临证精要

宗瑞麟教授自20世纪50年代初始从医持针，一生对学业追索不倦，广阅各类中医古籍而精研针灸，又涉猎易学以为医学之用，师古而不泥古，重视临床实践，经数十年临床揣摩而逐渐自成一体。宗瑞麟教授临床时重视"调神"，认为诊治过程中医患双方皆能"意专""神安"是获取最佳疗效的重要因素之一；又重气血，认为"气血失调为百病所共有，调理气血乃治病不可少"，他将这一学术思想运用于临床，特别是对多种痛证屡显其功。宗瑞麟教授独创"徐捻轻压"进针手法，既有利于无菌操作，更使施治时无痛或微痛而有利于"调神"。古代按时取穴类针法理论深奥，疑迷不少，宗瑞麟教授长年究索，颇有心得，某些疑迷已初步得以启昭。他临床运用耳穴诊疗法已30余年，经验丰富，尤于治疗方面颇具特色，已形成自己一整套学术见解。本文拟将宗瑞麟教授有关学术思想和医疗经验之精要分毫针刺法和耳穴诊疗两大部分分别介绍如下：

一、毫针刺法部分

（一）活用气血流注理论，于诊断、审证重视时间规律

宗瑞麟教授从长年临床中体会到脏腑经络之病多可影响气血使之失调。然而气血失调之具体病理变化各人又有不同，其中气血流注失常不为少见。特别是一些疑难顽症，其某一脏腑或经络病变较为深重，尤易影响到周身气血流注而使病情迁延难愈，并出现具有气血流注失常特征的相应临床表现。在中医气血流注"纳支法"有关理论中，人体气血每一个时辰循行一经，一日十二时辰循行完十二经脉，第二日周而复始。又因人体气血按十二经循行的顺序是不变的，而一日中代表不同时辰的各地支其交递次序也是不变的，故每日十二时辰气血流注其相应经脉亦是固定的，即寅时气血流注始于肺经，卯时流注大肠经，辰时流注胃经，巳时流注脾经，午时流注心经，未时流注小肠经，申时流注膀胱经，酉时流注肾经，戌时流注心包经，亥时流注三焦经，子时流注胆经，丑时流注肝经，后又从寅时肺经开始按此顺序进行下一轮流注循行。不少疑难顽症患

者每当其气血应时流注于病变经脉之时则瘀滞受阻,正邪相争相对较剧,故这时其临床症状尤为明显,表现出很强的时间规律性。从临床总体情况看,这类患者大多表现为其主要症状在每日的同一时间内出现或加重。掌握了人体气血流注失常的这一常见临床特征,则医者在临证诊查中若发现患者的症状存在这种时间规律,即可根据上述原理推辨出病证与何经有关。

宗瑞麟教授临床审证既注意从空间的角度诊查症状出现的确切部位,同时也重视从时间的角度审清症状出现是否存在时间规律。对于存在时间规律者则酌情运用以上原理进行分析,作为诊断依据之一,并指导施治配穴。宗瑞麟教授多年来运用这一方法解除了许多疑难顽症患者的病痛。如患者徐某,女,40岁,反复发作皮肤瘙痒已数年,曾在本市皮肤病医院被诊为"神经性皮炎",多次用中、西药治疗均无效果,以致对药物治疗失去信心,求治于宗瑞麟教授。此次发作已近2个月,双肘部、肩颈、胸部及大腿内侧皮肤出现对称性不规则片状红色丘疹,瘙痒难忍,搔破后无液体渗出。皮肤表面干燥、粗糙、微有脱屑,大便一贯干结,舌质偏红,苔薄黄,脉略细数。辨证:心肺郁热,血燥生风。治法:养血祛风,清泄郁热。初诊治以耳压法,取耳穴心、肺、内分泌、肘、肩、股。2日后二诊,述效果平平。宗瑞麟教授细问其况。又补诉瘙痒每日清晨6~7时尤甚。根据这一症状特点,宗瑞麟教授以气血流注有关理论分析:清晨6~7时属卯时,按气血流注"纳支法"有关理论,卯时气血流注由大肠经所主,患者瘙痒之主症每日卯时加甚,说明病变与大肠经密切相关,故治疗在前诊耳压法基础上又合用毫针刺法,主取手阳明大肠经曲池穴以调理大肠经气血流注,另辅以三阴交穴养血理血。三诊患者即述瘙痒明显减轻。四诊时患者各部皮肤丘疹基本消失。后又连续隔日同上治疗4次,患者瘙痒完全消失,原患部皮肤外观无异常。

(二)取穴提倡以气血为本,以效为准,以精为宜,随机而变

宗瑞麟教授重视人体气血的作用,认为人体百病无论外感或内伤、跌仆、虫咬等均可不同程度引起气血失调,而气血失调又可削弱人体正气,对抗邪极为不利,故施治中宜酌情调理气血。因此他提出"气血失调为百病所共有,调理气血乃治病不可少"。这一学术思想在其临证配穴方面充分体现出来。临床上他重用手足阳明经脉诸大穴,如上肢之合谷穴、曲池穴,下肢之足三里穴。因为阳明经多气多血,其大肠、胃二腑气机以通降为顺,由于其经、腑的这些生理特点,其经穴尤易"得气"及"气至",在对病变局部产生治疗作用的同时亦能调理气血,尤其是足三里穴,气虚能补,气滞能行,局部或全身病变咸宜,故取用尤多。由于此三穴偏重理气,故必要时又配以相应长于理血之穴位,如上肢合谷或曲池穴可伍以善走血分之内关穴或阴郄穴,下肢足三里穴可伍以血虚血"实"皆宜的三阴交穴,以加强调理气血之作用。

取穴"少而精"是众多医家提倡的针灸临床取穴原则之一。宗瑞麟教授对此也很赞同，认为临床取穴之多少主要应根据病证的具体情况，配穴要切中病机，切合治法，从力求疗效满意的角度去考虑，在此基础上再考虑能少则少，以精为宜，即着眼点在"精"，而不在"少"。宗瑞麟教授临床取穴数量不多，一般单穴 2～4 穴，双穴则 4～8 穴，但所取穴位皆经过深思熟虑而定，多数情况下所取穴位同时符合 2 种以上配穴之理。尤其在临床施治过程中要谨守病机、随机而变。20 世纪 50 年代末宗瑞麟教授曾与西医外科合作进行针刺治疗急性肠梗阻的临床观察。一患者经针刺足三里、天枢等一般常用穴位治疗 2 次，梗阻基本无变化。宗瑞麟教授仔细查视患者，得知其主症腹胀痛以下腹为主，连及腹股沟至阴部，遂以中医基本理论分析：此疼痛部位明显涉及足厥阴肝经所辖区域，说明热实之邪内阻不仅因于胃肠传导失职，且与肝失疏泄密切相关。抓住这一病机特点，宗瑞麟教授即按五输穴"实则泻其子"之法，以及《难经》有关"荥主身热"的配穴理论，取肝经荥穴行间为主穴以泄其邪气，另配奇穴二白以促进肠道蠕动，用连续不断重手法。针刺后患者腹胀痛明显减缓，情绪即转安静。留针半小时后起针，患者即解少许稀水样便，续排气。至此，宗瑞麟教授又对病情进行辨析：针刺行间、二白两穴后腹胀痛显著减轻，又有少量排便排气，说明此时厥阴肝经邪气虽得以外泄，病情向愈，但手阳明大肠因受邪困多日功能尚未复常，此时当不失时机，设法调理大肠气血以复其功能。故宗瑞麟教授又加刺双侧大肠俞穴，留针约 15 分钟，出针后不久患者即排出大量粪便，腹胀痛完全消失，肠鸣音恢复。留院观察数日后痊愈出院。

（三）进针强调无痛、无菌，自创"徐捻轻压"进针手法

宗瑞麟教授针刺施术时重视无痛、无菌。为此，遵《标幽赋》"左手重而多按，欲令气散；右手轻而徐入，不痛之因"之旨，经多年临床摸索而自创一套符合以上两点的"徐捻轻压"进针手法。现将其归纳介绍如下：

1. 基本操作方法

医者将刺手食指、无名指、小指平行并拢，指掌关节屈曲，余手指关节伸直，使四指与掌面约呈 100° 夹角。拇、食二指白肉际紧靠，二指尖大致平齐，将毫针柄基本顺拇、食指长轴方向夹在其间，根据患者体位及所取穴位的位置等具体情况和医者施术方便的需要，垂腕或不垂腕，将针尖对准穴位，凝神运劲于刺手，靠拇指匀力左右摆动捻转毫针，再利用轻微下压以及所刺穴位区域肌肤外弹的力量使针缓缓入皮。

2. 操作要点

宗瑞麟教授将这套进针手法的操作要点总结为五个字，即稳、轻、直、匀、小。

（1）稳：括四个方面，即稳定心神、稳定体位、稳定呼吸、持针稳牢。

稳定心神是指医者在施术过程必须始终做到"守神无妄"。特别是"以神御形"以控制自己身体的各个方面（如姿势、动作、呼吸等）使适应行针的需要。即如《灵枢•终始》所言："必一其神，令志在针。"

稳定体位是指医者在施术前先为自己选好便于操作的最佳位置，施术时全身各部均呈协调状态，双腿站稳，躯干部自然挺直，同时"气沉丹田"，使重心下移。这样有利于身不摇、手不抖，以保证手指平稳运力操作。

稳定呼吸是指施术过程中医者指导患者调匀呼吸使之平稳，同时医者调整自己的呼吸与患者的呼吸节律基本保持一致。一般宜取腹式呼吸，因胸式呼吸使胸部各肌群运动极易牵动手臂，则手指难以平稳施术。

持针稳牢不等于手指紧捏针柄，而是指手指持针力度要适中，因过松难以操作，而过紧亦易影响手指协调，使动作生硬走形。

（2）轻：指破皮时宜徐捻轻压。宗瑞麟教授这套进针手法，针入皮下主要靠三方面的力量：一是手指微微下压之力；二是所刺穴位区域肌肤受力后向外反弹之力；三是拇、食指捻转之力。此三者中，手指捻转最为关键，宜轻、缓、小角度，以捻带压。这样患者每每感觉似有似无，或毫无感觉而针已入皮下。若下压或捻转用力不当则易产生疼痛，故"轻"是保证该针法施术时不痛的重要因素之一。

（3）直：指针身要保持挺直。施术时进针方向最好与皮肤表面垂直或稍有偏斜，但整个针身一定要挺直无曲。若有弯曲则指力难以贯于针尖，且捻转时因针尖在皮肤上的着力方向不一，产生"搅动"，则极易产生疼痛。若强行进针亦易造成弯针。所以"直"是该针法施术时不痛的另一个重要因素。

（4）匀：指手指压力与捻转速度要均匀。力量要柔而稳，大小始终如一。随医患双方的呼吸节奏有规律地捻转几次，停一停，以有利于调节患者的紧张情绪和肌肤拘挛反应。切忌手指下压之力乍轻乍重、捻转速度乍快乍慢。

（5）小：是指进针时捻转的幅度宜小，最好是 90° 左右。若捻转幅度过大，则易牵动肌肉纤维等而引起疼痛。

3. 注意事项

徐捻轻压进针手法操作时多悬臂垂腕，捻转主要靠拇指左右摆动，余手指一般平行并拢而不动，故对臂力、指力的要求较高，对操作的熟练程度要求亦高。若臂力、指力不够，必致动作走形；若操作不够熟练，动作必然生硬，这些皆为导致施术失败的常见原因，因此平时对臂力、指力以及操作技巧的锻炼十分重要。宗瑞麟教授要求初习者可先在纸包或布包等器具上依法练习，在掌握一定的基本功以后再在自己身上试针，这样既能进一步实体练习，又能体验操作要领及针感等，至确已纯熟掌握以后，方可临床运用。

该针法乃单手操作，为保证无菌，手指仅持于针柄部分。而施术时保持针身挺直是成功的前提之一。然要保持针身直而无曲,针身越长难度越大,故一般情况下用针不宜过长,以在3寸以内为宜。且针身的硬度及韧性越强越好。

针刺前,先以指甲在所取穴位上略行按压,使皮肤出现痕迹,随即消毒,依法进针。因为指压留痕一方面可保证取穴准确无误,另一方面患者皮肤经按压后再行针刺更不易产生痛感。

该进针法适宜于肌肤较为丰满或深部柔软处的穴位,如足三里、委中、肩髃、合谷等穴。若位于骨节或皮肉菲薄处的穴位则宜用其他快速进针法,如对后溪、昆仑、人中等穴宗瑞麟教授多用针筒指敲快速进针法。

(四) 运针手法多轻缓渐进

针刺的补泻作用,古今众多医家理有所论,用有所长。宗瑞麟教授则认为针刺的补泻作用受多方因素的影响,另与经穴的主治功效及其配伍、患者的体质、病理变化等密切相关,故一味强调补泻手法,似于临床实际不宜。而"得气""气至病所""气至而有效"则是被公认的,可见"得气""气至病所"才是取效的关键。"得气"的主要表现是针感,"气至病所"的主要表现是针感传导。然而,要想求得理想的针感及其传导就必须施以适当的针刺手法,同时又应避免为盲求针感而孟浪施术,重捣滥刺。因为那样或可能损伤局部器官组织,造成后患;或因针感太强超过了患者所能耐受的程度而引起患者的神气劣向转变,不利于针刺"调神"。故宗瑞麟教授临床施术针入皮下后,运针多轻缓渐进而为,所谓"轻缓",是指运针初期刺手手指捻转、下压的力量均相对偏小;捻转的幅度亦偏小;针尖由浅入深的速度较为缓慢。在得气后再根据对针下气的感觉、对患者反应的观察以及询问患者对针感的感觉等综合情况,酌情渐渐加大手指力度、捻转幅度等,并配合适度的提插或循按等手法以调整刺激量和气行方向。这样既无损伤局部组织及违背针刺"调神"原则之虑,又有利于求得适宜的针感。

(五) 重视"气至病所"

宗瑞麟教授重视针感适度,同时也重视"气至病所",为此,施术时常根据不同病证、不同穴位及其气行方向等具体情况辅以相应的措施,使针感的传导更为理想。具体方法如下:

1. 使患者采取一定的体位

宗瑞麟教授经长年临床体会到某些穴位在机体处于特定的体位时其针感传导较佳。如肩髃穴在同侧上肢伸直自然向上抬举与肩关节保持同一水平时其针感传导最佳,可一直传导至手。故上肢疾患因病情需要而取用肩髃穴时,宗瑞麟教授多以一手托住患者伸直的上肢使之与肩关节保持同一水平(并嘱患者自然放松该患肢),一手持针刺穴施术,当取得满意针感及传导并予适量刺激后,即出针。又如下肢诸疾治取环跳穴，宗瑞麟教授多嘱患者取侧卧体位，患肢在上，髋关节与膝关节微屈，轻松自如地放置在另一下肢上。这一体位针刺环跳穴针感传导亦佳，可经大腿、小腿一直至足。

2. 数点"接力"，引导气行

有时需针感传于远端，但针刺穴位并运用一定的措施后其针感传导不能到达预期的部位，则可采取"接力引气"的办法，即按预定的传导路线选择二穴或更多穴位，先刺起点穴，再依前后次序刺其他穴位，使针感以接力形式向远端传导。如上肢疾患，可先针肩髃穴，使针感到达肘部，再刺曲池穴使针感到达腕部区域，又刺合谷穴，使针感再往下传。

3. 反向按压，迫气"逆行"

穴位的针感传导多有其规律，如四肢的穴位其针感一般离心性传导，若病所在近心端，而所取穴位在远心端，为使针感传向病所，此时可于进针后调整针尖方向朝向病所，用押手拇指适度按压在该穴离心一端 0.5～1 寸处，再运针使气行"逆向""气至病所"。如一李姓中年女患者，无明显原因突发左大腿上段剧烈疼痛 2 天，站立困难，不能行走，局部无红肿发热等。宗瑞麟教授辨其为气血阻滞，不通则痛。取左足三里、左血海（前者行气，后者活血），指导学生施术时押手拇指压迫于穴位下部，针尖指向病所，行平补平泻手法，针感直达疼痛处，留针 20 分钟，出针后即述疼痛大减，左下肢活动明显改善，已勉强能够行走。次日二诊，述昨日治疗后，当晚一切恢复正常。

（六）针感讲究适度

以患者对针感的耐受能力为标准决定针刺刺激量是绝大多数医家临床遵循的一般原则，宗瑞麟教授亦基本如此。然而对于具体如何掌握之，宗瑞麟教授有自己独到的见解和经验。他从"调神"的角度出发，认为一般而言适度的针感是患者有较为明显的酸、胀等感觉，并向病所方向传导，但这种感觉并不使患者有明显的不适感，若针感太过，患者明显感觉难受甚至不能忍耐，则易在心理上形成劣性刺激而致神气不宁，气血亦随之失去畅和状态，最终降低疗效，甚至使治疗归于失败。故宗瑞麟教授临证施术多以"轻缓渐进"之进针、运针手法，以有利于控制针刺刺激量，使针感不至于骤然过大。此外还往往综合分析患者的年龄、性别、体质、职业、生活环境、疾病种类等具体情况，酌情合用一些辅助措施，以适应患者。

（七）深入研究古代按时取穴类针法

古代按时取穴类针法主要包括子午流注、灵龟八法、飞腾八法三种。临床上这类针法运用得当往往能收到良好疗效，但由于种种原因目前人们对其所知十分有限。多年来宗瑞麟教授进行了大量的工作，主要有以下两个方面：

1. 理论索究务求昭其幽玄、填其空白

按时取穴类针法是古代"医易相通""医易结合"的产物，其理论玄奥难懂，特别是距今年代已远，故其中疑迷不少，临床推广应用存在诸多困难。宗瑞麟教授认为要使这类针法今后不断发扬光大，在理论上对其进行究索以还其本来完整面目十分必要。为此，宗瑞麟教授重点针对其中幽玄疑迷之点采取"自设问题，逐一探索"的方法进行究索，务求通过解答这些疑难之点，逐步填补其理论上目前仍然存在着的某些空白。其具体做法是先根据这类针法中有究索价值的某些具体内容提出有关问题，如为什么灵龟八法与飞腾八法在八卦与八穴的配合上两者一半相同，一半不同？为什么飞腾八法中十天干与八卦、八穴的配合是乾纳壬甲配公孙、艮纳丙配内关、坎纳戊配临泣？……然后根据这些问题所涉内容类别所归，再按类究索。属于易学范畴的从易学有关书籍及资料中寻找线索进行研究，属于医学范畴的则结合历代中医古籍及有关资料从中医理论进行探讨等。经多年努力，宗瑞麟教授对其中许多问题颇有心得体会，有的问题已初步得到解决。如关于飞腾八法中八卦与十天干配合的原理问题，宗瑞麟教授通过广泛查阅文献资料，深入探索研究，终于在易学典著《周易参同契》中找到了答案，得知其来源于易学中的纳甲之法。纳甲法始于西汉京房。东汉魏伯阳撰《周易参同契》则借纳甲法言炼丹之要，并在京房纳甲说的基础上又有所发展，绘制月体纳甲图，通过一个月间月亮形状的盈缺和出没方位等变化按九宫八卦的有关理论来论述天地阴阳变化的规律。以月亮盈缺之不同形态分别与八卦卦形相比拟并匹配；以月亮出没之不同方位分别纳配十天干。因举十干之首"甲"以概其余，故名纳甲。《周易参同契》："三日出为爽，震受庚西方；八日兑受丁，上弦平如绳，十五乾体就，盛满甲东方。蟾蜍与兔魄，日月气双明，蟾蜍视卦节，兔魄吐精光。七八道已讫，屈折低下降。十六转受统，巽辛见平明；艮直于丙南，下弦二十三。坤乙三十日，东北丧其明。节尽相禅与，继体复生龙。壬癸配甲乙，乾坤括始终。"这段原文就是对纳甲法的具体论述。其大意是：农历月初三天快亮时，新月出现在西方庚位，此时月体中无光面积较光亮面积为大，即阴多阳少，此与震卦（☳）阴爻多，阳爻少，一阳出于二阴下相类似，故以震卦相配，震卦在八卦中为长男，属阳卦，而十天干中庚辛属金，位居西方，其中庚在十天干中位居第七，为单数，属阳干，按阳卦配阳干之原则，因此震纳庚；每月初八时上弦月出现在南方，此时月亮无光面积较前缩小，而光亮面积较前增大，与兑卦（☱）阳爻多，阴爻少相类似，故以兑卦相配，兑卦在八卦中为少女，属阴卦，而十天干中丙丁属火，位居南方，其丁在十天干中位居第四，为双数，属阴干，按阴卦配阴干之原则，因此兑纳丁，月亮呈半月状，因此说"上弦平如绳"；每月十五望日，满月出现在甲位东方，满月整体光亮，与乾卦（☰）纯阳爻，阳盛极相类似，故以乾卦相配，乾卦在八卦中为父，属阳卦，而十天干中甲乙属木，位居东方，其中甲在十天干中位于第一，为单数，属阳干，因此按阳卦配阳干之原则乾纳甲（壬），月有质无光，故又名为蟾蜍，玉兔是白光，白光是日借月体吐出的光华，月都被白光照亮，整个月全是白光，因此说"日月气双明"，即日与月相合后叫作明。蟾蜍是指月，当它全出现的时候，是卦的节变到乾，兔是指吐出来的日光华；七八是七天加八天，指每月阴历的十五，月亮为满月，阳气已经到顶。阳盛极则阴生，月亮开始变化，光亮在暗淡减少，因此是"屈折低下降"；每月十六清晨，微缺的月亮出现在西方，其虽阳多阴少，但阴阳消长处在阳退阴进的初期，与巽卦（☴）相类似，故以巽卦相配，巽卦在八卦中为长女，属阴卦，而十天干中庚辛属金，位居西方，其中辛在十天干中位于第八，为双数，属阴干，因此巽纳辛；每月二十三清晨，下弦月出现在南方，月体无光面积大于光亮面积，阴多阳少，与艮卦（☶）阴爻多，阳爻少相类似，故以艮卦相配，艮卦在八卦中为少男，属阳卦，而十天干中丙丁属火，位居南方，其中丙在十天干中位于第三，为单数，属阳干，因此艮纳丙；每月三十，月亮已无光亮，不出现了。因此"东北伤其明"是说晚上东北方见不到月亮了，但一个月节过去之后又是下一个月，相继又出现月光，因此"节尽相禅与"是说又开始一个周期，与上月相同，不断的周期性出现，也因此"继体复生龙"是指不断的周期性从而使阳气能反复生发，龙指阳气。月亮无光与坤卦（☷）纯阴爻，阴盛极相类似，故以坤卦相配，坤卦在八卦中为母，属阴卦，而十天干中甲乙属木，位居东方，其中乙在十天干中位于第二，为双数，属阴干，因此坤纳乙（癸），"乾坤括始终"是指从坤位开始到乾位圆满，乾位之后就白光减少，即如乾始复，终则成坤，真气归藏。

这段原文对坎离二卦虽未作说明，但在纳甲法相关理论中有"望夕月在东，离中阴魄纳于中宫之己"，"望夕日在西，坎中阳精纳于中宫之戊"，故离纳己，坎纳戊。《周易参同契》虽是一部古代炼丹之书，但其根据《周易》原理或观念把天地自然与人体自然紧密联系，同步起来，提倡人体必须顺从天地间阴阳变化的原则进行修炼，以保命延寿，故又是古人探索人体生命活动的一部著作。所以在易学盛行的宋金时代，《周易参同契》颇受当时医学家们的重视。他们受《周易参同契》等易学著作"天人相应"哲学思想的影响，将其中纳甲法有关理论引进针灸临床，通过八卦将日时干支的推演变化与针灸临床上应用甚广、疗效较佳的八脉交会穴联系排配起来，以依法推算，按时取穴，从而创立飞腾八法针法。宗瑞麟教授的这一研究成果填补了飞腾八法针法理论上的一大空白，也为医学界今后进一步深入研究这类针法奠定了一定的基础，从而起到促进作用。

2. 临床运用倡"开穴"与辨证施治取穴相结合

宗瑞麟教授认为按时取穴类针法乃是利用人体气血应时盛于某经某穴，因而按时选择气血旺盛经穴刺之，以顺水推舟，因势利导，改善、促进气血流注，从而达到调理气血、调和阴阳、驱逐病邪的作用。若经针刺"开穴"后，在患者周身气血流注得到改善的基础上，再接着针刺按患者的病情辨证施治所取的穴位，此时不但"开穴"在发挥治疗作用，且辨证施治所取的穴位其治疗作用亦会比单独使用时更好。故宗瑞麟教授临床多将按时取穴类针法运用于一些疑难顽症，并提倡"开穴"与辨证施治取穴结合起来运用，以相互协同、促进，最终达到提高疗效的目的。临床应用时，先依按时取穴类针法中的一种推算刺"开穴"，后刺辨证施治穴。实践证明，这种应用疗效较单独按时取穴或单独按辨证施治取穴为好。如患者王某，男，53 岁，因深秋季节酒后洗冷水澡，次日即发生右侧周围性面神经麻痹，主要见症有：口面向左歪斜，右眼不能闭合，流泪，右额纹消失，右口角漏水，右侧口腔内藏食，鼻唇沟变浅并向左歪，右侧耳垂下及耳后区域感疼痛不适等。曾在外院经中、西药及针灸等治疗约 3 个月，见效甚微，故求治于宗瑞麟教授，初以耳穴压籽法治疗 2 个月余，病情明显改善，面部外观基本恢复正常，但仔细查视仍可见右眼较对侧略小，并自觉右眼外眦部皮肤及右口角区域皮肤酸麻拘紧感，右口角有时轻微漏水，至此后 1 个月余疗效停滞不前，配合体针辨证取穴施治亦无建树。此时宗瑞麟教授调整治疗方案，停耳穴压籽法，改用灵龟八法，再配合辨证施治取穴，每次先按灵龟八法推算刺"开穴"，其后刺辨证施治所取穴位，隔日治疗 1 次，共 12 次，终于使该患者获得痊愈。

宗瑞麟教授临床对按时取穴类针法除按上法运用外，有时还活用按时取穴类针法中八卦配八脉交会穴的有关理论指导非按时取穴治疗疾病。如一李姓中年男性患者常发心悸已 1 年余，尤以近 2 个月发作频繁，约每周 1 次，发作时心慌心跳，气短乏力，头晕难以坐立，每次持续数分钟至数小时不等，发作过后仍乏力、头晕，均需卧床 2 天方能平复。曾多次行心电图检查，被诊为"阵发性心动过速"，屡用中、西药治疗，当时能控制发作，但过后又发，故特从外地前来求治。宗瑞麟教授认为该患者屡经多种治疗均不见效，非奇招难以取效。遂以八卦有关理论分析指导诊治：患者心慌心跳等常发不止，治宜静止，而八卦有关理论中，"艮卦为山"，其性善"止"（逢山则止）；在人体，上肢属艮卦，故宜在上肢取穴；按灵龟八法中八卦与八脉交会穴相配为艮卦配内关穴。故取上肢内关穴为主，另配以心俞穴行穴位磁片敷贴法治疗（先贴一侧，以后每隔 3～5 天换贴对侧），共治疗观察 2 个月未见复发。

（八）治寒湿痹证多按"三级分治"法

"三级分治"法是宗瑞麟教授临床按病情轻浅深重不同程度分别单独或配合运用耳穴压籽法、毫针体穴刺法、隔药姜艾灸法治疗寒湿痹证的常规用法。由于其施治切证、配合合理，故每获效验。

　　寒湿痹痛皆以寒湿之邪阻滞经脉骨节以致气血凝滞、经脉不通为基本病机。临床上耳穴压籽法、毫针体穴刺法、隔药姜艾灸法三者虽均能治之，但由于它们在主要作用原理上各自不同，故运用时宜辨明病证轻浅重深等具体情况，再根据各法作用原理特点灵活掌握。耳穴压籽法主要是通过相应耳穴对病变部位的双向调节作用产生功效，相对而言其作用特点是刺激轻微但持久，特别是其止痛作用显著，能即时减轻疼痛症状，故宜用于痹证病变尚未深重者，如颈、腰椎轻微骨质增生引起相应部位疼痛酸胀、天阴遇寒加甚之证，风湿性关节炎患病关节疼痛不适、活动欠利但局部无肿胀或肿胀轻微之证，局部组织损伤或劳损复受寒湿之邪而局部酸胀疼痛之证，肩凝症等（具体取穴详见本文耳穴治疗有关章节），因此耳穴压籽法属于初级治疗。毫针体穴刺法能直接针对痹痛部位所属经脉取穴，特别是刺激"得气"，气行则血行，故其活血逐邪、疏通经脉功效甚强，若寒湿痹阻深重而局部肿胀、疼痛等症状较甚，肢体功能活动明显障碍者，或应用耳穴压籽法治疗效果不明显者，则在耳穴压籽法基础上合用本法以相互协同，加强疏通力量，此为中级治疗。隔药姜艾灸法其特点在于"数热"共施，辛热搜邪之力特强，因生姜本属辛温，且事先已经多种大热辛窜中药所制之药酒浸泡（先以附子、细辛、桂枝等中药浸泡于白酒中 1 个月以上，然后将药酒滤出另置容器，再选大个新鲜生姜切成 1～2mm 厚度片状浸泡于药酒中 1 周以上备用）。使用时根据病情酌选一处或数处肿痛明显处或穴位各置药姜 1 片，再在药姜上各放艾炷 1 壮点火灸之，一般每处灸 3 壮，施治时利用火燃艾炷之热力将药姜中药性迫入痹痛病灶处，直接起着温散寒湿的作用。故对于寒湿之邪特甚而病证深顽，屡治不愈者，则与上两法合用，既通过耳穴对病变局部组织、经络、气血等进行整体调节，又利用针刺相应体穴活血逐邪、疏通经脉，再加以病灶局部隔药姜艾灸以直接温散搜邪。三法共施，殊途同归，共同达到蠲痹止痛之目的。如患者黄某，男，58 岁，1993 年 2 月 25 日初诊。有右臀及右大腿疼痛史 3 年余。此次无明显诱因发作 10 余天，感右臀及右下肢疼痛不适，经推拿及中药治疗疗效不显。昨日推拿后反感右臀疼痛加甚，伴右大腿外侧至右小腿外侧一线牵拉疼痛不适，右髋、膝关节活动明显受限，难以行走，右下肢酸胀沉重、畏寒、得温则舒，因右下肢痛甚而夜寐不安，纳可，二便调，舌偏红，苔薄白，脉略弦。腰椎 X 线片示：第 3、4、5 腰椎骨质增生。辨证为寒湿内盛，阻滞经络，凝滞气血。治宜祛寒化湿，疏通经络，调和气血。施以耳穴压籽法，取穴：腰椎、胫、坐骨神经、神门、臀、心。隔日二诊，病情同前，乃改用耳压法合毫针体穴刺法治疗。耳压取穴基本同初诊。体针取穴：右环跳、右阳陵泉。施平补平泻手法，留针 15 分钟，3 月 2 日三诊，诉坐位及卧位不动时则右臀及右下肢疼痛已不明显，但行走活动时仍感痛甚，右下肢仍酸胀沉重不适。治疗同二诊，体针取穴加双肾俞穴、阿是穴。后又隔日基本同三诊治疗3次，但病情无明显变化，遂从七诊开始在耳穴压籽、体针治疗基础上又加用阿是穴隔药姜艾灸治疗3次，患者患部疼痛、沉重、畏寒等症状尽消失，仅微有酸感，但活动自如。

（九）治气虚善用"三气海"

"气海"说是中医传统理论之一。所谓"气"主要指脏腑经脉之功能，"海"本指百水汇聚之处，故"气海"是指气之汇聚处。一般认为人身气海有上、下之分，即上气海膻中穴，下气海"丹田"。除此之外亦有"人身气海有三"之说，即上气海膻中穴、中气海中脘穴、下气海气海穴。宗瑞麟教授立足于临床，从理论上对这一学说的原理及其临床意义进行了深入的探讨，同时总结分析古代医家对这一学说中三个腧穴的临床应用，并从临床实践中加以验证。他认为膻中、中脘、气海三穴同属任脉，而任脉为"阴脉之海"，"总任诸阴"，对全身阴经脉气起总揽作用。其中膻中穴位于上焦，是心、肺两脏及其经脉之气汇聚的地方；中脘穴位于中焦，是脾、胃两脏腑及其经脉之气汇聚的地方（胃虽为阳腑，但其功能与脾脏紧密相连，难以分割）；气海穴位于下焦，是肝、肾两脏及其经脉之气汇聚的地方，因此全身内脏"气"病分别取此三穴施治有良好的调治作用。又因人体五脏有"藏精气而不泻，故满而不能实"的生理特点，其病变临床以虚证多见，故此三穴尤多用治内脏气虚之证。据此，宗瑞麟教授制订出按上、中、下三焦部位分别取此三穴为主治疗各种气虚之证的配穴方法，即上焦心、肺之虚证多取膻中为主穴；中焦脾、胃、肠之虚证多取中脘为主穴；下焦肝、肾之虚证多取气海为主穴。在此基础上再根据病证具体情况配以其他穴位。如1991年冬治一李姓中年女性喘证患者，其自幼素有此疾，每于天冷即易感冒，感冒则发气喘，迁延难愈。此次发作已1个月余，经中、西药治疗无效，仍气喘较甚，动则喘促汗出，神疲，语言无力，痰白量少不易咳出，舌质淡，苔白略厚，脉沉细略数。辨证：肺气虚寒。治法：补肺益气，散寒平喘。施以药物敷贴法，取膻中、双肺俞，以敷贴处感麻痛不适为度。隔日二诊即述症状明显缓解。后又守上法隔日治疗4次而喘息之症平，遂改玉屏风散内服调理。又如治肾虚阳痿之证，宗瑞麟教授针刺取穴每以气海、关元、三阴交、肾俞、足三里、百会、然谷等穴分为两组交替施术，而其中气海、关元二穴必然分开，作为主穴各领一组。

（十）治血证多用"三血海"

"三血海"是宗瑞麟教授临床多用于治疗血证的三个腧穴。除血海穴外还有膈俞穴、三阴交穴。宗瑞麟教授认为膈俞穴为八会穴中之血会，从此意义上可谓"血海"；而三阴交穴对诸血证皆有良好疗效，如血虚者可以之养，血热者可以之清，血滞者可以之活，血瘀者可以之散，故从对诸血疾适应证广泛这层意义上说亦可称之为"血海"。

宗瑞麟教授认为膈俞穴位置约处于上、中二焦之间，故对上、中二焦之出血、血瘀之证较为适宜，如咳血、吐血、鼻衄以及血瘀引起的背、胸、胁痛等。咳血、鼻衄者可主配肺经相应穴位，如天府或尺泽等；吐血者可主配胃经相应穴位，如气户或承满等；瘀血背痛者可主配膀胱经穴位，如委中、风门等；瘀血胁痛者可主配肝、胆经穴位，如太冲、阳陵泉等；心血痹阻之胸痛可主配心包经、心经穴位，如内关、神门，以及膀胱经穴位心俞等；寒湿阻络、气血瘀滞，项、肩、背部酸痛，遇温则舒者可主配胆经穴位肩井及督脉穴位大椎等。如患者胡某，女，23岁，3年前担任审计员，每日伏案工作，自前年年初起始有后项、双肩胛区域酸胀紧束疼痛不适，时显时缓，当时未予注意，近1年来渐感症状加重，每日均较明显，尤以右侧为甚，有时自觉难以耐受而影响工作。疼痛不向上肢牵引，天阴雨时症更显，遇温则舒。曾在其他医院经按摩治疗，每次按摩当时有所缓解，但数小时后复如故，故特求治于宗瑞麟教授。初治以耳压法，取穴：颈椎、肩背、耳神门、心。隔日二诊，患者诉患部明显感觉轻松，酸胀紧束疼痛均大有缓解。仍同上治疗，患者感觉亦佳。但自三诊至五诊治疗，病情停滞无变化，遂加用毫针体穴刺法，取穴：右膈俞、右肩井、命门。用平补平泻手法，留针20分钟。耳压取穴亦基本同前。隔日治疗，共10次，症状基本消失，仅有时微有酸累感觉。

血海穴虽位于下肢，但其属于足太阴脾经，故可用治脾虚不能统血之肌衄、崩漏之证，此外下肢内侧诸疾以及月经不调、痛经等证治需活血者亦常用之。对以上诸证应用时皆宜与三阴交穴为伍，在此基础上再酌配其他穴位。

三阴交穴虽位于下肢远端，亦属于足太阴脾经，但该穴处足之三阴经脉交会点，若刺之则足之三阴经脉气皆"动"，故其适应证尤广，无论全身还是局部、血虚或血"实"、血热或血寒均宜。如血热风燥之全身皮肤风疹、疮癣、湿疹等可主配曲池穴以清热凉血、疏风润燥；崩漏证若为脾不统血者可主配血海穴、关元穴等以健脾益气、固摄止漏；若为肝肾冲任虚甚者则主配肾俞穴、交信穴、气海穴、关元穴等以培元固涩；气血亏虚、经脉失养之下肢痿证可主配足三里穴、阳陵泉穴等以补益气血、养经强筋；寒湿内盛、阻滞经络、凝滞气血之下肢痹证可酌配足三里穴、阳陵泉穴、血海穴、环跳穴、委中穴等以逐邪活血、疏通经络；胞中血瘀之痛经、闭经等证可主配血海穴、行间穴、关元穴等以活血散瘀、调经止痛；便血证若为脾虚不摄者可主配脾俞穴、大肠俞穴、关元穴等以健补脾气、固摄止血，若为血热伤络者可配大肠俞穴、隐白穴等以清热凉血、护络止血；下焦热蕴之尿血证可主配小肠俞穴、然谷穴等以清热止血。例如患者郭某，男，40岁，3个月余前始有右臀部胀痛时发，多在劳累或天气变阴雨时发作，活动尤显，卧则见缓。近1个月来感疼痛渐延及右大腿、右膝关节及右小腿外侧。曾在外院行腰椎X线摄片检查，示：S_1隐性椎裂和游离棘突。行B超检查示：L$_5$～S$_1$腰突可能。经内服中药及按摩等治疗，当时症缓，过后又发。现仍有上症，伴右下肢畏寒，活动受限。体检：腰骶部外观无异常，右臀部环跳穴偏上处压痛(+)，右侧直腿抬高试验阳性。拟诊为痹证，寒湿阻络、气血瘀滞型。治法：温寒化湿，活血通络。用毫针刺法，取穴：三阴交、环跳、委中、阳陵泉、昆仑，均右侧。施平补平泻手法，留针20分钟。另加特定电磁波治疗仪(TDP治疗仪)照射右侧臀部。隔日二诊即述症缓，治则治法不变。三诊时症状明显好转，右下肢功能活动亦较前大有改善，已能骑自行车。治疗同前。数月后相遇，述三诊治疗后症状已基本消失，活动自如，故未再来就诊。

二、耳穴诊疗部分

（一）耳穴诊断临床运用特点

耳穴诊断是宗瑞麟教授临床对患者已发或潜在病证进行诊断的常用方法之一。临证时宗瑞麟教授灵活运用本法，对病证的病位诊断颇有效验。其临床运用特点主要有以下三个方面：

1. 诊查数法合参，但以压痛法为主

耳穴诊查方法很多，目前临床运用主要有望诊法、触诊法、电测法等。宗瑞麟教授临床耳穴诊查一般综合运用望诊、触诊两种方法，但具体运用时又多以触诊法中的探棒压痛法为主，以视诊、触摸等其他具体方法为辅。宗瑞麟教授从临床中体会到，一般情况下机体病变局部在其相应耳穴上的反应以压痛点最为常见，而只有在病变已至一定程度后，相应耳穴在色泽、形态、内部结构等方面才出现明显变化。故就耳穴诊查而言，临床绝大部分病证皆宜以压痛法为主。由于病变引起相应耳穴在色泽、形态等方面出现变化的情况亦不时可见，故视诊、触摸等具体方法亦不可少。

宗瑞麟教授行探棒压痛诊查时，多以左手拇、食、中三指轻轻持捏患者耳郭，拇指在前，食指或中指则抵在被测耳穴的耳郭反面(这样既可起到固定患者耳郭的作用，又有利于探测时适当用力。但对耳甲腔、耳轮脚等区域的耳穴又应酌情不同对待)，右手持探棒，以棒头对准耳穴，均匀用力按压，同时观察患者的反应并询问其感觉。一般以探棒压耳郭各部均可产生痛感，但只有在病变相应耳穴的最佳反应点才会出现难以忍受的明显针刺样痛感(临床上不少患者能明确辨别出最佳反应点的具体位置，并向医者提示)，故宗瑞麟教授一般以出现这种程度和性质的痛感为准。

由于临床各患者在生理、病理等方面多存在一定的差异，有少数患者对耳穴探测诊查反应敏感度与一般人不同，或是不同程度地迟钝，或是不同程度地

过于敏感。对于这类患者，宗瑞麟教授仔细操作，灵活对待，对前者酌情加大探棒按压力量，对后者则酌情减轻探棒按压力量，并分别对其所有被探测耳穴的反应情况综合分析，以估测判断该患者特殊的耳穴病理反应标准。

2. 以中医基本理论指导耳穴探查和分析探查结果

宗瑞麟教授临床以压痛法为主进行耳穴诊查不是盲目地对所有耳穴逐一探查，而是根据不同病证并参考其临床表现用中医基本理论来指导选择探查耳穴。如患者不寐，参考其具体症状，若考虑可能主因心脾两亏、心血不足者，则先主要选择心穴、脾穴，酌选耳神门、神经衰弱点、皮质下等穴进行探查；若考虑可能主因肾阴不足、心肾不交、心火独亢者，则先主要选择心穴、肾穴，酌选耳神门、神经衰弱点、枕等穴进行探查；若考虑可能主因肝郁失疏、肝火上扰者，则先主要选择肝穴、胆穴、心穴，酌选神经衰弱点、皮质下、耳神门等穴进行探查；若考虑主因脾胃不和、食积停滞者，则先主要选择胃穴、脾穴、大肠穴、心穴，酌选皮质下、耳神门等穴进行探查。根据病机对上述某一组耳穴探查之后，若有不符者，再酌情选择其他相应耳穴继续探查。最后根据探查结果综合分析以初步诊断。宗瑞麟教授临床进行耳穴诊断时，在主要以中医基础理论来指导的同时，也常参考西医学有关理论。

3. 与"四诊"及其他检查互参，对病证综合分析诊断

宗瑞麟教授认为耳穴诊断对判明病证的病位所在有很大的参考价值，临床效验较为显著，但对病证的病因、病性等方面的诊查尚有其不足，故临证时耳穴诊断应与"四诊"所得材料以及其他检查结果相互参考、综合分析，既明其病位所在，又明其病因病机，才能对病证做出全面、细致、正确的诊断。如临床上患者上腹疼痛，耳诊望诊中胆、胃等耳穴表面无异常，但用探棒压痛法探查耳穴胆反应强烈，而探查耳穴胃及其他耳穴反应弱。据此可初步诊断为胆道疾病。但胆道疾病种类较多，有炎症、结石等。且炎症又有急性、慢性之分；结石亦有颗粒、泥沙等不同类型。特别是中医以辨证论治为特点，辨证不明则难以施治，故还须辨清其证。而若欲明确上述诸项，光靠耳诊目前尚难达到。所以临证时还须在耳诊的基础上为患者进行 X 线、B 超等各项相关检查，以明其炎症、结石、恶性病变等病理变化情况，同时还应通过望、闻、问、切四诊对患者进行诊查并辨析，以明其气滞、湿热等不同病因病机，从而为治疗提供充分的依据。

（二）耳穴治疗临床运用特点

1. 组方原则重视中医理论

耳穴治疗如何配穴组方？目前尚无统一之论。临床上医者一般根据自己的经验分别按照经络脏腑辨证配穴、病变相应部位配穴、西医学理论配穴、临床经验配穴等配穴原则而为。从目前临床情况看，这些配穴原则虽在一定范围内能够用来指导配穴组方，但其中弊端不少。主要表现在以下两个方面：一是以上各种配穴原则过于简单，难以满足临床上对众多复杂病证施治的需要。以其中按经络脏腑辨证配穴原则为例，该配穴原则虽是从中医脏腑经络辨证理论而来，但应用时机械地按病证的经络脏腑病位所属配取相应耳穴，至于病证之寒热所胜、虚实所偏等如何配穴施治，则该配穴原则很难予以指导。如肾阳虚与肾阴虚的病证，按该配穴原则针对病位均可选取耳穴肾来治疗，但针对其阳虚或阴虚之偏则难以分别选出切证的其他耳穴来进行配合。二是以上各配穴原则之间整体联系差，无统一的基础理论，难以形成科学的理论体系，这对耳穴诊疗技术的发展极为不利。如按经络脏腑辨证配穴原则是从中医理论而来，而按西医学理论配穴原则则主要是从西医理论而来，两者在理论基础上纯系两个体系，目前还很难将它们统一起来。宗瑞麟教授认为要解决这些问题尚需今后在各方面做大量的工作，但首先需确立一套科学的理论来指导，这是十分必要的。宗瑞麟教授全面研究了耳穴有关理论，如耳穴诊疗技术发展史、有关耳穴治疗作用机制的各种学说等，特别是对中医有关方面的理论进行了深入的探讨，从中医经典著作《黄帝内经》到后世百家诸子之说尽在其中。他从中医整体观念出发，认为耳穴亦属于人体的一个部分，和体穴一样与体内经络、脏腑、阴阳、气血、各部组织等息息相关，故用中医理论来指导耳穴临床及科研是科学的。因此，对于耳穴组方，宗瑞麟教授在参考以上配穴原则的同时，更注重用中医理论来指导。如一胃脘痛中年女性患者，数月来疼痛每于早上6～7时及傍晚6～7时明显。初诊时宗瑞麟教授施以耳压法，取胃穴、交感穴、耳神门穴等，效不明显。二诊时宗瑞麟教授从中医气血流注有关理论进行分析，患者胃脘痛，病变主要在胃，但其疼痛发作时间规律性强，主要在古时辰中的卯时与酉时发作，说明病变又与卯时主气血流注的大肠经及酉时主气血流注的肾经有关。故调整处方，除胃穴、交感穴、耳神门穴外，又活用子午流注纳子法而配以大肠穴、肾穴。三诊时患者即述疼痛明显缓解，纳食等方面亦有好转。后又如此治疗5次而愈。

2. 处方配穴注意各穴治疗宜忌

宗瑞麟教授通过总结临床正反两方面的经验，体会到耳穴治疗配穴必须十分注意各穴之治疗宜忌。如一般而言耳穴的治疗作用是双向性的，同一耳穴治疗同一脏腑的病证，对其虚者有补虚作用，对其实者有泻实作用；对其寒者有温散作用，对其热者有清泄作用。但并非所有耳穴尽是如此，亦有不少耳穴的治疗作用呈单向趋势，临床上某些病证若用这些耳穴来治疗，不但不能愈病，而且会起到相反作用，也就是说这些耳穴均有其各自相对的禁忌证。举耳穴肝为例，祛风止痉是其主要功效之一，这一功效性质偏于抑制，故临床运用对于风甚内动而抽搐、痉挛，临床表现具亢奋特点者甚为适宜；而对风动于内但肢体迟缓失灵，临床表现具抑制特点者应禁用。某些耳穴对不同体质的患者也存在宜用或不宜用之问题。比如风湿性关节炎患者一般可配用耳穴肾上腺作为辅助穴位，但若患者素有高血压史，则不宜用。因耳穴肾上腺具有温补鼓动阳气的作用，性偏亢奋，而高血压患者多素体阴液不足，肝阳偏亢，若用之则容易引动肝阳而致发病。此外，耳穴间配合亦可产生不同效应。有些耳穴一起使用互相起到协同、促进作用，而有些耳穴一起使用则相互起到拮抗作用。鉴于以上诸点，宗瑞麟教授在耳穴处方配穴方面反对简单地按脏腑、部位、耳穴功效等"对号入座"式选穴，而提倡明辨各穴治疗宜忌，再根据患者的体质、病因、病位、病性、病程、症状等具体情况全面考虑、灵活对待。如周围性面神经麻痹与面肌痉挛两者均为面部疾患，宗瑞麟教授以耳压法治疗皆以耳穴面颊区为主穴，但对周围性面神经麻痹则禁用耳神门穴，而对面肌痉挛则必配伍耳神门穴。周围性面神经麻痹主要是因为面神经麻痹对其所辖肌群失去支配，其症状以患侧面部肌肉弛缓失灵为主，可见其病因与症状皆以沉静、抑制为特点。而耳神门穴的主要功能之一是镇静安神，其作用性质亦以抑制为特点，若取用该穴则很可能加重病情，或对主穴之祛风散寒、疏通经气、运行气血的功效产生拮抗，故不可用。面肌痉挛症状以患侧面部肌肉跳抖抽动频作为主，性属亢奋，治疗时镇静抑制是治则之一，故宜配用镇静功效较佳的耳神门穴。

3. 用穴主张"少而精"

宗瑞麟教授主张在保证疗效的前提下体针取穴数量宜少而精，这一学术思想在耳穴临床中也充分体现出来。他认为近些年来耳穴诊疗技术虽有较快发展，临床上耳穴治疗运用范围已更为广泛，有关的科研成果报道也层出不穷，但从总体上说目前医学界对耳穴诊疗技术的理论和临床运用等方面的掌握还很不够，仅仅是初具规模。对许多与临床疗效直接相关的具体问题的认识尚较肤浅。如耳穴的作用原理、配伍规律、治疗宜忌等还普遍处在摸索阶段。在这种状况下，临证时取穴不宜过多，其具体理由有二：一是若取穴过多、过杂，则不利于对耳穴个体疗效的观察，即使治疗有效，但所取耳穴中谁起主要作用、谁起辅助作用、谁无作用等均难以分清。同时对各耳穴之间配伍规律的观察亦不利，难以归纳哪些耳穴合用相互起协同、促进作用，哪些耳穴合用则相互抵制而不宜配伍使用等。总之不利于总结经验。二是目前虽一般认为耳穴无绝对禁忌证，但从临床情况看耳穴治疗运用不当产生不良后果的病例并非绝无，特别是人们对于耳穴是否存在相应禁忌证或副反应等的认识尚很不够，故若取穴过多则引起不良后果的潜在可能性相对亦大。鉴于上述原因，宗瑞麟教授临证施治时取穴一般数量不多，多为2～4穴。但所取每穴都经过深思熟虑，注意找出病证关键，抓住主要矛盾，是充分考虑所选耳穴的特性而定。如用耳穴压籽法治疗周围性面瘫，宗瑞麟教授认为该病证病因病机方面关键在于患侧面神经麻痹，其面颊、口、眼、额、耳等部位各种症状皆主因这一病理变化引起，而在临床表现方面其所有症状中又以面歪一症最为突出，同时因患侧眼部受累，相应症状较为明显。从病因和症状来分析，面是主要矛盾，眼从属之，其余又次之。所以施治取穴以耳穴面颊区为主，眼穴为辅，若无特殊情况，余穴一般皆不用。从宗瑞麟教授多年用此法治疗的众多周围性面瘫病例情况看，这一治法疗效显著。

宗瑞麟教授耳穴治疗一般情况下取穴力求少而精，但若病情需要，亦不排斥较多数量取穴，有时双耳共达 8 穴，超过此数的情况则极少，且所取均为自己常年临床运用之穴，对其相对禁忌证及配伍规律等方面了解较为全面深刻。而施治对象亦多是已经数次就诊，对其体质、病证等具体情况已全面掌握的患者。

4. 取穴定位依据不唯耳穴图，亦注重反应点

宗瑞麟教授认为一般耳穴图谱只是以图的形式标明人体耳穴所处的位置，其本身主要作用仅是作为耳穴定位时参考之用。且临床上各患者耳郭形态多存在一定的差异，其耳穴分布也就不可能与耳穴图谱绝对相同。临床上有少数患者耳郭外形甚不规则，若全按耳穴图谱为其取穴定位几乎不可能；又由于与躯体某一脏器或部位相应的耳穴有的可能不止一个（如与眼睛相应的耳穴就有眼穴、目 1、目 2；与肝脏相关的耳穴有肝穴、肝阳 1、肝阳 2 等），当躯体这一脏器或部位发生病变时并非所有相应的耳穴都有反应（一般认为耳穴的阳性反应点才是最佳治疗点）；另外，还有一些躯体部位在耳穴图谱上并无与之相应的耳穴标注（如大腿、臀等）。因此医者在施治取穴定位时不可机械地照图索穴，而应在参照耳穴图谱的基础上寻找相应穴位反应点来确定。

宗瑞麟教授寻找耳穴反应点多以探棒压痛法为主（一般以探棒压迫处有明显刺痛为准）。同时结合视诊法（观察相应耳穴区域是否存在形态、色泽、脱屑等变化）。他认为使用耳穴探测仪来寻找耳穴反应点虽亦为临床所常用，但该类仪器使用时相对较为复杂，特别是容易受多方面因素的干扰（如患者的个体差异，患者耳郭皮肤表面的状况，周围环境中温度的高低、湿度的大小，季节的变化，以及探测时所用压力大小等）而影响探测结果。所以探测是否准确在很大程度上与操作者的经验关系密切。探棒压痛法探测耳穴是否准确虽亦在很大程度上有赖于医者的实际经验，但其操作甚为简便灵活，易于掌握，特别是受各种因素的影响相对较小，失误率低，具有一定的优势。宗瑞麟教授临证操作时非遍寻盲压，而是根据患者具体病情并结合自身经验选点试压。如痹证患者肩关节疼痛，宗瑞麟教授必根据其疼痛的确切位置来考虑：若疼痛主要位于该关节内，则直接在耳穴肩关节上试压；若疼痛主要位于该关节前内处，则选在耳穴

肩关节略偏内侧试压；若疼痛主要位于该关节外后处，则选在耳穴肩关节略偏外侧试压等。又如患者上臂痛，而耳穴图谱上并无相应耳穴标注，宗瑞麟教授则根据全息生物医学理论中关于各耳穴在人体耳郭上的排列规律特点类推，在耳穴肩与耳穴肘两者连线上选点试压。同时，也根据疼痛的确切位置来考虑：若疼痛部位偏于上，则在这一连线的近耳穴肩端选点；若疼痛位置偏于下，则在这一连线近耳穴肘端选点。由于宗瑞麟教授在这方面已积累了丰富的经验，故往往一压即中，又快又准，不少患者于一压之后即述疼痛明显减轻，效果可谓立竿见影。

5. 多用压籽法，取其法简效著

耳穴治疗方法很多，临床一般常用的有压籽法、毫针刺法、埋针法、放血法、灸法等。宗瑞麟教授通过长年临床观察，对这些方法从操作过程、利弊得失及疗效等各个方面进行比较，认为其中压籽法疗效不输于其他各法，而且具有操作简便、作用持久、无需刺破皮肤、患者痛苦相对较小并无需每天前来治疗、花费少等特点，相对而言其优越性较为突出。故宗瑞麟教授临床耳穴治疗多用压籽法，无论是急性病证还是慢性疑难顽症，只要病情适宜则用之。尤其是对于多种痛证，诸如风寒湿热痹痛、各型头痛、胁痛、牙痛、胆道疾患疼痛、胃肠病证疼痛、急性关节损伤疼痛、痛经等，其止痛效验尤佳。临证运用时宗瑞麟教授又灵活掌握，或作为主要治疗方法，或辅助配合他法；或取数穴，或仅取一穴；或针对整个病证治本，或仅对某一症状治标，可谓得心应手。一般情况下将所取耳穴根据其在耳郭上的位置以及相应耳穴间的合理搭配等分为两组以待分别在两侧耳郭上贴压（有时所取耳穴中有些耳穴位置邻近，若仅在一侧耳郭上贴压则易互相影响，对治疗不利。如眼穴与面颊穴、膀胱穴与肾穴等，若同时取用则应分开，不应在同一侧耳郭上使用）。操作时先用 75% 的乙醇棉球清洁消毒患者耳郭表面，再以探棒寻找到所取耳穴反应点并略行压迫，使皮肤表面出现压迹，随后用事先准备好的约 0.5cm×0.5cm 大小胶布将压籽（一般用王不留行籽）一粒贴压在该压迹处。寻找到一个耳穴反应点则贴压一个，逐个进行。以后每次复诊则根据病情对处方进行调整，再两耳交替继续贴压治疗。每次治疗的间隔时间亦可酌情而定，一般为 1～3 天，夏季则宜短（因气候炎热，时间过长易致局部皮肤感染），冬季则可适当延长。间隔期间令患者每日早、中、晚、夜寐前各自行适度揉按所贴压的耳穴一次，每次 1～2 分钟，以感微痛为宜。并嘱患者注意揉按时不要移动压籽位置，若所贴压耳穴持续性疼痛不止，可自行酌情去除压籽。

（三）活用"子午流注"有关理论于耳穴临床，指导临证配穴施治有效验

"子午流注"是古代医家创立的按时取穴类针法中的一种。以往临床上一般仅用于体针取穴。宗瑞麟教授对这一针法长年究索，心得颇多，尤其对其有关理论领会甚深，且结合临床实际灵活运用。其中特别值得重视的一点是宗瑞麟教授活用"子午流注"有关理论指导耳穴治疗配穴，取得令人满意的效果，这不但扩大了某些耳穴的临床应用范围，更为"子午流注"的临床运用及其有关科研另辟一途。

在耳穴临床中，一般情况下宗瑞麟教授多依据一般配穴原则选穴组方治疗，但对于其主症每日定时发作或加重，表现出很强的时间规律性的病证，宗瑞麟教授则在按一般配穴原则选穴组方的同时，又酌情活用"子午流注纳子法"有关十二时辰分别依次配合十二脏腑的理论，抓住主症每日定时发作或加重的时间推算出与病证密切相关的脏腑，再针对这一脏腑选配其相应的耳穴，与其他所取耳穴一起实施治疗。如患者田某，女，33岁，工人，1992年4月11日初诊，患者有腰痛史11年，近2年频发，曾行腰椎X线摄片及肾造影等检查，均未发现异常，在其他医院拟诊为"腰肌劳损"，屡经治疗，多当时见缓，不久又发。自1991年9月起腰痛不休，劳作后尤显，痛处固定不移，与天气变化等无关，伴腰部活动时微牵掣不利。先后经针灸、中药、理疗等治疗，症状依旧，纳寐均可，二便调，月经正常，舌质淡红，苔微黄略厚，脉略细。检查：腰部外观无异常，无明显压痛。拟诊：腰痛。证属：劳作伤络，气血瘀滞。治法：行气活血，逐瘀护络。用耳穴压籽法，取穴：腰、肾、神门。4月15日二诊，患者述腰痛较前略缓，但仍明显，并补诉长期以来腰痛每于凌晨4时左右加重。治疗同上，另加配耳穴肺。4月21日三诊，患者述腰痛明显缓解，凌晨痛甚情况消失。其后又同二诊治疗3次，腰痛尽消。后多次随访，均未复发。在本病例的诊治过程中，宗瑞麟教授就是抓住患者腰痛主症每天凌晨4时左右加重这一特征为突破口，以"子午流注"原理对其进行辨析，并指导耳穴组方治疗，从而使这一顽证得除。因凌晨4时属古代时辰中的寅时，按"子午流注纳子法"有关理论，寅时人体气血流注由肺经所主。本例患者腰痛每天凌晨4时左右加甚，说明其局部气血瘀滞太甚，以致影响到周身气血流注中的肺经气血流注，故其腰痛每应寅时而甚，表现出很强的时间规律性。从二诊开始，宗瑞麟教授根据审证所得，又活用"子午流注纳子法"有关原理指导耳压取穴，在续用初诊耳压法所取穴位的同时加配耳穴肺以调理肺经，顺其气血流注，故收如杵击鼓之效。

（四）临床善用耳穴心及耳神门

1. 耳穴心主要临床运用

宗瑞麟教授根据中医"心主藏神""心主血脉""心与小肠相表里""心开窍于舌"等有关理论，临床广泛运用耳穴心治疗各种病证，取得良好效果，现将其中主要情况归纳如下：

（1）调心止悸：宗瑞麟教授在长年临床实践中体会到，耳穴心对心律失常有一定的调整作用。有时即使对患者的心律无明显改善作用，但却往往能明显缓解患者心慌心跳、胸闷气短等自觉症状。故临床对于各种心脏疾患或非心脏疾患但以心悸为主要表现之一的病证，宗瑞麟教授在耳穴治疗时皆主取耳穴心以调心止悸，同时配用耳穴神门，镇静安神效验尤佳。在此基础上再酌配其他相应耳穴。如杜某，男，43岁，1992年11月13日初诊。患者4个月前因"心肌炎"在外院住院治疗，经用西药、中药治疗1个月余，心律恢复正常而出院，但患者一直感心悸复发，胸闷，气短乏力，畏寒。略劳累则上症尤显，夜寐欠佳，纳食乏味，二便正常，舌淡红、苔薄白，脉沉但无结代。证属心气不足，胸阳不振。治宜调补心气，温通胸阳。宗瑞麟教授施以耳压法，取心穴、耳神门穴、肺穴、肾上腺穴。二诊患者即述心悸基本未再发作，胸闷气短等明显好转，夜寐平稳，但仍感乏力、纳食不香。后每隔1～3天复诊，连续同上治疗1个月，诸症尽消。

（2）调心安神、醒神：宗瑞麟教授根据《素问·灵兰秘典论》"心者，君主之官也，神明出焉"之说，临床广泛运用耳穴心治疗各种涉及心神的病证。如癫狂、脏躁之神情恍惚、喜怒无常、郁证肝火上扰心神之心烦易怒、失眠、神情忧郁，气血不足、心脾两亏、心神不安之失眠多梦，心肾不交、心火独亢扰于心神之心烦不寐等。施治时以耳穴心为主穴调心安神，佐以耳穴神门镇静安神。在此基础上再根据不同病机而酌配其他相应耳穴：癫狂脏躁者配耳穴枕、脑点以加强镇静，又配耳穴肝以利疏泄；郁证者配合耳穴肝、胆，以疏其抑郁、畅其气机，又配耳穴皮质下，以调节其大脑皮质兴奋与抑制功能；气血不足、心脾两亏者配合耳穴脾、胃，以促其健运，强其生化之源而使气血充足、心神得宁；心肾不交者配合耳穴肾，以益肾养阴使肾水得以上济，又配耳穴小肠以助清泄心火。

脑萎缩多见于老年人及小儿，常有情志恍惚、意识模糊等神气失常症状。前者多因年迈体弱、精髓空虚、元神衰惫；后者多因先天不足、脏腑精气亏乏、神无所生。对于这类患者宗瑞麟教授一般采用综合治疗：以中药补养培本；以耳穴调理促进其脏腑功能。而在耳穴组方时则多用耳穴心以调心养神醒神，合用耳穴肾以益肾生精，固扶先天之本，合用耳穴脾、胃以健运中土，培补后天之本，合用耳穴脑点以针对病变部位。在此主方基础上再配其他相应耳穴：若虚风内扰而肢体颤动或拘挛搐动者配耳穴肝以平肝息风止痉，配耳穴神门镇静以增强耳穴肝之止痉作用；舌謇、言语含糊不清者配耳穴舌以利其转动等。

（3）清热消疹：宗瑞麟教授认为风疹多因热郁于内、血燥生风而发，治宜疏散风邪、清泄血热。而耳穴心即有较好的清泄血中郁热的功效，故临床上以耳穴治疗风疹瘙痒之证，无论急性还是慢性，均取耳穴心为主穴之一，同时合用耳穴肺以疏散风热，耳穴内分泌以调理机体内部阴阳所偏，耳穴肾上腺以消风止痒，耳穴神门以镇静，加强止痒作用。如彭某，男，43 岁，1993 年 6 月 7 日初诊。患者于 1 个月前始发风疹，瘙痒难忍，用西药治疗半月余症见缓解，但此后每于受热或摩擦刺激后即双前臂及胸、腹、双大腿等处皮肤风疹团块又起，仍感瘙痒甚，有时影响睡眠，夜寐不宁。自觉在进食辣椒、酒等辛热饮食后症状尤显。证属热邪内郁，血燥生风。治宜疏风泄热，消疹止痒。施以耳压疗法，取穴：心穴、肺穴、内分泌穴、肾上腺穴、耳神门穴、大肠穴，隔日复诊，皆守上穴两耳交替压籽，治疗 4 次症状完全消失。

（4）活血通痹："痛则不通，通则不痛"是中医古今众多医家对临床诸种痛症辨治的经验之谈，对此，宗瑞麟教授亦取赞成态度。特别是对于痹证肿痛，他认为其主要的病机乃风寒湿热等病邪阻滞经络骨节，使局部气血凝滞不通而引起。故针对这一病理特点，在治疗原则上除驱逐病邪外，通利血脉亦是其中不可忽视的一个方面。中医理论中"心主血脉"，故耳穴心通过调节、促进心脏功能而有通利血脉的作用。因此宗瑞麟教授临床耳穴治疗痹证在按病变部位配穴原则选取主穴的基础上又多配以耳穴心以通利血脉，从而协同主穴共起活血通痹的作用。临床实践证明这一学术见解非常正确，大大提高了耳穴治疗痹证的效果，不少患者在接受治疗后立即感觉患部疼痛酸胀等不适明显减轻。

除痹证外，对其他许多病证若辨证为气血瘀滞病理变化明显者，宗瑞麟教授在耳穴治疗时亦多选配耳穴心以活血散瘀，如各种损伤肿痛、胸胁痛、头痛、腰背痛等。

（5）泻火化痰、通瘀利窍治舌疾：宗瑞麟教授根据中医"心开窍于舌""舌为心之苗"等有关理论，运用耳穴心治疗各种舌部疾患。如口疮舌烂、舌部感觉异常等。宗瑞麟教授认为口疮舌烂多因心火上炎，治宜清心泻火，故耳穴治疗一般取耳穴心、耳穴舌为主穴，酌配耳穴小肠、耳穴胃、耳穴口等；舌部感觉异常一般表现为舌体麻、涩、辣、木、胀等不同异常感觉日久不消，其多因痰湿内阻，舌窍脉络瘀滞之故，治宜活血化瘀、祛痰利窍。耳穴治疗取穴多用心穴、舌穴、脾穴、脑点、耳神门穴等。如刘某，男，58 岁，1992 年 4 月 21 日初诊。患者于 1990 年 9 月始感觉舌面麻、辣、粗糙，1992 年 1 月又有舌下麻涩感，右耳鸣、听力下降，余无特殊。检查：舌部外观无异常，舌淡红、苔微黄，中根部厚略腻。证属痰湿内凝，舌窍瘀阻。治宜化痰湿，通瘀阻，利舌窍。施以耳压法，取穴：心穴、舌穴、脾穴、脑点、内耳穴、耳神门穴。隔日复诊，守上穴两耳交替治疗近 2 个月，舌部症状基本消失。

（6）遵表里配穴法治小肠经脏腑病证：宗瑞麟教授将中医"心与小肠相表里"的有关理论以及体针治疗中的表里经配穴方法运用于耳穴治疗中。对小肠经脏腑病证亦酌情选用耳穴心以配合治疗。如患者上肢神经损害，症状表现主要在手太阳小肠经脉循行部位上，宗瑞麟教授则按脏腑经络辨证配穴原则取耳穴小肠，又根据病变相应部位配穴原则酌取上臂、前臂、肘、腕等耳穴之一，同时还配合耳穴心以协同耳穴小肠，增强疗效。

以上是宗瑞麟教授临床运用耳穴心的几个主要方面。此外还有许多病证宗瑞麟教授亦酌取该穴施治，如胃脘痛、胸膜炎等发病部位主要在中医"心下"范畴者，中风后舌謇者，脱疽者，以及按中医理论辨证病位属心包络的病证（耳穴中无心包络穴，但中医理论中有"心包络代心受邪"之说，可见两者位置紧邻，功能相通，故心包络病证可活用耳穴心治疗）。

2. 耳神门穴主要临床应用

宗瑞麟教授认为耳神门穴具有较强的镇静及止痛功效，临床上对于证候表现具有亢奋特性或疼痛明显的病证，只要配伍运用得当，均能有效地控制症状。但相对而言，该穴本身对病证治疗的特异性不强，往往随配穴不同而具体作用有别，故其临床适应范围虽广，但于疗效则配穴是其关键。下面就耳神门穴镇静及止痛两大主要功效分别介绍如下：

（1）镇静

1）镇静以安心神：主要用于治疗不寐，一般与耳穴心、皮质下合用，在此基础上若证属心脾两亏、气血不足者，则配耳穴脾、胃以培后天生化之本而益心脾、补气血；若为心肾不交则配耳穴肾以滋肾水而上济，使心肾相交；若为肝郁化火、邪扰心神者，则配耳穴肝以利疏泄而火自消；若为胃中不和、食滞痰扰者，则配耳穴胃、胆等以和胃消积。如陈某，女，51 岁，干部，1991 年 8 月 17 日就诊。患者常发失眠已 10 年余，每于情绪波动或"用脑"疲劳时引发。此次发作已数日，为彻夜不眠，微心烦，白天则感头前额昏痛及紧束，精神差，口淡纳差，大便略结，舌淡红、苔微黄厚，脉细沉。证属心脾不足，气血两亏。治宜补养心脾，镇静安神。施耳压法，取穴：心穴、脾穴、耳神门穴、皮质下、神经衰弱点。隔日二诊即述夜寐明显好转，已能睡 3～4 小时，但常醒，仍有头前额昏痛，纳食乏味。治法同上，守上穴另加耳穴额。其后又基本同上治疗共 4 次而愈。

2）镇静以制亢阳：主要用于治疗眩晕、耳鸣等病症，一般与耳穴肝、枕合用。其中对于高血压眩晕患者加配耳穴交感、降压沟；对于内耳眩晕患者加配耳穴内耳；对于耳鸣患者亦加配耳穴内耳。在此基础上辨证若属肾阴不足或肾气不足者配耳穴肾；痰浊甚者配耳穴脾、胃；有恶心呕吐者配耳穴膈、胃；心烦失眠者配耳穴心等。如程某，男，60 岁，干部，1991 年 5 月 23 日就诊。有高血压史已约 30 年。1991 年 3 月因意识模糊不能自理，血压 180/140mmHg，在当地住院治疗，经用中、西药治疗，症有缓解而出院，但一直血压波动不定，头晕，甚时难以坐立，急躁，记忆力大减，常颜面潮红，有时意识仍欠清楚，常感心悸，纳可，二便调，舌略偏红，苔微黄腻，脉细弦。证属肝肾阴亏，肝阳上亢。治宜滋补肝肾，镇潜肝阳。施耳压法，取穴：肝、肾、耳神门、交感、枕、皮质下、心。二诊即述诸症明显减轻。治疗同上。以后隔日复诊，以耳穴肝、肾、神门、枕、皮质下为主，酌配其他耳穴，治疗7次，头晕等症渐平，血压稳定在150/95mmHg以下。

3）镇静以止拘痉：主要用于治疗各种以肢体或肌肉抽动或拘挛为主的病证，如面肌痉挛之口角、面颊、眼皮抽动，小儿慢惊风之手足搐动拘挛等。一般与耳穴肝合用。对于面肌痉挛者配以耳穴面颊区，若眼睑动甚者加配耳穴眼，口角动甚者加配耳穴口；对于小儿慢惊风酌配耳穴脾、胃、肾等，病情较重者合用体针。如李某，男，4岁，1991年5月7日就诊。患儿1岁时父母即发现其难以站立，不能行走，1989年2月经CT检查被诊为"脑萎缩"。1990年11月因发热而惊厥，经抢救治疗热退症缓，但一直有双下肢软瘫难以持体，右脚呈内翻状拘挛，右手呈微握拳内钩状拘挛，颈部软瘫不能持头，口中流涎，消瘦，纳差，便少，舌红苔少，脉细。证属肝肾虚弱，虚风内动，兼脾虚失运。治宜补益肝肾，息风止痉，补脾健运。用耳穴压籽法，取穴以肝、肾、神门、脑为主，酌配其他相应耳穴，隔日两耳交替治疗。并配合体针，取百会、风府及患侧太冲、合谷、曲池、外关、阳陵泉、足三里、三阴交等，每次酌选上穴中的3～5穴，共治疗18次而手足拘挛等症状基本控制。

4）镇静以平喘咳：主要用于治疗肺、支气管病变咳喘症状明显者。一般与耳穴肺、支气管、平喘等穴合用。兼咽喉痛痒干燥不适者配耳穴咽喉，兼声音嘶哑者配耳穴声带，气喘者配耳穴交感，咳甚者配耳穴镇咳点等。如吴某，男，46岁，工人，1991年12月21日就诊。患者于2个月前因感冒始有咳嗽，后渐甚，大致每日夜间及白天各发作一次，每次持续1～2小时，为呛咳、痰少、色黄白相间而质稠，能咳出，咳甚时气喘。多次行胸部X线透视及摄片检查均未见异常。经中、西药治疗皆不效，约2周前又因咳甚而出现声音嘶哑，夜间常因咳甚而影响睡眠，纳可，二便调，舌淡红、苔薄微黄，脉略细。证属肺中郁热，肺失清肃。治宜清泄郁热，宣肺止咳。用耳穴压籽法，取穴：肺、支气管、平喘、耳神门、声带、交感，隔日两耳交替治疗，共5次而愈。

5）镇静以定心悸：主要用于治疗以心跳心慌为主要表现的各种病证。一般与耳穴心合用。若伴胸闷者配以耳穴胸，气短者配耳穴肺，失眠者配耳穴皮质下，气血亏虚者配耳穴胃、脾，有肝郁者配耳穴肝、胆；肾阳虚弱者配耳穴肾或肾上腺。

（2）止痛

1）痹证：宗瑞麟教授以耳穴治疗痹证，止痛多用耳神门穴，同时按痹痛部位取用相应耳穴，如痹痛在肩部者合用耳穴肩或肩关节，在肘部者合用耳穴肘，在颈项部者合用耳穴颈椎或颈，在腰部者合用耳穴腰椎或腰，在臀、腿者合用耳穴臀或髋或股关或坐骨神经，在膝部者合用耳穴膝关节或膝或腘窝，在踝部者合用耳穴踝，在手指或足趾者合用耳穴指或趾。在此基础上再视具体情况而配以其他穴位：炎症明显者配耳穴肾上腺，局部肿胀明显者配耳穴脾，血瘀者配耳穴心，肾虚者配耳穴肾等。如屠某，女，38 岁，干部，1992 年 12 月 1 日就诊。患者近半年来常感右下肢轻微酸痛，3 天前突发右下肢明显疼痛，在本单位医务室治疗无效，昨晚疼痛加重，渐难以忍受，患肢活动明显受限，疼痛自右臀部沿右下肢后缘至足，伴右下肢寒凉喜温，余无特殊。舌淡红，苔薄白，脉沉。直腿抬高试验阳性。拟诊：痹证。证属寒湿阻络，气血凝滞。治宜祛寒化湿，活血通络。用耳穴压籽法，取穴以腰椎区、臀穴、坐骨神经点、耳神门穴、心穴为主，先后酌配膀胱穴、胆穴等，隔日两耳交替治疗，共 4 次而疼痛尽消，活动如常。

2）头痛：多以耳神门穴与心穴合用，在此基础上酌配其他穴位。前额痛为主者配耳穴胃、额；两侧痛为主者配耳穴胆、颞或太阳，或枕小神经；头顶痛为主者配耳穴肝；后项痛为主者配耳穴膀胱、枕；肝郁不疏者配耳穴肝、胆；肝阳偏亢者配耳穴肝阳或降压沟；中气不足或气血虚弱者配耳穴脾、胃；肾虚者配耳穴肾；若为鼻内炎症，眉间前额痛者配耳穴内鼻。如唐某，女，60 岁，退休工人，1992 年 10 月 20 日就诊。患者 10 年前即常发头昏痛，曾经外院检查被诊为"贫血"，近 1 个月又感头部前额、双眼眶连及太阳穴处昏胀疼痛，快速转动头部时则感头昏胀尤显，伴恶心，但无耳鸣，消瘦，口中淡涩，纳差，乏力，舌质淡，苔微白腻，脉沉细。证属脾肾虚弱，气血两亏。治宜补益脾肾，调养气血。用耳穴压籽法，取穴以心穴、耳神门穴、脾穴、胃穴、肾穴、额穴为主，隔日两耳交替治疗，共 9 次而头昏痛消失，纳食明显好转。

3）腰痛：腰痛一症尽管原因多样，但中医有"腰为肾之府"之论，一般说来腰部疾患时间稍长则多有肾虚，故宗瑞麟教授以耳穴治腰痛多以耳神门穴、腰穴、肾穴三者合用。在此基础上再酌情配以其他穴位：寒湿甚者配耳穴肾上腺，湿热甚者配耳穴三焦、膀胱；血瘀者配耳穴心，冲任不足腰痛发作与月经密切相关者配耳穴内分泌、子宫，若腰椎 X 线摄片提示腰椎有骨质增生或椎间盘突出等病理变化者则配耳穴腰椎。

4）胁痛：多以耳神门穴与耳穴肝、胆合用。在此基础上结合西医辨病、中医辨证等方法配取其他耳穴；若由肝脏或胆道疾患引起而有腹满纳差者配耳穴脾、胃；若因于胸膜炎症等疾患引起而痛引胸、膈者配耳穴胸、膈；若痛如针刺而固定不移者为瘀血，配耳穴心等。如随某，女，50 岁，工人，1992 年 12 月 19 日就诊。患者自觉右胁持续性灼热样刺痛已 1 年余。曾在外院做肝、胆、肾等方面的检查均未发现异常，被诊为"肋间神经痛"，经用西药治疗效不显，行局部"封闭"疗法痛即止，但不久又发，痛甚时影响夜寐。纳食尚可，二便调，舌淡红边有瘀点，苔薄白，脉沉略涩。辨证：瘀血阻络。治法：活血通络。用耳穴压籽法，取穴：胆、肝、耳神门、心。隔日两耳交替治疗，共7次而痛止。

5）胃脘痛：一般以耳神门穴与耳穴胃、交感合用。若辨证为中焦虚弱者配耳穴脾，属寒邪犯胃者配耳穴肾上腺，属肝气犯胃者配耳穴肝、胆，伴大便干结者配耳穴大肠，伴嗳气或呃逆者配耳穴膈等。如张某，男，41岁，干部，1992年5月26日就诊。1982年始有"胃脘痛"，后常发作，曾经钡餐X线透视检查示：胃十二指肠球部溃疡。此次发作已经近1个月，以早晨见甚，胃脘部喜温喜按，时泛酸，纳差，大便溏软，消瘦，舌质偏淡，苔白微腻，脉沉。辨证：中焦虚寒。治法：温胃健脾，散寒止痛。用耳穴压籽法，取穴：胃、交感、耳神门、脾。二诊即述痛减，后又隔日采用同上治疗，两耳交替治疗6次而痛止纳增。

以上介绍的仅是宗瑞麟教授临床应用耳神门穴施治较多的部分病证。笔者在跟师临床中体会到宗瑞麟教授对该穴的应用十分广泛，除上述外，其他许多病证，无论属实还是属虚，若需镇静抑制或止痛则宗瑞麟教授多取之，如郁证之心烦、躁扰不宁，呃逆频发不止，牛皮癣瘙痒难忍，痛经、三叉神经痛等。此外，宗瑞麟教授在长年临床实践中体会到耳神门还有一定的抗炎作用，故对许多炎性病证如感冒发热、牙龈肿痛等亦常用该穴，以增强疗效。

（五）耳压与体针相结合

宗瑞麟教授认为体穴与耳穴同属人体经络腧穴系统；治疗原理皆是对穴位施以适当的刺激，使之对机体产生双向调节作用，以调和阴阳、扶正祛邪、疏通经络而治疗疾病。但两者又存在着许多不同之处。如从作用途径来说，体穴作用途径主要是通过人体正经与奇经系统来完成，而耳穴的治疗作用途径虽与人体正经及奇经系统密切相关，但还存在其他目前尚不明了的途径（如根据全息生物医学理论，耳郭这个人体相对独立的局部包含了人体整体中脏腑、肢体等所有主要器官组织的变化信息）；从治疗刺激的强度和时间来说，一般体穴治疗刺激相对较强，感传明显，但维持时间短，仅在施治的当时，而耳穴治疗尤其是耳压法刺激相对较弱，感传一般不明显，但维持时间长，药籽贴压在耳穴上一直产生刺激；从临证应用情况来说，体穴数量多，临证施治随病因、病位、病性、病程等选择穴位相对范围广，余地大，而耳穴则数量少，临证主要是按病位择穴，若按病因、病性等择穴则明显受到局限。另外，体穴治疗多需每日进行，而耳穴贴压法操作简单，一次治疗可持续数日，无须每日就诊。从以上比较可见，体穴与耳穴均有其各自的优势，故临证时若以体穴与耳穴结合起来进行治疗，同时发挥两者的优势，相互协调，必然提高疗效。鉴于上述，宗瑞麟教授临床常以体针与耳压相结合治疗各种病情相对较重或复杂的病证。其常用方式有以下几种：

1. 体针、耳压二法同施治疑难杂症

宗瑞麟教授临床时常遇特来求治的各种疑难顽症患者。针对其多有病情曲折、病机隐晦、以往曾用多种方法久治不愈等特点，宗瑞麟教授除在诊断方面细加诊查，分析以求其关键所在外，在治疗方面往往采取体针、耳压双管齐下，同时施治的办法。因为这样在治疗途径上可谓殊途同归，在治疗作用上两者又可互补不足，互相协同，互相促进。如宗瑞麟教授治一中年女性腰痛顽症患者，其常发腰痛已十余年，屡服中药效果平平，近年行腰椎 X 线摄片检查示第 2、3、4 腰椎骨质增生，近数月来感腰痛加甚，略行劳作后尤显，以致影响工作。在其他医院经针刺 2 个疗程以及服中药、按摩等多项治疗，效果不显，现疼痛位于腰骶部，但难以指出确切痛点，疼痛与天气变化无关，白带不多，月经正常，但月经前及经期自觉腰痛加重（妇科检查未发现异常），余无特殊。检查：腰部外观无明显异常，第 5 腰椎及骶部区域均有轻微压痛。舌淡红，苔薄微黄，脉有力。宗瑞麟教授重点抓住患者腰痛主症每于月经前及经期加重这一特点，辨析本证除肾气不足外，冲任不调亦是主要原因之一。故治疗以益肾强腰、调理冲任为主，并采取体针、耳压二法合用。体针取穴双肾俞、双三阴交以益肾理血。耳压取穴：耳穴肾以益肾，耳穴腰以针对病位，耳穴神门以止痛，耳穴内分泌、耳穴子宫以调理冲任。按上法隔日治疗，共 7 次而腰痛基本消失。

2. 主以体针疏通经络治本，辅以耳压改善症状治标

这一配合主要运用于神经系统的一些病证，如各种肢体神经损害，颈、腰椎病证影响相应神经支干，半身不遂等。因这类病证尽管成因不同，但多以经脉气血阻滞为其主要病理变化之一，故取体针刺激量相对较强、感传好之特点以疏通经脉、调和气血。在此基础上配合耳压法针对具体症状取穴，既可助体针疏通经脉，又可改善主要症状。如半身不遂、肢体功能活动障碍可取耳穴四肢运动中枢，颈、腰椎病变影响神经支干可根据疼痛出现的部位取其相应耳穴及耳神门穴以活血化瘀止痛等。

3. 以耳压为主，辅以体针以适患者

这种配合运用适宜于一些病情虽相对较重，但病势稳缓，且患者因故不能坚持每天就诊的情况。如患者郁证，以头疼缠绵、失眠为其主要症状，但住所甚远，交通不便，难以每日前来应诊，对于这类患者即以耳压法为主，取其刺激相对较弱但作用持久之特点，以逐渐调理患者病变脏腑功能。每隔数日就诊一次，就诊时酌情辅以体针以促进治疗。

（宗重阳）

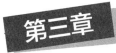

师承宗瑞麟经验总结

江西人杰地灵,名医辈出。宗瑞麟教授是我省的名老中医之一,从事中医针灸事业四十多个春秋,医德高尚,精于医理,长于实践,医术精湛,学验俱丰,尤对针灸科疾病的诊治独具特色,深得患者赞誉。

在党和政府的关怀下,1990年12月,卫生部、人事部和国家中医药管理局确定宗南昌为宗瑞麟教授临床经验的继承人之一。经过3年来的随师待诊和亲聆教诲,对宗瑞麟教授的针灸学术思想有了较深刻的体会,对宗瑞麟教授的针灸临床经验有了进一步的理解,提高了自己的业务素质和临床水平,收获良多。现将3年来的学习体会总结于下:

一、宗瑞麟生平业绩

宗瑞麟教授1926年11月出生于江西南昌市,早年毕业于师范学校,拜当地名医杨永辉、高凌云、徐少庭为师学医,后曾2次就读于省、市开办的中医进修学校深造提高。1954年任江西医学院附属中医实验院医师,1957年任江西医学院第二附属医院医师,1963年起先后任江西中医学院附属医院医师、主治医师、副教授、副主任医师、主任医师、医务科长、副院长。20世纪50—60年代曾至基层从事地方病防治工作,20世纪70—80年代先后两次参加我国援外医疗队,赴突尼斯为非洲人民服务。

宗瑞麟教授在江西中医针灸事业的发展、人才培养、中医学遗产的继承发扬等方面做出了重要贡献。宗瑞麟教授于1959年加入中国共产党,被选为江西省第四、五、六届政协委员,1980年被评为江西省劳动模范,担任中国针灸学会理事、中国针灸学会临床研究会理事、中华全国中医学会江西分会副秘书长、江西省中医工作咨询委员会副主任委员、江西省针灸学会副会长等职。1990年被确立为全国老中医药专家学术经验继承工作指导老师。

宗瑞麟教授是国内知名针灸临床专家,他治学严谨,注重务实,师古而不泥古,主张中西汇通,学识颇丰,针灸临床首重"调神",讲究手法,苦心练就一套徐捻轻压进针法。临床治病多体针、耳针并举，擅以耳压治疗常见病及杂病，效如桴鼓。宗瑞麟教授悉心研究子午流注针法，对疑难杂症多收疗效。在国内医药期刊发表过《针灸治疗急性肠梗阻的观察》《蒸馏水穴位注射治疗急性阑尾炎：40例分析》《针刺脊髓疗法与蚤休二参丸对精神病疗效初步观察》等10余篇论文。《针灸疗法在眼科上的应用》在第七届国际眼科学学术会议交流，且被编入会议专辑。宗瑞麟教授在国内针灸界具有一定影响，为我省当代针灸学名家。

宗瑞麟教授为使中医事业后继有人，十分重视人才的培养。除负责带教国内学生外，还先后带教了一些来实习的国外留学生，给他们重点传授了耳诊耳压方面内容，深受他们钦佩。宗瑞麟教授还为原江西中医学院针灸班、教学基地培训班等讲授过针刺手法、子午流注等方面内容，谆谆善诱，毫无保留，广以济学，有口皆碑。

宗瑞麟教授四十余年如一日，执着地热爱着中国针灸事业，行医足迹遍及国内外。作为江西省中医院针灸科元老，从针灸科门诊初建，发展到现在拥有50余张病床、在全国享有一定声誉、初具规模的传统科室，无论是平日的诊疗事宜，还是科室乃至医院的管理工作，他都耗费过不少心血，立下了汗马功劳。宗瑞麟教授虽然1988年4月就退居二线，但仍担任医院离退休办公室党支部书记，组织离退休人员学习政治时事，关心国家大事，思想上始终与党中央保持一致，对共产主义信念坚贞不渝。他时刻关心医院建设，反映老同志的心愿，组织创办了医院中医专家门诊部，既方便了患者就医，又使老同志能发挥余热，老有所为，还为医院扩大了声誉，带来了两个效益。

二、宗瑞麟医风医德

宗瑞麟教授不仅学识渊博，经验丰富，医术精湛，而且医风严谨，待患者如至亲，诊视疾患一丝不苟，其医风医德可谓高尚，深受患者爱戴，在针灸界堪称楷模。他以身作则，不但严于律己，而且以此教育后学。

（一）学习古今医家，规范医风医德

宗瑞麟教授首先传授继承人们的内容是医德，要弟子重温《医古文》中的《大医精诚》（选自《备急千金要方》）一课，像唐代著名医家孙思邈那样，行医目的端正，济世救人，"先发大慈恻隐之心，誓愿普救含灵之苦"，苦患者之所苦，忧患者之所忧，无论其"贵贱贫富，长幼妍媸，怨亲善友，华夷愚智"，对患者"普同一等，皆如至亲之想"。对患者高度负责，救人时，"不得瞻前顾后，自虑凶吉，护身惜命。昼夜、寒暑、饥渴、疲劳，一心赴救"；诊疾时，"不得多语调笑，谈谑喧哗；道说是非，议论人物"，必须安神定志，一心诊治。医生除了治病外，应该

"无欲无求"，"不得恃己所长，专心经略财物"。同时，应该谦虚谨慎，尊重同行，绝不可"炫耀声名，訾毁诸医，自矜己德"。要求弟子以国际共产主义战士白求恩为榜样，对工作认真负责，对患者亲切热情，对医疗技术精益求精。宗瑞麟教授不但口头传授，而且率先垂范，在传道授业的过程中言传身教，以实际行动影响学生，从而使学生们深受教育。

（二）医患紧密配合，情志开导治疗

宗瑞麟教授很重视医生与患者的协调关系，主张应该尽可能使患者了解自己的基本病情，以便排除来自各方面的干扰，配合医生进行治疗。只有患者和医者密切配合，才可使治疗方案顺利进行，并且可获得详细的第一手资料。如治疗郁证、癔症、神经衰弱等身心疾病时，他主张宜取得患者的信任和支持，行开导式情志治疗。首先注重环境安静，宜在室内避开家属和闲人，医者态度和蔼，对患者如亲人，则患者能将所苦尽情讲明。诊病时必须严肃认真，绝不可鄙视和讥笑，使患者即使有些难以告人之病症，亦得无所顾虑。盖主观症状至关重要，若无隐匿与疏漏，则于诊断治疗极有帮助。尔后要详细了解疾病发生、发展的经过，细致做全面检查，包括必要的西医辅助检查，在排除其他疾病的基础上，向患者正确解释本病产生的原因、临床表现、治疗方法，在取得患者充分信任后，再进行治疗。当治疗取得疗效时，要随时鼓励患者增强治疗信心，切忌泼冷水，特别要向陪伴者或家属交代治疗方法、疾病机制、注意事项、预防要点，如纠正不良个性，正确对待外界刺激，调节自己的情志，充分发挥医务人员与患者的积极性，促进疾病的早日康复。1990 年一位更年期综合征合并神经症的中年女性患者就诊时诉说 1 年前开始觉头昏头痛，胸闷，心悸心烦，胃脘部隐痛、灼热，寐不安宁，曾辗转于数家医院就诊，服过多种中药和西药，但病情时缓时重，反复无常，患者几乎对治疗失去了信心。在接诊该患者时，宗瑞麟教授首先耐心地静听患者诉说病情，分析其症状，还进一步了解到其有"未育抑郁史"。抓住其抑郁这个情绪不稳之病因，行以开导法，要患者正确对待疾病，树立治疗信心。患者的精神情绪好了，应用耳压（脑、心、胃、内分泌、神门等穴）和体针（内关、足三里等穴），辅以中药（甘麦大枣汤加味化裁），治疗 20 余次，患者之病霍然而愈，至今未发。类似这样的病宗瑞麟教授曾治过不少，均以开导加治疗，使病者消除不悦之感，而达情志舒畅、身心健康之效。

（三）以精诚为准则，想方设法为患者

宗瑞麟教授行医数十年，常以孙思邈的"精诚"二字为原则，不断检查、对照自己。他认为行医应以解除患者疾苦为唯一宗旨，故应想方设法为患者着想。不论是接待高干还是普通群众，不管是生人还是熟人，都普同一等，把患者当亲人，对来自远方或山区的农民，更是备加关切。宗瑞麟教授常对弟子说："人家

远道来求医，是抱着希望来的，一定要热情接待，尽力医治，即使是不能治愈的，也要在精神上予以安慰。"临诊时，宗瑞麟教授不仅热情接待患者，尽可能地提供优良服务，替患者省钱，时刻把自己置于患者的位置，将心比心，宁愿自己吃亏，也绝不给患者增加经济负担。宗瑞麟教授还善于从平凡小事上处处关心患者。专家诊室初建时比较简陋，尤其是在冬春季节，保温设施不足，室内温度低，考虑临床上痹证患者多见，易受风寒，不仅旧病难愈而且新病易生（如感冒、胃病、咳嗽等）。因此，宗瑞麟教授不主张实施过多的体针治疗，而是选择耳压法为主，配合物理康复仪器，如特定电磁波治疗仪、氦氖激光治疗仪，多功能灸罐等，既治病又保暖，深受患者欢迎。为提高针刺疗效，对肩臂病患者进行手法操作时，宗瑞麟教授多抬起自己的腿膝，令患者的手臂置于其上，使其肩臂置水平位，由上至下取穴。从肩髃到臂臑，再到曲池，利于针感由肩关节至肘关节，后达手指部，针感分段感传，似接力赛跑，得气感传有序，疗效提高，患者舒适，但宗瑞麟教授可劳累极了。不仅从未听过他叫一声苦，而且他还风趣地说："此举正体现了古人'姿势不正，穴位不开'之说"。为开展隔物灸法，宗瑞麟教授从家里拿来生姜、食盐方便患者治疗，还多次解囊相助，把自己积存的外治药（武力拔寒散）赠送患者，以解风寒湿邪顽痛之苦。

1991年江西中医学院举行医德医风演讲会，院党委曾以宗瑞麟教授的优秀事迹为材料进行宣讲，与会人员听后，都很敬佩宗瑞麟教授崇高的医德，几十年如一日，实属不易，不愧为我们学习的楷模。

三、宗瑞麟学术思想

宗瑞麟教授在长期的医疗实践中，逐步形成了自己独特的针灸学术思想。如重视人以脾胃气为本；在治法上重视经络、脏腑、阴阳、气血，尤其首重"调神"；在针刺手法上长于轻灵取胜，主张进针之技以稳、轻、直、匀、小为要；治病多体针、耳针并举，针灸、针药兼施，疗常疾，起沉疴；潜心钻研子午流注针法；取穴精专，拓展针技。现择其主要介绍于下：

1. 遵经旨，重"调神"

宗瑞麟教授学崇《黄帝内经》，熟谙经络脏腑学说，提倡"形神合一"，首重"调神"。"神"在中医诊断中占有极重要的地位，是《黄帝内经》的重要内容之一，其论述散见于各篇章。宗瑞麟教授在针灸临床中非常重视"调神"，他认为神的含义有广义狭义之分。广义之神，是人体生命活动的总称，包括生理性或病理性外露的征象。狭义之神，指人的思维意识活动。神不但包含功能表现，如正气、经气、脏气，而且包含物质基础，如血、水谷之精气。宗瑞麟教授认为神在针灸治疗学中的意义主要有以下几个方面：

（1）调神为本：诸如"凡刺之真，必先治神"（《素问·宝命全形论》），"凡刺之法，先必本于神"（《灵枢·本神》），"用针之要，无忘其神"（《灵枢·官能》），都强调"调神"为本。医者施治要专神，在专注调神的情况下，才能治其本。《灵枢·根结》说："用针之要，在于知调阴与阳，调阴与阳，精气乃光，合形与气，使神内藏。"虽说治病求本是本于阴阳，但调阴阳只是手段，使神内藏才是目的。故治病求本，在于调神。

（2）调神有方：调神之法首先要调动患者之神，《灵枢·终始》说："毋闻人声，以收其精，必一其神，令志在针。"强调控制患者之神。此属诱导调神法。即采用语言诱导，向患者说明得气的感觉、程度、感传范围等，解除患者的疑虑惊恐等情绪，取得患者的信任和配合。进一步医者要用针法治其神，《灵枢·九针十二原》说"持针之道，坚者为宝，正指直刺，无针左右，神在秋毫"，属正刺调神法；《灵枢·终始》说"浅而留之，微而浮之，以移其神"，属浅留调神法；《灵枢·小针解》说"上守神者，守人之血气有余不足，可补泻也"，《素问·离合真邪论》说"外引其门，以闭其神，呼尽内针"，都属补泻调神法。

（3）关乎疗效：针刺治病是从调神入手，而以"得气"为基础。如《标幽赋》说："凡刺者，使本神朝而后入。"《灵枢·官能》："缓节柔筋而心和调者，可使导引行气。"对好静、谦让、寡言等性格内向的患者，需要请其凝视某物，逐渐进入自我冥想（入静）状态；对急躁、好动、性格外向的患者，需要请其听轻松愉快的音乐，利用视听功能和思维，转移注意力，目的是使患者神志安静，意念专一，全身肌肉放松，然后用针，则易于引导得气感应。清代张志聪《黄帝内经素问集注》有"行针者，贵在得神取气"，"神行则气行，神气相随"之说。用针在于"调神"，施针在于"得气"，这既是《灵枢》之宗旨，也是宗瑞麟教授反复强调之要点，并且他还将其化为临床实际的操作手法。根据《黄帝内经》"调神"之思想，宗瑞麟教授反复阐明"调神去邪"就是针刺的中心目的。如何才能调神呢？他认为《针灸大成》之"手如握虎，势若擒龙"最合经旨。宗瑞麟教授在针灸临床中摸索出的独特的轻刺激（即徐捻轻压进针法）手法中首先强调了"调神"思想。

2. 崇经络，灵配穴

针灸治疗的特点，是以经络学说为指导的，经络是联系上下、内外、表里的通道，每条经络都有一定的分布规律、联系途径、主治证候。《灵枢·刺节真邪》指出："用针者，必先察其经络之实虚，切而循之，按而弹之，视其应动者，乃后取而下之。"故曰"离开经络，开口动手便错"。宗瑞麟教授一贯重视经络辨证，强调在针灸临床中，辨证与辨经相结合，要辨清何经发生了何病变？与他经有何联系？而后确定取何经之何穴。宗瑞麟教授常用以下几种配穴方法：

（1）循经取穴法：循经取穴分局部循经取穴和远道循经取穴。宗瑞麟教授临床既多用远道循经取穴，也常用局部循经取穴。远道循经取穴即病在上，取之下；痛在左，取之右；病在中，旁取之。对气实、气郁、风盛等脏腑骤发多变之证，针刺治疗时常取四肢远端腧穴为主，如脏腑急痛、暴病昏厥、风邪行痹、筋惕肉瞤、痉挛抽搐等，急则治标，往往获镇痉止痛、疏风行气、解郁蠲痹之效。局部循经取穴即选局部穴、邻近穴、阿是穴或"以痛为腧"，以及脏腑器官病变在体表的压痛敏感点。对气虚、气滞、寒凝、痰阻等，邪气留恋、静而不动、缠绵经久者，如寒湿着痹、肘劳肩凝、筋瘤肿块等，久则治其本，"以痛为腧"，可获补气活血、祛寒逐湿、化痰行泄之功。宗瑞麟教授喜用合谷穴治颜面部疾患、内关穴治胸腔疾患、阳陵泉穴治胁肋部疾患、足三里穴治大腹（肠、胃）疾患、三阴交穴治少腹（泌尿、生殖系）疾患、绝骨穴治肩背疾患、委中穴治腰背疾患、昆仑穴治椎骨疾患、风池穴治颈项部疾患、大椎穴治颈背疾患等，都是根据经络学说循经取穴，通过经络的"内属脏腑，外络支节"，网罗局部全身，沟通人体表里内外的联系功能来实现的，同时也是依据经络通调阴阳、运行气血的生理功能。循经取穴是宗瑞麟教授临床最常用的配穴方法。

（2）五输取穴法：五输穴是十二经脉的特定要穴。《灵枢·九针十二原》说："二十七气所行，皆在五输也。"即强调其重要性。宗瑞麟教授认为五输穴乃十二经经气出入之所，五输穴各有其所主病证。如井穴，取十宣放血，多用于高热、昏迷、厥证（为急救之妙穴）；荥穴，主要用于热证，如肝火上炎、肝阳上亢，常取肝经荥穴行间治之；输穴，位于腕、踝关节附近，可治局部及循经远道病证，阴经"以输代原"，故其输穴兼有原穴特性，能治疗所属脏器病证，如心包经输穴大陵，常用治心悸、心烦等证；经穴，临床上应用较少，于循经远道取穴时可配用之；合穴，应用范围较广，"合治内腑"主要指下合穴，手三阳经的合穴多用于外经病。宗瑞麟教授根据《难经》所载，五输穴之分配五行生克之理，使用"子母补泻"法，治疗各种虚证或实证。以"虚则补其母，实则泻其子"为取穴原则，采用本经选穴，如肝经（属木）实证，泻行间（荥火），火为木之子；肝经虚证补曲泉（合水），水为木之母。异经选穴，如肾经（属水）虚取肺经（属金）经渠穴补之（金为水之母）；肝经（属木）实取心经（属火）少府穴泻之（火为木之子）。五输穴分主四时，季节不同，选用五输穴之侧重点、进针深浅度也不同，需顺应四时之气针刺。

（3）俞募取穴法：俞穴皆位于背腰部脊柱两旁，募穴皆位于胸腹部，两者的穴位多数与脏腑所在部位相对，故以脏腑而命名。募穴是各经脏腑之经气在胸腹部聚集之处，也是脏腑功能失调在胸腹部出现压痛等异常现象的部位。宗瑞麟教授根据李东垣"阴病在阳者，当从阳引阴"，"故以治风寒之邪，治其各脏俞"，"阳病在阴者，当从阴引阳"，"凡治腹之募，皆为原气不足，从阴引阳勿误也"之说，临床上不拘于对外感初起、邪气有余、急性病、血分（阴痛）多取俞穴，对内伤久病、正气不足、慢性病、气分（阳病）多取募穴之常规，对虚寒证取背部俞穴，且多用灸，如应用艾灸配合药物敷贴治疗咳嗽、哮喘（支气管炎、支气管哮喘、鼻炎），对实热证则取有关脏腑之募穴，多用针，如胃病多取中脘、大肠病多取天枢、膀胱病多取中极等，多收良效。俞、募穴可单独使用，也可配合使用。总之要根据患者的体质和病机反应，知常识变，灵活掌握。

（4）经验取穴法：人体腧穴很多，除以上所述外，还有原穴、络穴、郄穴、八会穴、八脉交会穴、下合穴、奇穴、阿是穴等，各自有其适应证。宗瑞麟教授在数十年的针灸临床中，虽运用穴位众多，但选穴多"少而精"，在这方面积累了不少经验，筛选出了一些平素喜用的有效验穴。

1)"三气海"穴：气海，本系一穴名，古称"丹田"，位于肚脐中心下 1.5 寸，实为"下气海"，意为原气之海。宗瑞麟教授认为"气海"应指脏腑经脉之气汇聚处。气海除下气海外，还有心包募穴、宗气之海、气之会穴膻中，一名"上气海"，组成了一般之"气海"（即二气海）说。宗瑞麟教授认为若加上位于心蔽骨与脐孔连线之正中部的胃之募穴、八会穴中之腑会中脘，为"中气海"，组成"三气海"说，可谓完善。三穴同属任脉，起于会阴，沿着腹内中线上行，"为阴脉之海"，有总揽全身阴经脉气的作用。对全身内脏"气"病皆可取此三穴调治，尤对各种气虚之证更为适宜。上气海膻中穴有调气降逆、清肺化痰、止咳平喘、宽胸利膈、宁心通乳（络）之功，善治上焦心、肺二脏之气分病证，多用针法；中气海中脘穴有调理肠胃、行气活血、清热化湿（滞）之功，善治中焦脾、胃、肠之虚证，多用灸法；下气海气海穴有补肾培元、益气和血、偏于补气，"主一切气候"，"治脏气虚惫"，善治下焦肝、肾虚证，多针灸并用。宗瑞麟教授所论"三气海"说是在立足临床、广泛分析总结古医家对"上、下二气海"说之理论基础上，根据中脘穴所处的特定位置（即靠近任脉之中点，三焦之中焦，胃经募穴，肺经的起始和小肠经所过，和肝经终点相近，一穴与六经相关），又系回阳九针穴之一，主亡阳欲脱，为阴中之阳，在治疗中占有重要地位（治疗一切腑病，尤以脾胃之疾，无所不疗）的情况下，把该穴补充为"中气海"，完善了人身上、中、下皆有"气海"（即三气海）说。不仅丰富了中医针灸的配穴理论，而且为临床增加了治疗"气病"，尤其是气虚证的重要腧穴。"三气海"说理有渊源，概念明确，用有所据，治有效验，使后学者易学易用。

2)"三血海"穴："海"表示脉气的众流所归。"海"指腧穴者有五，除脾经血海以外，还有心经少海、小肠经小海、肾经照海、任脉气海。指经络脏腑者有四，即胃为水谷之海、冲（脉）为血海、胸（膻中）为气海、脑为髓海，说明人体经气会聚通行的四个重要径路，位于头、胸、腹、下腹部，主持全身的气血、营卫、津液。宗瑞麟教授所指的"海"，系临床常用的三个治血证的腧穴。除位于髌骨（膝盖）内上缘上 2 寸的血海穴外，还把属膀胱经、位于第七胸椎下、督脉至阳穴旁 1.5 寸的八会穴中之血会膈俞穴，以及位于内踝尖上 3 寸，胫骨后缘凹陷中的足三阴经交会穴三阴交穴，与血海穴一起统称为"三血海"。膈俞有宽胸降逆、调补气血（补血化瘀）之功，除治上、中二焦之出血，如吐血、衄血、呕血外，还治贫血、便血、瘀血等诸血病症，多用灸法。血海穴有调和气血、祛风利湿之功，除擅治妇科经血之病，如月经不调、痛经、经闭、崩漏诸症外，还常用于血分杂病，如贫血、肌衄、湿疹、荨麻疹、皮肤瘙痒等。三阴交穴有健脾益气、调补肝肾之功，应用极为广泛，统治足三阴经之病，如尿血、痛经、闭经、崩漏、月经不调、胎衣不下、产后血晕、恶露不行、脚气、神经性皮炎、湿疹、荨麻疹等。总之该穴具血虚养之、血热清之、血滞通之、血瘀化之之功效，无论局部还是远端病症均宜，多针灸并施。宗瑞麟教授所论"三血海"说，是根据以上三个腧穴在功能上都对人体阴血分病症有较强调治作用，管辖部位涉及上、中、下三焦而提出的，用于临床，多收良效。

3）督脉取穴法：督脉为奇经八脉之一，统摄全身阳气，维系人身元气，为"阳经之海"，为手足三阳之会，具有涵蓄人身之精血、调节阴阳之气的作用。宗瑞麟教授根据《难经·二十八难》"督脉者，起于下极之俞，并于脊里，上至风府，入属于脑"之说，认为督脉与脑、脊髓联系密切。督脉为病，脊背强直，如《难经·二十九难》云："脊强而厥"，《脉经》云："腰背强痛，不得俯仰，大人癫病，小儿风痫疾"。宗瑞麟教授临床喜用督脉穴，取其补髓益脑，醒脑开窍，安神定志，镇惊止痉之功，如选风府、大椎、陶道、身柱等穴为主，配合蚤休二参丸（自拟方）治疗精神病疾（慢性精神分裂症、精神分裂症来分型）获良效。

宗瑞麟教授认为位于督脉左右、脊柱两旁循行线上的夹脊穴，不仅能治疗内脏疾病，而且还可通过调节内脏功能治疗与内脏有关的某些疾病。夹脊穴与背俞穴部位邻近，治疗功能相似，常可交替应用。如选夹脊温针法治疗颈、腰椎病。

4）阿是取穴法：宗瑞麟教授遵循《灵枢·背腧》中"欲得而验之，按其处，应在中而痛解，乃其俞也"，唐代孙思邈之"若里当其处，不问孔穴，即得便快或痛，即云阿是，刺灸皆验"，以及《玉龙歌》中"浑身疼痛疾非常，不定穴中细审详"等说，临床上在患者身体患部肌肉、皮肤上寻找痛觉或敏感点，若此处无经穴时，即称阿是穴，若有经穴时，即与穴位相重合，如背俞、原穴、募穴、郄穴多有压痛点出现。此压痛点除用来辅助诊断之外，往往在此处施以刺灸、按摩、穴位注射（封闭、水针疗法）、穴位敷贴、药物导入等，常常收到满意的效果。

阿是穴的表现和检查法：宗瑞麟教授认为阿是穴的临床表现包括两方面，一是"阳性反应物"，如皮下可触及的结节、条索状物；二是"阳性感觉"，如自觉出现的局部疼痛、酸胀麻木等感觉。阿是穴之检查方法，也包括体表按诊和经络测定二法。宗瑞麟教授善用前法，故在此主要介绍本法。即用拇指指腹沿经络循行部位有次序地滑动或柔动，以探查阳性反应物或阳性感觉。检查时用力要均匀，并注意左右对比，一般先检查背部和腰骶部，然后再检查胸腹部和四肢。也可根据病症确定检查的重点，如胃病可重点检查背部和腹部，哮喘检查背部和胸部，上肢病查颈部、肩胛部和上肢；下肢病重点检查脊柱、腰骶部和下肢等。

阿是穴可诊查疾病：内脏发生病变时，可通过经络反应于体表，表现出自发性疼痛、压痛感觉过敏，以及某些特殊的变化，如皮下结节、皮疹，以及皮肤色泽改变等。呼吸系统疾病如气管炎、哮喘时常在肺俞、中府、孔最、身柱、风门、膻中穴附近出现压痛；胃脘痛时则胃俞、中脘、巨阙、脾俞出现压痛；腰痛在命门、腰阳关出现压痛；神经衰弱在厥阴俞、神道出现压痛；阑尾炎常在胃经上巨虚附近出现反应，或在腹部麦克伯尼点（即右下腹髂前上棘与脐连线中外 1/3 交界处）有压痛；慢性胆囊炎、胆系结石患者在右阳陵泉穴下 5 分至 2 寸处有压痛；泄泻常在阴陵泉穴处出现压痛；高血压肝阳上亢时可在期门处出现压痛，而阴虚偏重时又常在京门穴处发生压痛；心胸疾患常在心包经郄门穴处出现压痛等。说明内脏和体表有着密切的关系，临床上可以利用这种特定的联系诊查疾病。正如《灵枢·本脏》篇说："视其外应，以知其内脏，则知所病矣。"宗瑞麟教授不仅治疗内脏病时喜欢寻找体表腧穴或阿是穴处的反应点，而且对其他杂病也常按患者之病变部位寻找压痛点。如面瘫患者常在翳风穴有压痛，若触及该穴似有物堵塞感时，则提示病情趋向加重，伴随治疗，压痛逐次减轻，局部触诊松软，则面瘫也见好转或接近痊愈。肩背痛患者在肩胛冈上下缘或肩胛骨脊椎缘有压痛，病情严重者，可有肿胀和皮下肌肉失去弹性而呈僵硬状改变。肩关节痛患者常在患侧手三里穴处有压痛，有的在小腿腓侧腓骨小头与外踝高点之连线上，从髌骨中线下 5 寸，或髌骨中线与外踝上缘连线之中上 1/3 处（相当于"足三里"穴下 1 寸）出现压痛。网球肘（肱骨外上髁炎）患者在肱骨外上髁（肘尖）处有压痛等。

3. 理脾胃，用三里

宗瑞麟教授悉心钻研《素问》《灵枢》《伤寒论》《金匮要略》等经典及孙思邈、李东垣等历代名医的著作，深思敏悟，尤对李东垣的《脾胃论》钻研颇深，并善于将理论联系实际，指导针灸临床。宗瑞麟教授认为，脾胃乃后天之本，为气血生化之源，脾胃与经络、针灸的关系，较之其他脏腑更为密切。因经络虽循行周身，但起始于中焦。脾胃在生理上相互依存，在病理上互为因果，在诊断上内外相印，在治疗上由此达彼，对中医临床各科均有指导意义，而对针灸临床亦尤为重要。"脾居中土"，万物皆生于土，而土能生万物，土者，脾胃也。脾胃乃五脏之根本，饮食乃性命之大原。宗瑞麟教授调理脾胃，特别强调治病求本，重视全身气机的升降出入。升降出入虽无器不有，然肝气之疏泄、肺气之宣降、心火之下煦、肾水之上济，皆以脾胃为升降之枢。脾与胃升降相因，相反相成，脾升而健，胃降则和。若饮食不当，或劳倦过度，或内伤七情，或六淫外袭，或他脏影响，或医药误治，均能损伤脾胃，造成升降失调，正如李东垣所说："内伤脾胃，百病由生。"宗瑞麟教授认为，脾胃之气是经脉之气的根本，脾胃虚弱，气血无源，经气无生，百脉空虚，病邪乘虚而入，变生多种疾病。"脾主四肢肌肉"，"脾开窍于口"，"脾足太阴之脉……连舌本，散舌下"，胃上接食管，与咽相通，共同构成胃系。"大腹属脾"等，说明脾胃联系之广。在临床上，不仅消化系统本身疾病可以脾、胃二经论治，凡属神经运动性疾病、五官之窍疾病、妇科、儿科等多种疾病，尤其是久病体虚、久治不愈者，皆可从脾胃治之。在取穴上，宗瑞麟教授擅用脾胃本经腧穴，特别推崇属"四总穴"之一的足阳明胃经合穴足三里，认为针灸此穴可"推而扬之"。正如宋代张杲《医说》中所述"若要安，三里莫要干"，《马丹阳天星十二穴治杂病歌》所载"三里膝眼下，三寸两筋间，能通心腹胀，善治胃中寒，肠鸣并泄泻，腿肿膝胻酸，伤寒羸瘦损，气蛊及诸般，年过三旬后，针灸眼便宽，取穴当审的，八分三壮安"，足以证明足三里穴临床用途颇广，不仅为治疗脘腹部胃肠疾患的要穴，而且兼治全身上、中、下部位的疾病。如治疗急性或慢性胃炎、胃或十二指肠溃疡、胃下垂、肝炎、消化不良、急性或慢性肠炎、阑尾炎、坐骨神经痛、下肢瘫痪、乳腺炎、月经不调、神经性疼痛、高血压、神经衰弱、哮喘、皮肤瘙痒、膝关节及其周围软组织疾患等。

综上所述，宗瑞麟教授认为足三里穴的主要功能为扶正培元（补虚、益气）、祛邪防风（降火泄热，清湿热，疏风化湿，利水），调理脾胃（和肠消滞，降气逆），疏通经络，镇痉止痛、强壮健身，临床上宗瑞麟教授妙用该穴，巧治多种疾病。概述如下：

足三里配经外奇穴"中魁"艾灸，温补脾胃，治噎膈、反胃；配内关，和胃定痛，治胃病；配中脘（为募合配穴法）和胃化痰，亦治胃病；配天枢，和胃通肠，治腹痛腹泻；配气海，化痰理气；配太白（为表里经原合相配），健脾和胃，升清降浊，治胃肠炎；配任脉经穴建里，健脾和胃，治食欲不振、消化不良；配太冲（为异经原合相配），补气益血，安神息风，治面肌痉挛，亦可疏肝和胃，治脘腹胁肋痛或口腔炎；配听会或翳风，聪耳通窍，调健脾胃，补中益气，升提清阳，治耳鸣耳聋；配合谷（为异经原合相配），升清降浊，调理胃肠，化滞通便，治感冒、流感

（胃肠型、阳明郁热者）；配曲池，调和气血，治身热、干性湿疹（神经性皮炎）；配三阴交（为表里相配）治消化不良、阳痿；配内关、太冲、三阴交，健运脾胃，疏肝益肾，活血祛瘀通络，降血脂；配环跳、风市、阳陵泉、承山、昆仑，治坐骨神经痛；配通里，治失眠；配内庭，疏导培补阳明经气以治本。晕针，系刺下肢穴位致晕者，艾灸足三里或涌泉穴。

足三里之刺法：当温补脾胃，需益气升提时，针刺入皮肤后，针尖微向上方，刺入 1 寸，用雀啄术候气。亦用左三右二的手法（捻针时用力要柔和，捻针要缓慢），使针感沿本经循行路线向上扩散（能到腹部最好），治胃下垂。

4. 用耳窍，诊疗疾

宗瑞麟教授自 20 世纪 60 年代初始运用中西医理论尤其是脏腑经络学说指导临床耳穴诊疗，长年的实践使其积累了丰富的经验，形成了自己独特的学术思想。现就宗瑞麟教授对耳穴的诊断运用特点等，择要介绍如下：

（1）宗瑞麟教授耳诊理论依据：耳压法是在耳针基础上发展起来的一种治疗方法，早在 20 世纪 60 年代，宗瑞麟教授就悉心钻研《素问》《灵枢》等经典及历代名医孙思邈、王肯堂、杨士瀛、刘完素、李东垣、罗天益、朱震亨、滑伯仁、李时珍、徐春圃、张介宾、沈金鳌、张振鋆的著作，深思敏悟，认为耳穴诊治源远流长。在长沙马王堆汉墓出土的帛书《足臂十一脉灸经》中就有"耳脉"与上肢、眼、颊、咽喉相联系的记载。其后《黄帝内经》不仅在"耳脉"基础上发展成了手少阳三焦经，而且对耳与经脉、经别、经筋的关系都有较详尽的记载。正如《灵枢·邪气脏腑病形》篇云："十二经脉，三百六十五络，其血气皆上于面而走空窍……其别气走于耳而为听。"《灵枢·口问》篇云："耳者，宗脉之所聚也。"指出了耳郭是众多经脉汇聚集合的部位。具体来说，十二经脉中，胃经上耳前；膀胱经至耳上前；三焦经系耳后直上，出耳上角；另外手足少阳经，从耳后入耳中；手太阳小肠经也入耳中；还有三焦、肝、肺、大肠四条经脉之别和心、肾、肺、脾，胃五条络脉直接循入耳中：尤其是多气多血的手阳明经之别入耳以后与众多的经脉相会合。此外，足阳明、少阳之筋，手太阳、少阳之筋，均与耳郭关系密切；手足三阴经通过经别合于阳经而与耳相通。所以张景岳说："手足三阴三阳之脉皆入耳中。"在奇经八脉中，有阳维脉上循耳后，会手足少阳于风池，循头入耳，上至本神而止，阴阳二跷统率左右之阴阳经脉，并循行入耳后。可见耳郭中央、前后、上下均有经络分布。同样，耳与脏腑关系的记载，也广泛见于《黄帝内经》。如《灵枢·五阅五使》篇云："耳者，肾之官也。"《素问·金匮真言论》云："南方赤色，入通于心，开窍于耳。"《灵枢·脉度》篇云："肾气通于耳，肾和则耳能闻五音矣。"还有唐代孙思邈之《备急千金要方》、王肯堂的《证治准绳》、清代沈金鳌的《杂病源流犀烛》、张振鋆等著的《厘正按摩要术》等都论述过耳与脏腑的生理病理关系。可见耳不是一个孤立的单纯的听觉器官,其与经络、脏腑有着极其密切的关系。宗瑞麟教授认为经络是人体气血运行的轨道,是脏腑气化的途径,脏腑之间一方面通过经络表里相合,同时又依靠经络气化相通。在病理情况下,脏腑有病可以通过经络反映到体表,经络失调亦可影响脏腑。《灵枢·经别》篇说:"夫十二经脉者,人之所以生,病之所以成,人之所以治,病之所以起……"不仅说明人的生命有赖于经络行血气而营阴阳、濡筋骨、利关节才能维持,而且疾病的发生发展过程以及治愈的机转,都依靠于经络。尤其是耳压治疗主要是通过经络这一反应途径来实现的。耳压法所以有效果,就是按压耳穴,通过经络作用于相应的脏腑,疏通经络,调理脏腑,平衡阴阳,运行气血,使感传直趋病所,以达气至病除的目的。

从现代解剖理论上看,耳包括软骨、皮肤、肌肉及动脉、静脉和淋巴等,但耳的皮下脂肪少,神经分布丰富,包括来自脊神经颈丛的耳大神经和枕小神经,来自脑神经的耳颞神经、面神经、舌咽神经、迷走神经的分支,还有随着颈外动脉而来的交感神经。耳的敏感性高,共同协调、维持全身脏腑和躯干、四肢的正常活动,故耳针不但能镇痛,而且对各种生理功能如血压、脉搏、呼吸以及胃肠活动等可以产生调整作用。

(2)宗瑞麟教授观耳识病经验:观耳识病,属耳郭望诊范畴。早在《灵枢·师传》篇中,就有"视耳好恶,以知其性"的记载。"观外以揣内",即根据耳的色泽变化判断气血的盛衰,观耳的形态来诊查脏腑功能。宗瑞麟教授同古代医家一样,在临证实践中,以耳与经络脏腑的联系为理论基础,借助耳郭诊断各种病症,做了很有意义的工作,积累了宝贵经验,丰富了耳诊的内容。

宗瑞麟教授遵循古人,"有诸内,必形于诸外"之说,认为机体内脏与体表相关,内脏有病时可在耳郭上出现异常反应,临证中应仔细观察耳郭上出现的颜色、形态、皮屑、皮疹和血管等变化,帮助分析判断疾病。如耳部出现鲜红色,常见于急性炎症、痛症、热证;淡红色常见于血虚、疾病初起或慢性疾病恢复期;暗红色常见于气滞血瘀或慢性病症病程较长者;淡白、苍白色,常见于气血不足,气血虚寒者;中间白边缘、红晕,见于慢性疾病急性发作者;灰色多见于陈旧性疾病和肿瘤。变形主要分隆起和凹陷,呈结节状,小似芝麻,大如绿豆,突出于皮肤,如链珠状,数个结节状硬结连在一起,突出于皮肤。若见于对耳轮体部,可能为脊柱肥大;如呈条索状,呈条形突出于"跟""膝"相应部位者,常提示关节疼痛或骨质增生;呈片状隆起,见于"肩背穴"且边缘不清者,可能是肩背肌纤维炎。呈点状凹陷,在"内耳穴"可能是鼓膜内陷或耳源性眩晕;呈片状凹陷,在"胃""十二指肠"相应部位提示可能存在消化道溃疡。如见到针尖样大小、数目不等的点状隆起,色红或淡红、淡白或暗灰的疹子,则考虑有妇科、大肠、小肠，肾、膀胱、心脏、肺、支气管等急性或慢性疾病的可能。白色小点或聚集改变，出现在"胰""胆"相应部位提示胆石症；在"支气管"相应部位见到，可能是支气管炎。脱屑多为白色糠皮样或鳞片状，不易擦去，常见于皮肤病、吸收功能低下、带下及内分泌功能紊乱。如血管扩张，如扇叶状，出现在腰骶椎相应部位者，提示腰腿痛；在"膝""髋"相应部位者则为相关关节痛等。利用以上不同反应，判断机体各相应部位及内脏疾病的方法，可运用于冠心病、高血压、急性或慢性胃炎、胃及十二指肠溃疡、急性或慢性气管炎、肺气肿、骨或关节疾病、荨麻疹、痛经、恶性肿瘤等近百种病症的辅助诊断之中。

（3）宗瑞麟教授耳压疗法的特点：《黄帝内经太素》云："耳间青脉，附足少阳脉……如鸡足青脉络，刺出血如豆，可以去。"说明耳穴诊断与治疗具有一种天然的联系。近年耳穴诊断实践证明，耳穴诊断中出现的阳性反应物、压痛点等病理反应点，也正是疾病的刺激点。宗瑞麟教授基于此说，将耳诊与耳压治疗合为一体，以耳诊指导耳压，相辅相成，发挥治疗痛症及杂病等作用。

1）组穴配伍原则重视中医理论：耳针作用原理不仅有传统的脏腑经络学说，而且有现代的生物全息律学说、生物电学说、生物控制论学说、闸门控制学说、免疫学说等，众说纷纭。故耳穴治疗如何配伍组方，目前尚无统一之说。一般来说，包括按病变相应部位配穴、按经络脏腑辨证配穴、按临床经验配穴、依穴位功能配穴、按西医学理论、按发病原因配穴等配穴方法。宗瑞麟教授认为，以上配穴原则虽各具特色，但若单独选取其中某种配穴法，则嫌过于单调，难能体现它们之间的整体联系，无法突出中医基础理论特点，不利于耳穴诊疗技术向纵深发展。宗瑞麟教授从中医的整体观念出发，认为耳郭绝非一个孤立的单纯的听觉器官，耳和全身是一个统一体，耳与机体内脏和体表息息相关。耳穴和体穴一样，与经络、脏腑、阴阳、气血密切相关。同样存在经络感传、气至病所，刺激耳穴可达疏通经络、调理脏腑、平衡阴阳、运行气血、防治疾病的目的。在临床耳穴具体组方中，宗瑞麟教授则参照上述配穴原则，尤其注重用中医理论指导。

2）处方配穴注意各穴之治疗宜忌：有人主张耳穴处方应像中药组方那样，体现君、臣、佐、使，君穴必不可少，使穴非有不可，臣、佐之穴，视病情及君、使配伍之穴性是否全面而定。宗瑞麟教授从长期临床实践正反两方面经验中体会到，耳穴各自有其功能主治，既有共性，又有个性。耳穴间配伍后，有的能产生促进、协同作用，增强疗效；有的则起抑制、削弱作用而不利疾病恢复。宗瑞麟教授极讲究耳穴配伍，主张以中医理论，尤其是辨证施治来分析、归纳临床症状，抓住本质，分清主次，判明疾病的病因、病位、病性，为恰如其分地选穴提供依据。他反对单纯地从分散紊乱的具体症状着眼进行选穴组方，将耳穴杂乱无章地堆砌为处方的做法。宗瑞麟教授强调讲究耳穴配伍技巧，以耳穴神门为例，认为该穴有镇静安神作用，若与解除内脏痉挛的交感穴相配伍，则能出现"同类相从""相辅相成"，增强解痉止痛、止咳平喘作用；如与健脾化湿、益气升阳的脾穴同用，则会抑制削弱脾运功能，对脾虚湿盛而致腹胀、腹泻者不利。如面瘫与面肌痉挛这类面部疾患，皆以病变相应的面颊、眼穴为主，面瘫则禁用耳神门穴，后者则必配耳神门穴。缘面瘫系面神经受损，其症状又以患侧面、眼肌纵缓不收为主，可见症状以沉静、抑制为特点。若配用神门穴，将会产生抑制作用，很可能加重病情，故禁用此穴。面肌痉挛其症以面肌或眼肌（眼轮匝肌）频繁抽动为主，性属兴奋，故宜配用耳穴神门镇静安神止痉，抑制抽搐。

3）耳穴处方提倡"穴少力专"：耳穴处方之组成，不但要符合组方原则，还需做到符合原则要求之剂量，并分别给君、臣、佐、使各穴施以不同的刺激量。处方应包括腧穴个数、刺激量和治疗时间等。宗瑞麟教授在体针取穴上提倡"少而精"，在取耳穴上亦不例外。他认为，目前耳穴诊疗技术虽然在理论和临床运用上都有很大发展，但还仅是初具规模，对许多具体内容的认识上尚较肤浅。如对耳穴的作用原理、配伍规律、治疗宜忌等诸方面，还普遍处于摸索阶段。使用腧穴个数亦是如此，有人认为腧穴个数越多则剂量越大，有人仅用单方一穴，验方1～3穴，主张小方由3～5穴、大方由5穴以上配成。宗瑞麟教授认为不管属于何种类型组方配穴，均要坚持"少而精"，不可"多而杂"。只有这样，方能符合"穴少而力专"之要求，不仅对治疗有益无害，而且便于总结经验教训。宗瑞麟教授在临床施治时始终坚持"穴少力专"之准则，取穴精专，一般为2～4穴。所取之穴均经深思熟虑，找出病证之关键，善抓主要矛盾而定。如用耳穴法治疗面瘫，取面颊穴为主，眼穴为辅治疗。治疗颞下颌关节功能紊乱综合征，仅取对屏尖和神门穴耳压，可获得满意疗效。

4）取穴定位不唯耳穴图，注重敏感反应点：小小耳郭（约7cm×4cm大小区域）布满了密密麻麻的耳穴点，其分布似一个倒置胎儿的缩影，头朝下，足朝上，横膈居中，上肢在外，脏器藏内，躯干于中。虽与人体有相对应的规律，如耳垂相当于颜面部，包括牙、舌、眼、内耳、面颊等穴。但有的耳穴分布又不完全在耳郭解剖相应的部位上，如肾上腺、睾丸穴等。据资料记载，临床常用耳穴近150多个，我国拟定的《耳穴国际标准化方案》载有90个穴位。宗瑞麟教授认为，一般耳穴图仅以图的形式标明耳穴所在，而临床上各患者的耳郭形态多存在一定差异，其耳穴分布也不可能与耳穴图绝对相同，并且与躯体某一脏器或部位相应的耳穴有的不止一个，如与眼睛相应的耳穴就有眼、目1、目2。当躯体这一脏器或部位发生病变时，并非所有相应耳穴都有反应。另外，还有一些躯体部位在耳穴图上并未标明相应耳穴。因此，宗瑞麟教授强调在施治取穴定位中,不可按图"对号入座"索穴,而应在参照耳穴图谱的基础上,寻找相应穴位的反应点来确定。

宗瑞麟教授寻找耳穴反应点,除注意结合耳郭视诊以外,多以金属探棒压痛法为主,一般以探棒压迫处有明显刺痛为准。宗瑞麟教授认为,探棒压法受各种因素的影响相对较小,失误率低,且操作简便,易于灵活掌握。操作时,宗瑞麟教授并非遍寻盲压,而是根据病情,结合配穴规律,尤其是实践经验选穴试压。如对头痛患者,首先根据其疼痛的确切部位来考虑。头痛在前额时,则直接在耳穴额处试压;如疼痛主要在前额偏上处,则在耳穴额略偏上方处试压。若患有手上臂痛,耳穴图上并未标明相应耳穴,则根据全息生物医学理论,在耳穴肩与肘之间选点试压,由于宗瑞麟教授临床实践经验颇丰,故往往一压即中,既快又准,不少疼痛患者行探压后即觉明显症缓,甚至消失,疗效可谓立竿见影。

5. 按时辰,疗顽疾

子午流注针法是在子午流注学说指导下"按时施治"中"按时取穴"的一种配穴方法。是我国古代医家在《黄帝内经》"人与天地相应"的整体观及阴阳五行为核心的运气学说基础上,结合天文、地理、律历、物候学知识,探求人体经脉气血循行周期性规律,并选肘膝以下的五输穴,通过复杂的推理演算,从实践中逐渐完善和发展起来的。子午流注针法包括子午流注纳甲和纳子法、灵龟八法、飞腾八法。宗瑞麟教授认为子午流注针法在理论上与易学密切相关,且十分深奥玄妙。鉴于历史原因,目前人们对其了解非常有限,其中许多问题至今仍悬而未决。宗瑞麟教授多年来潜心研究本理论,广泛查阅文献资料,做了不少读书笔记,对飞腾八法中八卦与十天干配合的原理问题找到了答案。在临床上对一些久病顽疾,尤其对那些按时定时发作或加重、表现出很强时间规律的病症,如定时疼痛、发作癫痫、泄泻、奇痒等疾,宗瑞麟教授采用子午流注针法,体针多用纳甲法或灵龟八法,耳压多选纳子法,强调择时与选穴这两大关键。有时行推算法,有时则查子午流注推算盘选穴治疗,获得良效。该法具有用穴用针少、疗效高的特点。

▌ 四、宗瑞麟临床经验的学习运用 ▌

宗瑞麟教授岐黄生涯四十余载,醉心针灸,在针灸界享有盛誉。他不仅医理造诣精深,而且临床经验十分丰富,尤其强调辨证施治,针法娴熟,善于施灸,体针与耳针并举,精于选穴,重视补泻,择时针刺,内病外治,中西医结合,"不拘泥于古",疗宿疾,起沉疴。笔者恭列门墙,采撷繁富,今就其临床经验加以整理,述其梗概。

1. 宗瑞麟教授针刺耳压手法和独特经验的运用

（1）宗瑞麟教授针刺手法特点——轻刺激：针刺手法直接关系到疗效，过去曾有过手法越强则针感越强、针感越强则疗效越好的观点，宗瑞麟教授认为其实未必尽然。临床实践证明，泻法、补法手法可轻可重，重刺激、轻刺激亦可补可泻。

宗瑞麟教授临床长于轻灵取胜，擅用徐捻轻压之轻刺激法治疗许多疾病，取得了满意的疗效。说明轻刺激仍有适应范围，而一味追求强刺激是不适当的。宗瑞麟教授学崇《黄帝内经》"徐而内之说"，继承《针经指南》中窦汉卿提倡之"左手重而多按，欲令气散；右手轻而徐入，不痛之因"和明代徐凤的"下针贵迟，太急伤血"理论，在多年针灸临床实践中摸索出了一套独特的轻刺激手法。

轻刺激，为针刺手法之一，是用轻柔无痛或微痛方法以达疏通经络气血、调整脏腑功能的一种针刺方法。本进针法具有轻（指力弱）、浅（进针浅）、慢（相对的捻转提插慢）、小（捻转角度小）等特点，能达到温和舒适的酸胀得气感和术后的轻松感。轻刺激针感不强，但对某些患者功效可能提高，且可能减少不必要的痛苦。笔者曾对用宗瑞麟教授轻刺激法治疗33种疾病共100例病案进行总结，疗效甚佳，有效率达94%，感到此法确有较高的临床价值，值得推广。

1）操作要领：宗瑞麟教授将轻刺激进针的操作要点归纳为5个字，即稳、轻、直、匀、小。

①稳：指稳定心神、呼吸、体位、持针四个方面。首先，进针时医者要稳定自己的心神，即"守神"，这是掌握病机、施行好补泻手法的先决条件。要求意志专注、凝神静思、心无杂念、目不外视、专心致志地行针，正如杰出的针灸医家窦汉卿在其针灸名著《标幽赋》中所强调的"目无外视，手如握虎，心无内慕，如待贵人"，使气运于手中，贯于腧穴经脉内，使气至病所，"气至而有效"，达到调气的目的。其次，医者要稳定调匀呼吸，宜取腹式呼吸法，以"气沉丹田"之深呼吸方式，使腹部充实，重心下移，胸部宽舒，利于全部指力集中到针锋，使患者情绪安定，消除恐惧心理，防止晕针，提高疗效。再次，要稳定体位，患者的体位要舒适稳当，使针刺部位的肌肉尽量放松，有利于进针。最后，医者持针的手指要稳，不要过松或过紧，以"坚者为宜"，除捻转提插外，包括肩、肘、腕关节要尽量不摇动，保持一定体位，不左右摇摆，使患者觉得轻松自如。

②轻：进针时动作要轻，既能将针刺入皮肤，又无过多痛感。主要靠医者右手拇、食指轻巧柔韧的作用，略用少许向内推进之力，捻转角度要小，徐徐捻转针柄、捻压结合进针。病者针感很轻，似有似无，或虽稍有酸胀但觉舒适，即使惧针患者亦处之泰然，乐于接受治疗。若取穴准确，每能获得气反应。

③直：进针时将针尖轻轻接触消毒后的穴位，与皮肤垂直，直针而下（进针

时要捻转而进）。保持针身不出现弯曲，不偏左或偏右，正如《灵枢·九针十二原》所说："正指直刺，无针左右。"始终保持针身挺直，若针身不直则指力难贯针尖，且易造成弯针（滞针）。

④匀：进针时的用力和捻转速度要求均匀，捻转缓进，力量柔和稳健，刚柔并举，不可乍轻乍重、乍快乍慢，要有节奏性，即捻转几下、压几下停一停，换一换呼吸，有利于缓解患者的紧张情绪和肌肉的拘挛反应，减轻患者的畏痛心理。

⑤小：进针时捻转的角度要小，一般不超过 180°，捻转速度要慢，牵拉肌纤维组织轻，则进针疼痛也轻；反之，则疼痛重。

2）操作方法：刺手持针，即右手食指、中指、无名指、小指平行拼拢，拇指指腹置于食指之后，毫针柄平在拇指、食指间，勿触及针身。持针宜牢而正，随患者体位及医者施术方便的需要，或垂腕或不垂腕，使针对准穴位，然后依靠拇指、食指力量下压轻捻刺入。此法要以捻为主，以捻带压，一捻即进。正如近代针灸学家承淡安所说："精神要注意集中于针尖上，捻转时，手指不可用力，只须略用少许向内推进之力。"患者毫不觉痛而针已入，进针后再施行手法。留针 20～30 分钟，其间每穴每隔 5 分钟运针（小幅度缓慢捻转）1 次，连续 3～5 次。

3）临床运用：轻刺激一般适用于老年、儿童及体质虚弱、体形瘦小、畏针者，临床上多用于虚寒证或慢性病患者，兹举典型病例如下：

吴某，女，41 岁，工人。1991 年 10 月 10 日初诊。患者腰酸痛 5～6 年，春秋季发作见多，近 3～4 日复发，以弯腰活动后见剧；伴双脚挛急夜甚、头昏、眼花、寐不安宁、口唇干，原有肾下垂病史。检查：面色不华，双腰部微见压痛点，舌淡红苔薄白微黄，脉细弦。诊断：腰痛。证属肾阴亏虚，经脉失养，治宜滋补肾阴，养血柔筋，选取肾俞、委中、三阴交、昆仑穴针刺，由宗瑞麟教授的跟师弟子施轻刺激进针法，留针的同时配合运针 3 次，起针后患者仍觉腰部酸痛，伴见双下肢无力，小腿外侧麻木。宗瑞麟教授闻之，觉得奇怪，认为学生辨证取穴无误，此患者邪气已衰，正气亦虚，治宜益气养血为主，辅以通络祛邪，采用轻刺激法本应有效，莫非因操作手法过重，使（弱）轻刺激变成了重刺激？于是宗瑞麟教授亲自为患者再次施针，患者当即觉全身舒适，腰酸痛与上述针后反应皆消失，隔日针刺 1 次，连续 10 次，多年之疾霍然而愈，至今未发。

4）讨论与体会：自古迄今，针刺手法形式颇多，包括进针法、补泻法、辅助手法三个方面，三者虽各有不同，却又是相互联系、密不可分的。针刺中不同的刺激量是提高针刺疗效的重要因素。影响刺激强度的因素除个体差异（即敏感程度）外，主要与操作方法（包括穴位与刺激的准确程度、力量的大小、频率的多少，时间的长短等）相关。轻刺激针法，是用较小指力，结合小幅度（一般不超过 180° 为宜）捻转行针，将针缓慢捻压进入皮肤，如刺浮瓜不沉，刺眠猫不醒那般轻巧。宗瑞麟教授在这方面积累了丰富经验。本法虽针感较轻,但在留针过程中注重运针,一般不少于 3 次,故针感的总和还是较强的,完全能够达到虚则补之、滞则通之、调阴阳、和气血、通经络的作用。

本法进针后,运针时间较长,对局部组织的损伤及修复过程积蓄的后作用较持久,能最大限度地减轻针刺的疼痛或达到不痛,不仅适宜于虚证或虚实夹杂证,而且实证亦可选用。尤对初诊患者,以及耐受性差、敏感性强、畏针惧刺者尤为适宜。

5)注意事项

①针具:轻刺激针法所用的针具以不锈钢材质、硬度及韧性较强的毫针为宜。用针也较普通用针为短,长度在 3 寸内,尤以 1.5~2 寸为宜,直径则多取 0.26~0.30mm,用时不嫌纤细,便于持针,不致进针过深。

②锻炼指力:徐捻轻压进针手法操作时多悬臂垂腕,捻压转动主要靠拇、食指之指力,以捻带压,向内推进;如果指功不济,就很难顺利进针,或者针体已弯不能进针,或勉强进针,既不能使针锋到达预定穴位,而且会给患者带来剧痛,影响疗效。故平时须持针锻炼臂力和指力。宗瑞麟教授要求医者首先在纸包或纱布包上练针,以后再在自己身上试针,至能纯熟自如地进针,且觉无痛后,方可用于患者。

③体位:为便于操作,使患者舒适,能较长时间保持稳定的体位,故患者多取卧位或靠背仰坐位为好。令患者宽衣解带,因机械压力可阻滞经气运行,若患者衣带紧束压迫肢体,会阻碍经气传导,减弱疗效。宗瑞麟教授临床操作时对患者体位较讲究。在治疗上肢疾患如肩周炎,需取肩髃穴时,要患者伸直手臂,与肩关节呈同一水平面,宗瑞麟教授一手托住患者手臂,使之保持该体位,另一手进针,当气至病所,针感从肩至肘,甚至到达手指时,即出针。治疗下肢疾患如坐骨神经痛,需取环跳穴时,要患者侧卧位,患肢在上,髋与膝微屈,自然地放在另一下肢上,用此体位针刺,气至病所出现较快,针感可从臀经大小腿一直传至脚趾。

④无菌操作:本手法进针前,除针具需要经高压消毒和穴位周围皮肤行 75% 乙醇擦拭消毒外,还要做到无菌操作,手指仅与针柄接触,不触及针身。

⑤转移患者的注意力:进针前,对初诊患者,宗瑞麟教授还善于进行耐心解释,使患者打消精神上的紧张和不必要的顾虑,以求治疗时的合作;对少数过于紧张的患者,进针时,要设法转移患者的注意力,如询问患者问题或令患者咳嗽一声,在患者不注意的一瞬间不知不觉地将针刺入皮肤。

⑥押手作用不可忽视:针刺操作时,多用左手为押手,其对于针刺能否顺利进针或进针后能否使针锋抵达应刺的部位等,都有不可忽视的作用。宗瑞麟

教授虽多为右手（刺手）单独操作，但也常注意发挥押手的作用。如针前按压寻穴，指压后一则可留下压痕，以利取穴准确无误；二则通过按压使局部产生酸困沉胀麻木等感觉，减少进针痛感。除此，还用于行"关闭"法，控制针感传导，简称"感传"。宗瑞麟教授遵《针灸大成》所说："凡针下得气，如要使之上，则须关其下，要下，须关其上。"右手将针刺入穴位以后，为使针感向上传导，使用左侧押手，用"关闭法"，用指尖按压在针穴的下方，要贴近针刺部位，不宜太远，右手的针向上推进；如使感觉向下传导，押手须放在针穴的上方，向下用力，同时针尖亦向下进；两手相互配合，同时用力，才能使感觉传到预定的处所或"病所"。如足三里穴区通常针感是向外踝附近传导，若用此手法控制，可使之向上传导到侧腹部甚至更高部位。

⑦无痛套管进针法：上述进针法适宜于肌肤较为丰满或深部柔软处的穴位，如环跳、委中、曲池、合谷等。若用于骨关节及肌肤较浅薄、神经较敏感处穴位，如水沟、后溪、照海等穴时，宗瑞麟教授则选无痛套管进针法。

宗瑞麟教授针对部分畏针怕痛患者、婴幼儿患者、肌肉丰满处需用较长较细毫针时，或患者较多需要快速进针等情况，临床上还常用套管法进针。使用方法：将选用的毫针（宜选针体细且光滑、针尖坚韧不钝的针具），针尖朝外，针柄朝内，投入套管筒内，针尖只露出 0.2～0.8cm，把套管口放置于穴位上，固定管口，用手轻轻拍打针柄根部，使针进入穴内，然后取下此套管，再施行适当的手法。本法由于进针时患者看不见针尖，故首先可使患者心理上产生一种无痛错觉，从而消除患者惧针的心理，达到医患配合的目的。另外，套管法还有选穴准确、受损面少、进针速度较快的特点，符合"针入贵速，既入徐进"要求，刺激程度较弱，可以减轻进针时的疼痛，使患者乐于接受治疗。

⑧接经取穴，引气至病所：临床实践证明，针刺感应快、传导远、能到达病所者疗效佳，反之，效差。若遇瘫痪、麻痹或感传近的患者，宗瑞麟教授善于使用接经取穴法。即在针感已传入的部位上接着针刺（接气），使感应继续向前传导，直至传到整个经脉或"病所"（通经）。如治上肢疾患、肩凝症，伴手指麻木患者，当针肩髃穴时，若针感到达手指，可谓得气较佳，如针感只传到曲池，应在曲池穴接着往下针，若针感还是局限手腕部合谷穴，则须在合谷穴接着往下针，直至感传通达手指。每穴每次的手法操作时间最好在 1 分钟内完成，否则会因时间延长而给患者带来不必要的痛苦。

（2）宗瑞麟教授耳穴贴压的补泻手法：在临床中，采用表面圆滑、硬度适宜，大小适当的物体在耳穴表面贴压并用胶布固定治疗疾病的一种方法，即耳穴贴压法，简称压丸法。宗瑞麟教授多选用中药王不留行籽或塑料胶珠等物。耳穴贴压法可代替其他刺灸方法。宗瑞麟教授用自制的金属点耳棒（即探棒）

在耳郭上进行探测，选取准确、最敏感的阳性反应点（多为刺痛，也有的仅出现耳郭充血、发红、发胀或灼热、出汗、放散感）后，此时可以稍加压，使皮肤出现一个小坑（即压痕），作为耳压点的标志，尔后行贴压术。宗瑞麟教授认为对耳穴压丸法的操作也跟刺灸法一样，应当讲究手法。手法得当，则经气旋即而来，似暖流感、蚁行感、水流感等，渐达病所，便产生理想的效果。否则若不问病症寒热虚实，千篇一律地用单纯的重压强刺激或轻压弱刺激，非但不能奏效，甚至会出现不良反应。正如《素问·刺要论》指出的"病有浮沉，刺有浅深，各至其理，无过其道，过之则内伤，不及则生外壅"。宗瑞麟教授常用以下三种压丸手法：

1）直泻压法：即以拇、食二指尖与耳穴垂直按压，至有沉重胀感或刺痛感，这是强刺激，适于急、实、痛症，对内脏痉挛性疼痛尤有镇痛良效。

2）旋补压法：即以拇、食二指顺时针方向旋转轻轻地压，至稍有胀痛或刺痛后，每天旋按2分钟为1次，每日2～3次。这是轻刺激，属于补法，对于虚证特别是年老体弱者、孕妇、儿童、神经衰弱者或耳穴敏感性强者尤为适宜。

3）点平压法：以拇、食二指指腹（或指尖）按压至有轻度胀痛感时，以每穴0.5秒的节律间断而持续地按压2～3分钟为1次，每日2次，此为中等刺激量，属于平补平泻手法，适于一般体质、虚弱不显的病症，特别对神经衰弱、心悸、失眠、头昏等各种功能性疾病尤有见长。施行耳压手法，除医者如法操作外，还应嘱患者每日自行按压时，尽可能合乎手法操作要领。只有医患密切配合，方可提高疗效。

（3）宗瑞麟教授用"四关"穴的经验：宗瑞麟教授熟谙针灸歌赋，如《席弘赋》《通玄指要赋》《百症赋》《玉龙赋》《杂病穴法歌》等。临床喜用合谷、太冲穴。他认为合谷为手阳明大肠经俞兼原穴，是调整人体气化功能的要穴，具有通经活络、行气开窍、疏风解表、清热退烧、清泄肺气、通降肠胃、镇静安神之功。尤以升散为主，以宣清导浊、清轻宣气见长。太冲为足厥阴肝经俞兼原穴，有调和气血、通经活络、疏肝理气、平肝息风、清热利湿之效，尤以清降为要。两穴均系常用名穴之一，治疗范围相当广泛，既可单独选取其中一穴配伍应用，也可两穴配用。若两穴相伍，谓开"四关"，出自《针灸大成》，属"对穴"范畴。合谷属阳，主气，清轻升散；太冲属阴，主血，重浊下行。两穴配用，一阴一阳，一气一血，一升一降，相互依赖，相互制约，相互为用，升降协调，阴阳顺接，共奏行气活血、平肝息风、镇静安神、清热利湿等功。

宗瑞麟教授临床喜用"四关"穴为主治疗一些疑难杂证，如半身不遂、口眼歪斜、颤证、痿证、痹证、痫证、头痛、失眠等，每奏奇效。特举治验数则如下：

1）半身不遂（脑梗死后遗症）：脑梗死后遗半身不遂，属中医学"中风"的一种临床证候。中经络者，病情相对轻缓，伴麻木不仁、口眼歪斜。治疗主取"四关"穴为主,滋水涵木,行气活血,平肝息风。《针灸大成·席弘赋》曰:"手连肩脊痛难忍,合谷针时要太冲……更向太冲须引气,指头麻木自轻飘。"

病例:蔡某,男,67岁,干部。1991年8月6日初诊。患者患高血压,经常头晕、头痛、眼花。4个月前突然不能翻身,左侧上下肢不能屈伸,伴口眼㖞斜,诊为"脑梗死",在某医院住院治疗2个多月,病情稳定后来诊。查体:意识语言清楚,左眼闭合欠全,嘴角微向右歪,左脸麻木,左侧肢体不遂,上肢较甚,伴麻木,夜间觉肩臂疼痛,口中流涎,舌淡红,苔薄白,脉弦滑。证属肝肾阴虚,风痰上扰。法宜滋阴息风,豁痰通络。遂取"四关"穴,泻法为主,必要时配合肩髃、外关、环跳、阳陵泉等,平补平泻法,隔日针刺1次,留针30分钟。治疗5次后,上肢(左肘)弯曲度较前大,痛麻减轻。连续治疗23次后,诸症见好。

2)面肌痉挛:面肌痉挛表现为面肌的阵发性抽搐。抽搐属动,动为风象,风为阳邪。头为诸阳之会,若肝肾阴虚,肝阳上亢,气血亏虚,血不荣筋,皆可导致面部抽动或跳动。《黄帝内经》有"诸风掉眩,皆属于肝"之说,可见本病与肝的关系比较密切。《玉龙歌》曰:"若遇头面诸般疾,一针合谷妙通神"。面部属手足阳明经、足少阳胆与手少阳三焦之分布区。阳明为多气多血之经,取合谷穴清轻宣气,镇静安神,伍太冲平肝息风,理血通络,相得益彰。

病例:丁某,女,62岁,农民。1992年2月17日初诊。主诉:右侧面肌阵发性抽动12年。患者从1980年起发生右侧眼轮匝肌间歇性抽搐,后逐渐发展至半侧面部肌肉和口角抽动,发时伴头痛,心烦失眠,口干喜饮,大便干结,于精神紧张时发作尤频,曾在他处服中药,症未见减。检查:形体消瘦,面色萎黄,精神抑郁,右侧眼眶周围和面颊部抽搐频繁,舌红苔薄白,脉细弦。血压125/85mmHg。证属血虚失营,肝旺生风。法宜补血舒筋,抑肝止痉。遂针"四关"穴为主,有时配合翳风(右)、三阴交(左),隔日针1次,轻刺激法,留针30分钟,每隔5分钟运针1次。治疗2次后症稍缓,5次后病情基本控制。为巩固疗效,继针3次后痊愈。

3)震颤麻痹:震颤麻痹属于中医颤证、振掉、颤振、振栗、痉病范畴。其病机属本虚标实,本虚系气血亏虚与肝肾不足,标实系内风、瘀血、痰热。《通玄指要赋》曰:"且如行步难移,太冲最奇。"合谷属阳,主气,太冲属阴,主血,阳明配厥阴,取上下肢相应(上下肢脏腑原穴配穴法),阴阳经同气相求。两穴参合,活血通络,平肝潜阳,镇静息风。

病例:焦某,男,41岁,工人。1991年1月28日初诊。患者于1990年1月起右手颤抖,逐渐加重已1年。某医院诊断为"震颤麻痹",经用氯氮草、苯海索等西药,未见有效。近来症状日渐加重,震颤不停,不能书写,不能拿筷,头部时涨,右小腿微酸。检查:形体稍胖,语声洪亮,右手颤动不停,舌淡红、左边见瘀点,苔薄白,脉细弦。证属肝肾不足,血瘀风动。法宜培补肝肾,活血息风。遂针"四关"穴,有时配曲池、三阴交,隔日针1次,平补平泻法,留针30分钟。经治5次后症见缓,15次后可行书写,生活亦可自理,临床治愈。

4)类风湿关节炎:类风湿关节炎属中医"痹证"范畴,是以慢性对称性、多关节表现为主的一种全身性疾病,走窜疼痛,牵掣麻木,如风行之速,以致患肢屈不敢伸,伸则痛麻难忍。痹证多兼气滞、气郁,常用"四关"穴通调气机,因其与三焦有密切联系,而三焦为原气之别使,原气源于肾间动气,输布于全身,和调内外,宣通上下,维系着整个人体的气化功能。可见原穴在调整人体气机方面具有独特的功效。《针灸大成·席弘赋》有"手连肩脊痛难忍,合谷针时要太冲",《杂病穴法歌》云"手指连肩相引疼,合谷太冲能救苦"。合谷主行气,太冲主行血,两穴相配能行气活血以通达四肢,祛风利湿,疗痹止痛。

病例:魏某,女,43岁,农民。1991年1月20日来诊。患者自1990年3月始见四肢关节游走性疼痛,痛与气候有关,手足麻木,疲倦乏力,经西医内科检查,化验:抗链球菌溶血素O增高,类风湿因子(+),诊断为类风湿关节炎,曾用中药40余剂治疗无效。检查:慢性病容,形体消瘦,面色无华,双肩、双膝关节微肿,压痛(+),双手指关节明显肿胀,屈伸困难,晨起发硬,舌淡红苔薄白,脉细弦。证属气血虚弱,风寒湿郁滞。法宜补气益血,祛风散寒,化湿通络。遂针"四关"穴为主,配合肩髃、曲池、八邪、阳陵泉、血海、八风穴,隔日针1次,平补平泻法,留针30分钟,4次后症见缓,继针28次后,病情基本控制,近期未发。

5)面神经麻痹:面神经麻痹,中医称"口眼喎斜",多数为脉络空虚,风寒之邪侵入阳明、少阳之经脉,导致经气阻滞,经筋失养,肌肉纵缓不收而发病。合谷穴属手阳明大肠经,其分布为从手走头,上达头部、面额、下齿及鼻部,再加络脉和经筋,其联系范围更广。故该穴治疗范围以头面、五官之病证为重点。《四总穴歌》曰:"面口合谷收。"《针灸大成·百症赋》曰:"太冲泻唇喎以速愈。"选合谷、太冲为循经远取法,通经络,调气血,疏泄面部风邪,对颜面之疾最为有效。

病例:王某,男,53岁,工人。1991年1月29日来诊。患者于1990年11月15日(夜餐)酒后洗澡,翌晨起刷牙时,发现口有漏水,右眼闭合不全,右额纹消失,鼻唇沟变浅,口角偏向左侧,左耳鸣,右耳后根痛。原有"面神经麻痹"病史。于某医院诊断为右面神经麻痹,用中药牵正散及针刺等治疗2个月,症未见好转,伴双眼流泪,右口角藏食,头昏。检查:右眼不能闭合,额纹消失,口角偏向左侧,舌淡红,边见齿痕,苔薄白,脉细弦。证属正气本虚,邪气稽留,筋脉失养。法宜健脾调肝,散风活血。遂取"四关"穴为主,配合太阳、翳风、地仓、足三里(均右侧),除太阳穴行泻法外,余穴用平补平泻法,隔日针1次,留针30

分钟,治疗 4 次后右眼闭合较前稍紧,眼不流泪,14 次后右眼能完全闭合,20 次后额纹出现,32 次后诸恙已获痊愈,未见复发。

6) 脑发育迟缓综合征:脑发育迟缓综合征属中医"痉病"范畴,多由小儿先天不足或后天肝肾受损所致。脑为髓海,由肾精所化,肾虚者智力必衰,肝肾同源,肾不足,肝必虚。肾虚则肝木失荣,证见痉挛拘急、抽搐等。治取"四关"穴为主,调和气血,通经活络,平肝息风。《针灸聚英·杂病歌》曰"手指拘挛并筋紧,曲池、阳谷、合谷同","风痹手挛不举症,尺泽、曲池、合谷应"。

病例:李某,男,4 岁。1991 年 5 月 7 日初诊。患儿 1 岁时不会走路,1989 年 2 月至某医院就诊,查 CT 示"脑萎缩"。1990 年 11 月患儿出现高热并发肺炎,热退、炎症消失后,遗留右上肢拘挛,并握拳状,右踝趾拘挛,右足内翻,走路不稳,经常摔倒,常伸舌,流口水,智力迟钝。检查:形体消瘦,头形尖小,头软,两膝肌肉松弛,舌质红,苔薄白微黄,脉细弦。诊断为大脑发育不全。证属肝肾虚亏,肝风内动,脑髓不充。法宜补肾益智,平肝息风。遂取"四关"穴为主,配合风池、曲池、足三里、三阴交、申脉(均右侧),隔日针 1 次,泻法与平补平泻法交替,不留针。治疗 4 次后。脚部症状缓解较明显,继针 10 次,拘挛症状已基本控制,其他症状亦有好转。

2. 宗瑞麟教授对疑难杂症的病例观察

(1)针刺督脉穴配合蚤休二参丸治疗精神疾病:宗瑞麟教授早年运用督脉穴风府为主,配合大椎、陶道、身柱穴和口服蚤休二参丸治疗精神疾病。方法为令患者坐在椅子上,须两位助手固定其头部。针刺风府穴,针尖刺向舌根部,进针 1.5～2 寸,针体斜向上,针尖达到脊髓腔,采取一侧抽刺 1～3 下,刺时发现触电感应和四肢麻木感最重,反应以患者步行时稍感脚力软弱为度。尽量避免脊髓神经系统的损伤,防止出现损伤引起的不良反应(如瘫痪、小便潴留等),即防止"休克状态"发生,一般只留针 3～5 分钟。大椎、陶道、身柱穴亦要求针刺入脊髓腔内,刺中时多见患者尖叫一声,并有部分或全身颤抖一下,为刺中。

同时,配合口服蚤休二参丸(自拟方),药用蚤休、党参、丹参、熟地黄、天冬、茯苓、麦冬、甘草、远志、郁金、陈皮、刀豆壳、明矾,研末制蜜丸。每日上午、下午各服 10g,3 个月为 1 疗程。

以上述方法治疗精神疾病 40 例,以慢性精神分裂症为最多(21 例,占 52.5%),精神分裂症未分型(10 例,占 25%)。结果为:痊愈 4 例,好转 9 例,无效(无进退)27 例。

(2)应用背俞穴为主贴敷治咳喘症:宗瑞麟教授认为背俞穴是脏腑精气输注于背部的穴位,和内脏有较为直接的联系。在生理上,五脏之精气由此输注于背部;在病理上,五脏的疾病可由此而反映到体表;在治疗上,五脏之病变可通过艾灸、贴敷药物等而达到治疗脏腑疾病的目的。正如《素问·阴阳应象大论》所说的"阴病治阳"。因为五脏属阴，背部属阳，五脏之病取之背俞，故为阴病治阳。宗瑞麟教授选炎夏三伏天首行肺俞、脾俞、肾俞、大椎、风门、身柱等穴艾灸，然后敷贴由白芥子、甘遂、细辛、元胡、白芷、冰片、麝香风湿油、姜汁所制之药饼，治疗咳嗽、哮喘，经临床验证，确有疗效，总有效率达89%。1991年夏宗瑞麟教授治一沈姓少女，年方13岁，患反复发作性咳嗽、咯痰、气喘已10年，尤以秋冬季节及平素受寒感冒时加剧。胸部X线检查示双肺纹理粗乱。经儿科诊为慢性喘息性支气管炎，服中药和西药疗效欠佳。检查：面色萎黄，形体消瘦，舌质淡苔薄白滑润，脉细弦。诊断：哮喘。治以当年初伏，始取大椎、肺俞（双），中伏取身柱（双）、脾俞（双），末伏取风门（双）、肾俞（双），先用微烟艾条灸10分钟至皮肤潮红，再将药饼贴敷于穴位上，4小时取下。从翌年信函中随访得知患者经上次治疗后，症状得到控制，未再发作。翌年三伏天又行前法巩固治疗，至今体健无恙。

（3）用灸经验

1）应用夹脊温针灸治疗腰椎骨质增生症：宗瑞麟教授认为颈、腰椎病变如颈椎综合征、腰椎骨质增生症等，均因肝肾之气渐衰，肾虚不能濡养肝木，肝虚无以养筋，故筋骨失养，关节不利，加之日常生活中劳倦伤筋，风寒湿之邪乘虚而入，留滞经络，导致气滞血瘀，不通则痛；气血不和而致麻木不仁，故出现以疼痛麻木为主的一系列症状。针刺颈、腰椎夹脊穴，根据X线摄片结果，以有阳性改变的椎体为主，若病变椎体多者，取其首尾椎骨夹脊或间隔1～3椎夹脊穴，与皮肤呈60°角，针尖向棘突方向进针，以得气酸麻胀为度，针上置自制灸架盒，放入点燃的有烟或微烟艾条3～4截，留针30～40分钟，每日或隔日1次，10次为1疗程。每疗程后休息2～3日。采用上述方法治疗腰椎骨质增生症157例，获临床缓解82例，好转66例，无效9例，总有效率约为94.3%的满意疗效。温针灸腰夹脊穴能温通局部经脉，激发督脉的经气，有振奋元阳、沟通全身气机、温经通络、补阳益气、行气活血祛瘀之功。

典型病例：陈某，男，41岁，工人。1991年9月6日初诊。患者诉腰脊部疼痛4～5年，近2年加剧，放射至右臀及腿部，感胀、麻、痛，与天气变化、劳累有关，活动欠利，反复发作，曾服强力天麻杜仲丸、外贴伤湿止痛膏，当时见缓。检查：L_3～L_5棘突下及右棘旁均见压痛点，臀部及腿部压痛轻微，右直腿抬高试验阳性。舌红苔薄白微黄，脉细弦。腰椎正侧位片示：L_3～L_5椎体前缘可见唇样骨质增生。诊断：第3～5腰椎骨质增生症。证属肾督亏虚，风寒湿侵，痹阻不通。治宜益肾温督，祛风散寒，化湿止痛。遂针刺腰3和腰5夹脊穴，加微烟艾条灸，每日1次，留针40分钟，3次后症状明显减轻，连续治疗30次后，症状完全消失,但复查腰椎片并未见骨质增生病灶消失。1 年半后患者因其他病来院,告知腰脊疼痛未曾发过。

2）隔药灸阿是穴治疗网球肘和腱鞘炎

①本组 30 例均为门诊患者:其中男性 8 例,女性 22 例;年龄最小 26 岁,最大 65 岁;病程最短 7 天,最长 1 年,病变在左侧者 8 例,在右侧者 2 例,在双侧者 2 例;其中网球肘 17 例,屈指肌腱鞘炎 13 例。发病诱因与风、寒、湿有关者 12 例,有明显外伤史者 3 例,骨质增生者 2 例,不明显者 13 例。

②治疗方法

药酒配制:生川乌、生草乌、生半夏、花椒、乳香、没药、麻黄、生南星、樟脑等,用白酒或 60% 乙醇浸泡即成。

灸前,取生姜若干,切成厚约 0.3cm 片状,取上述药酒适量,浸泡待用。

操作方法:取患者疼痛最明显处,即阿是穴,根据痛处面积的大小,将药姜 1～2 片平放于穴处,上置艾炷,点燃。顷刻之间,药气即可透入。如觉甚热,则将姜片略抬起,停片刻,即再放下,待艾将燃尽,即取起另换。每穴连灸 3 壮,1～2 日 1 次,5 次为 1 疗程。

注意事项:局部皮肤有出血破损者,待皮肤愈合后方可使用;若在灸处出现奇痒、潮红、甚至水疱,用甲紫溶液或万花油涂擦,注意保持局部清洁,一般不会发生感染,3～4 日水疱即干瘪、结痂,愈后不留瘢痕。

③疗效分析

疗效标准:a. 痊愈:疼痛消失,活动功能恢复者;b. 显效:疼痛明显减轻,活动功能基本恢复者;c. 无效:症状无改善者。

疗效:经治 1～3 个疗程后观察,结果见表 3-1。

表 3-1 治疗效果统计表

类别	例数	痊愈	显效	无效	有效率
网球肘	17	10	6	1	94.1%
屈指肌腱鞘炎	13	8	4	1	92.3%
合计	30	18	10	2	93.3%

④典型病例

例 1. 王某,女,44 岁,干部。1993 年 2 月 25 日初诊。

主诉:右肘关节酸痛 4 个月余,加剧 1 个月。曾在外院诊为右肱骨外上髁炎,用封闭治疗 2 次,治疗后症状曾有减轻。1 个月前因受寒加劳累,上症加重,尤在持物时明显,痛牵手臂部,伴右手臂无力。检查:右肱骨外上髁内下方压痛明显，腕伸肌的肌间沟也有压痛，令患者右肘伸直紧握拳，医者使其前臂被动旋前时，疼痛明显加重。舌红，苔白黄中根部稍厚，脉细弦。诊断：网球肘（右侧）。证属气血痹阻，筋脉失养。法宜行气活血，祛寒逐湿。治疗：用隔药灸阿是穴法治疗后，当即感疼痛减轻，3次后痛除，5次后活动基本自如，7次后诸症消失。

例2. 钟某，女，50岁，工人。1993年3月27日初诊。

主诉：右手腕酸胀痛，活动受限，逐渐加重2个月余。曾服止痛药等无效。近日疼痛加剧，活动时及晨起时痛显。心烦、头昏乏力，寐不安宁。既往有高血压史。检查：右手拇指呈内屈状态，拇指关节不能伸直，被动上翘时有弹响，向桡腕部放射疼痛。右掌指关节掌侧压痛明显，并可摸到麦粒大小的结节，拇指掌指关节背侧及桡骨茎突部亦有轻压痛。舌淡红边见齿痕，苔薄白微黄，脉弦紧。诊断：右屈指肌腱鞘炎。属筋痹，系气血不充、筋脉失养所致。法宜通阳开痹，调和气血。治疗：用隔药灸阿是穴法治疗2次后疼痛减轻，5次后痛除，8次后活动正常，拇指已无弹响声，继续治疗2次，获愈。

⑤体会：网球肘、屈指肌腱鞘炎是骨伤科临床常见病，多见于壮年，其与局部关节活动用力过度及慢性积劳损伤有关，日久伤及气血，使筋脉损伤得不到充足气血温煦、濡养而致肘部伸腕肌附着点、（指）屈指肌腱等处产生慢性无菌性炎症。属中医学"肘痹""筋痹"范畴。

隔药灸能够对上述病症产生良好的治疗效果。主要原因是艾叶能通十二经，善于温中、逐冷，行血中之气、气中之滞，加之外用止痛药酒，用生川乌、草乌等辛香温热、活血化瘀药物泡生姜片做垫隔物，燃艾烘灼腧穴，作用集中，热力均衡，温和持久。

大部分患者经治疗后疼痛可当时减轻或消失，但需经多次治疗后患肢活动功能才能逐步恢复正常或得到改善。

（4）耳压经验

1）耳压法治疗痛症

①临床资料：本组66例中，男24例，女42例，年龄最大81岁，最小24岁，其中24～39岁19例，40～50岁22例，51～60岁9例，61～81岁16例。病程最短3日，最长10年，其中3～15日者15例，1～10个月者30例，1～3年者14例，5年以上者7例。疼痛部位：肩和上肢发病者20例，项背脊部发病者6例，腰腿部发病者40例。病种：肩周炎18例，肱骨外上髁炎2例，颈椎病6例，腰痛5例，坐骨神经痛21例，膝关节炎8例，踝关节炎6例。

②治疗方法：相应部位取穴：肩痛取肩或肩关节、肩痛点；肘痛取肘或腕；颈项痛取颈或颈椎；背痛取胸椎、耳后背痛点；腰痛取腰椎或腰痛点；臀腿痛取臀或坐骨神经、股关；膝痛取膝关节、腘窝或腓肠；踝痛取踝关节或踝、跟、趾。

脏腑取穴：根据中医学的藏象学说，辨证取穴，取肩、肘、项、背、腰、膝、足、指（趾）及与"藏象"有密切关系的穴位，如腰痛取肾，膝痛取肝。

经验取穴：疼痛重者初诊时，神门为必取穴，以镇静止痛；炎症取肾上腺；抗风湿加内分泌，肿胀取脾；气滞血瘀取肝、心、肺；气血肝肾亏虚多取肺、心、肝、肾；日久不愈加皮质下。

敏感或压痛点取穴：用自制金属（不锈钢或铜）探棒圆头在上述穴位及其周围找敏感点或压痛点。在参照耳穴图谱基础上，依据疼痛部位，在耳穴之上、下、内、外探寻出敏感压痛点，如肩关节痛，可在肩内、外廉、肩峰上下的范围内，找出其压痛点（相当于阿是穴）。

③具体操作：用 75% 的乙醇消毒耳部，消除油脂后，用金属探棒圆头在上述穴位及其周围按压，测得敏感（呈针刺样痛）点后，在原处轻轻加压，该处即留下明显压痕，然后将备好的胶布（剪成 0.5cm×0.5cm 大小）中间放上一粒王不留行籽，用无菌的小镊子嵌夹一块，再准确地贴到所取的耳穴上，医者用手指按压，先轻后重，以使得气，同时嘱患者每日自行按压 3～6 次，每次 2～15 分钟不等，以耳穴处有热、胀、麻稍出汗感为佳。2～3 日换贴 1 次，双耳轮换，6 次为1 疗程，治疗次数最多 34 次，最少 3 次，多数为 6～16 次。

④疗效分析

疗效评定标准：a. 痊愈：疼痛消失，活动功能恢复者；b. 显效：疼痛较耳压前明显减轻，活动功能基本恢复者；c. 无效：临床症状与耳压前无明显变化（表3-2）。

表3-2　治疗结果

类别	例数	痊愈	显效	无效	有效率
肩周炎	18	10	6	2	88.9%
肱骨外上髁炎	2	1	1		100%
颈椎病	6	1	5		100%
腰痛	5	4	1		100%
坐骨神经痛	21	12	7	2	90.5%
膝关节炎	8	5	2	1	87.5%
踝关节炎	6	4	2		100%
合计	66	37	24	5	92.4%

⑤典型病例：吴某，女，41 岁，工人。1991 年 10 月 10 日初诊。主诉：腰酸痛 5～6 年，多发于每年春、秋季，经中药内服外治当时见减，近 3～4 日因工作劳累，感腰部酸胀痛，以弯腰劳动后见剧，伴双小腿肚挛急夜甚，头昏、眼花，寐不安宁，口唇作干，原有肾下垂史。

检查：双腰眼部微有压痛点，活动稍受限，弯腰拾物试验(+)，舌淡红，苔薄白微黄，脉细弦。

诊断：腰痛。属肝肾阴虚，经脉失养。治宜益肝滋肾，养血柔筋。遂耳压肝(右)、肾(左)、心(左)、腰痛点(左)、腓肠(右)、神门(左)，压后疼痛明显减轻，已能弯腰拾物。双耳交替治疗，每周3次，连续8次，疼痛及伴随症状消失，病告痊愈，半年后随访未见复发。

⑥讨论体会：本组66例痛症，皆属痹证范畴。患者多由正气先虚，风寒湿热之邪侵袭，或病久不愈，气血肝肾俱损，邪气壅阻于经络血脉之间，络道不通所致。气血肝肾内虚为内因，风寒湿热外袭为外因，终成经络气血痹阻，"痹而不通，不通则痛"。正如《张氏医通》所说：痹证"多由风寒湿气乘虚袭于经络，气血凝滞所致"，表现为筋骨、肌肉、关节的疼痛、酸楚、麻木等。

耳压疗法是在耳针基础上发展起来的一种治病方法，理论源于《黄帝内经》，正如《灵枢·口问》篇云："目者，宗脉之所聚也。"《灵枢·邪气脏腑病形》篇云："十二经脉，三百六十五络，其血气皆上于面而走空窍。"指出了耳与机体及经络脏腑有着密切的联系，当机体患病时，往往会在耳郭相应的部位上出现各种反应点，由于各人的个体差异，在耳郭上的反应也各不相同。故在临床使用耳压时，不能只限于耳穴图或模型等标志的位置。本组临床实践提示：按压探查耳郭，选取准确的、最敏感的点，进行刺激，可疏通经络，调理脏腑，平衡阴阳，运行气血，使感传直趋病所，以达气至病除的目的。宗瑞麟教授治痹用耳压法止痛，临床选穴既重视相应部位穴，同时强调敏感压痛点的选取，认为其是提高耳穴按压镇痛疗效的关键，一旦找到此点，往往能及时止痛，关节功能活动变为灵活，疗效可谓立竿见影，同时，要保证按压时间和强度。

2) 耳压治疗面瘫：面瘫西医诊断为"周围性面神经麻痹"。宗瑞麟教授认为此病是由脉络空虚，风寒或风湿或病毒感染，入侵面部，伤及阳明、少阳二脉及其经筋，使经气阻滞，气血不和，经筋失养，肌肉纵缓不收所致。取耳穴、面颊、眼穴压丸法，系按病变相应部位取穴，通过疏通经络，运行气血，增强局部的血液循环，改善或增强其营养代谢，加速恢复瘫痪肌群的运动功能。同时，配合自行按摩眼睑周围（眉头、眉梢、太阳穴）、唇角、面颊部（地仓、颊车、迎香穴），以推、抹、点、按手法为主，至局部微发热为度，可活血祛瘀，舒筋通络，使表情肌恢复正常，两者相辅相成，达到治疗目的。经30例临床观察，结果为：治疗1个疗程(4次)痊愈者8例，1个半疗程痊愈者3例，2个疗程痊愈者4例，3个疗程痊愈者7例，4个疗程痊愈者3例，3～4个疗程好转者5例。

病例：刘某，男，44岁，教师。1991年8月24日初诊。8月20日始感冒高热，经治已愈，今晨起床后刷牙时，发现口角漏水，口角偏向左侧，右眼不能闭合，眼裂增宽，额纹消失，鼻唇沟浅，不能鼓腮吹哨。诊断：右侧周围性面神经麻痹。取耳穴面颊、眼穴贴压，3 日换 1 次，方法如前述，共治 4 次，历时 12 日治愈。

3）耳压治疗颞下颌关节功能紊乱综合征：宗瑞麟教授认为口腔科常见的颞下颌关节功能紊乱综合征为咀嚼肌平衡失调及局部关节各组成部分以及咬合关系之间运动失常，多属功能紊乱，也可发展成器质性病变。属中医"痹证"范畴，与风寒湿邪关系甚大，风为百病之首，与寒湿相结合侵入肌表，上窜牙关，致使筋脉拘紧，经络不通，而发生气血凝滞。取耳穴对屏尖穴（位于对耳屏的尖端，即平喘与腮腺穴之间）、神门穴，用压丸法治疗，3 次为 1 疗程。经 30 例观察，结果为：治疗 1～2 个疗程痊愈者 15 例，占 50%；2～3 个疗程好转者 13 例，约占 43.3%，无效 2 例；总有效率为 93.3%。

如患者鲍某，女，31 岁。1991 年 6 月 16 日初诊。左颞下颌关节处疼痛，张口及闭口受阻，弹响 3 个月余，多次经口腔科等处理，用抗生素及理疗效果不显，近日因进食时不慎咬到小石头，诸症加重，张口困难，纳呆，睡眠差。检查：舌红、尖边见瘀点，苔薄白微黄，脉细弦。左颞下颌关节区压痛（+），关节周围肌群压痛（−），张口度变小（仅为 1.5cm）。诊断：左颞下颌关节功能紊乱综合征。证属中医气血痹阻，筋脉失养；法宜行气活血，镇静止痛；治选耳压对屏尖穴配神门穴。治疗 1 次后疼痛见减，3 次后痛除，张口运动基本自如，6 次后弹响消除，诸症痊愈，至今未发。

4）耳压治疗皮肤病：宗瑞麟教授据"凡疮疡，皆由五脏不和……"（《外科启玄》）和"肺之合皮也，其荣毛也"（《素问·五脏生成》）及"诸痛痒疮，皆属于心"（《素问·至真要大论》）等论述，认为皮肤病与肺之关系尤为密切，同时与心、肝、脾也有关。正如《素问·五脏生成》篇之"肺之合皮毛也，其荣毛也，其主心也"，"肝之合筋也，其荣爪也，其主肺也"。《素问·至真要大论》"诸湿肿满，皆属于脾"所说，其主要病机在于肺气不足或肺气壅滞，不能宣发水谷精气，皮毛失养，卫外无力，外邪乘虚入侵所致，故肺气不宣是病之本，外邪是病之标。治病求本，故以宣发肺气为法，耳穴以肺、大肠为主；血热者配心、小肠；湿盛者加肾上腺；风甚配神门；气虚配内分泌、胃；可加病变相应部位，如在肘处取肘穴。每次取 3～5 穴，用耳压之直泻法。1～2 日 1 次。

如患者徐某，女，40 岁，干部。1992 年 4 月 9 日初诊。因皮肤瘙痒反复发作 2～3 年，加重 2 个月而就诊。经本市皮肤病院诊为神经性皮炎，予中药、西药内服加外用治疗，症状当时见减，终未痊愈。症见颈肩、胸部、双肘及大腿内侧（腹股沟旁）瘙痒，患部有丘疹，部分皮肤粗糙，有鳞屑，无渗出倾向。患者素来大便干结。舌质红苔薄黄，脉细弦数。宗瑞麟教授细审此症，认为患者始由风湿热邪侵袭皮肤,日久化热生燥,血虚生风所致。法宜清泄心肺郁热,养血润燥。治用耳穴心、肺、内分泌、肩、肘、股穴压丸法,2日1次,直泻法,连用4次,症见好转。

(5)宗瑞麟教授择时取穴经验

1)临床倡"开穴"与辨证施治取穴结合:宗瑞麟教授认为按时取穴类针法乃是利用人体气血应时盛于某经某穴,因而按时选择当盛开旺经穴刺之,以顺水推舟、因势利导,改善促进气血流注,从而达到调理气血、调和阴阳、驱逐病邪的作用。若经针刺"开穴"后,在患者周身气血流注得到改善的基础上,再接着针刺按患者的病情辨证施治所取的穴位,此时不但"开穴"在发挥治疗作用,且辨证施治所取的穴位其治疗作用亦会比单独使用时更好,故宗瑞麟教授临床多将按时取穴类针法运用于一些疑难顽症,并提倡"开穴"与辨证施治取穴结合起来运用,以提高临床疗效。应用时先刺"开穴",后刺辨证施治穴。实践证明这种应用疗效较单独按时取穴或单独按辨证施治取穴为好。

2)依不同时辰贴压,取"子午流注纳子法"意:子午流注纳子法是古代医家创立的按时取穴类针法中的一种。子午流注之含意象征人体气血随着十二时辰的推移像潮水一样流行灌注于全身,终而复始。其中包括刚柔相济、阴阳互根、气血盛衰、时穴开阖等基本理论。宗瑞麟教授自20世纪60年代始潜心研究此理论,不仅在理论上造诣较深,而且结合临床实际,既用于体针取穴,又用于指导耳压取穴,治疗一些久病顽疾,尤其对那些按时定时发作或加重,表现出很强时间规律的病症有很好的效果,如定时疼痛(含腰痛、臀腿痛、头痛、腹痛)、癫痫发作、泄泻、奇痒等。宗瑞麟教授遵循《针灸大全》十二经纳地支歌"肺寅大卯胃辰宫,脾巳心午小未中,申膀酉肾心包戌,亥焦子胆丑肝通"规律进行配穴,即十二个耳穴与十二个时辰相配,其配属关系详见表3-3。

表3-3 十二耳穴与十二时辰配属表

时辰	寅	卯	辰	巳	午	未	申	酉	戌	亥	子	丑
时间(时)	3~5	5~7	7~9	9~11	11~13	13~15	15~17	17~19	19~21	21~23	23~1	1~3
耳穴	肺	大肠	胃	脾	心	小肠	膀胱	肾	心包	三焦	胆	肝

依据上表选穴,如病发于亥时,则耳压耳穴"三焦",戌时耳压耳穴"心包",以此类推。

如患者樊某,男,19岁,农民。1992年8月25日初诊。患者主诉右臀腿酸痛2个月余,坐、卧、久站后症显,痛与劳累、天气变化有关。舌红苔薄白,脉细弦。诊断:痹证。证属劳倦损伤,寒湿入侵。经补肝肾,散寒湿,取耳穴肝、肾、脾、臀、神门等治疗 8 次后，白天基本无痛，但每晚 8～9 时感痛发，每次持续约 2 小时，耳诊心区见压痛敏感。由此宗瑞麟教授从中医气血流注有关理论分析，认为患者臀腿痛发作与时间有关，每于夜间 8 时或 9 时病发，与古时辰中的戌时主气血流注的心包经及亥时主气血流注的三焦经有关，故调整耳穴处方，在原用相应部位取穴（如坐骨神经、臀）等基础上，又按子午流注纳子法配穴规律取耳穴心、三焦，二诊后患者即述夜间疼痛消除，但觉患部微酸胀，系与劳累负重有关，后又恢复原耳穴配伍法，治疗 3 次而痊愈。

笔者根据宗瑞麟教授应用阿是穴之经验，曾用阿是穴生物信息波法治疗急性腰扭伤症。采用生物信息波治疗仪，根据患者病变部位，选取适当体位（多以卧位或侧卧位为主），将两个直径约 2cm、厚约 0.6cm 的电极板套上干净纱布衬垫，洒上导电液（自制，含蕲蛇、川乌等 19 味中药，配 60% 乙醇浸制），将电极板于患者腰部最痛部位（即阿是穴）上，并用沙袋压住固定，接通电源（用直流电）缓慢调大强度旋钮，以患者有轻度敲击感觉且舒适能耐受为度，治疗时间为 15～20 分钟，每日 1 次，3 次为 1 疗程。采用本法治疗急性腰扭伤 60 例，获临床痊愈 40 例，好转 19 例，无效 1 例，总有效率为 98.3%。

生物信息波治疗仪为带药物的脉冲透入式治疗仪，它是现代仿生电子技术与中医中药的结晶，仪器产生特殊的电脉冲波，使药物电导液通过皮肤直接透入病变组织，从而产生被动性收缩与舒张，进而加速血液循环，改善局部营养，达调和气血、通经活络、解除痉挛、"击穴通经""以松去痛"的作用。本法除用于治疗急性腰扭伤以外，还可应用于多部位的软组织损伤，以及各种疼痛，颈、腰椎退行性变等的治疗。例如笔者 1992 年春治一位胡姓壮男，年方 26 岁，因搬东西（约 20kg）负重，腰脊部扭伤，当即感疼痛，转侧不利，行步艰难，尤以上下楼梯时见剧，发病 1 小时内送到我科治疗。检查：腰 3～4 椎棘旁压痛明显，腰肌紧张，双侧直腿抬高试验均为阳性，舌淡红、苔薄白微黄，脉弦紧。诊断：急性腰扭伤。遂用上法治疗，5 分钟后患者疼痛明显减轻，20 分钟后疼痛完全消失，活动自如，1 次治愈。

（宗南昌）

第四章

医　案

▲

┃ 一、痤　疮 ┃

　　周某,男,21岁,因"面部痤疮3年"于1993年3月25日至我科就诊。患者诉自3年前始有右侧面颊部发生之红色小疹块,时痒,疹块中心有少量脓液,后左侧面颊部亦同样出现。近半年来渐渐加重,反复发作,此愈彼发,原发处有色素沉着或留下瘢痕,纳可,夜寐差,夜尿稍频,大便稍干。舌偏红,苔薄白,脉有力。查体:(双)面颊部可见多处散在红色小疹块,部分中央有针尖大脓点。

　　诊断:痤疮。

　　辨证:湿热内甚,郁于肌肤。

　　治法:清泄湿热。

　　处方及医嘱:①耳压:面颊(左)、内分泌(右)、心(左)、肺(右)、肾上腺(右)、胃(左);②禁食辛辣肥甘之品。

　　1993年3月27日,双面颊部痤疮仍存,舌偏红,苔薄白,脉有力。耳压:心(右)、肺(左)、胃(右)、肾上腺(左)、内分泌(左)、面颊(右)。4月4日,原前额面颊、下唇部痤疮颜色变红,仍有散在新发,但痒感较轻,舌脉基本同前。耳压:心(左)、肺(右)、胃(左)、面颊(左)、内分泌(右)、热穴(右)。4月9日,前症见减,耳压:心(右)、肺(左)、胃(右)、肾上腺(左)、内分泌(左)、面颊(右)。4月13日,自觉面部痤疮减轻,痛痒感较前明显缓解,余尚好。耳压:守上穴,两耳交替。4月16日,前额、双面颊等处痤疮总数减少,但仍有少数散在新发。微有痛痒,纳可,夜寐差。舌偏红,苔薄白,脉实。耳压:心(左)、肺(右)、胃(左)、面颊(左)、内分泌(右)、热穴(右)。4月23日,面颊等处痤疮已稀,仍有少量散在新发,舌脉基本同上。耳压:守上穴,两耳交替。4月25日,病情基本同上。耳压:心(左)、肺(右)、胃(左)、内分泌(右)、面颊(左)、热穴(右)。4月30日,面颊部痤疮明显较前稀疏,散在新发仍不断出现,但数量亦明显较前减少。耳压:守上穴,两耳交替。5月6日,前额、面颊部痤疮已不多,偶有散在新发。耳压:守上穴,两耳交替。5月8日,病情基本同上。治疗同上,两耳交替。5月

15 日，面颊等处痤疮仅有少量，基本无痛痒感。耳压：心（左）、肺（右）、胃（左）、内分泌（右）、面颊（左）、热穴（右）。5 月 20 日，面颊部痤疮基本消失，但仍有散在原发处色素沉着，均较浅淡，余尚好。耳压：心（右）、肺（左）、胃（左）、面颊（左）、内分泌（左）。5 月 24 日，一般情况好，原色素沉着见淡或消失。

按语：患者年轻体壮，阳热偏盛，又有内湿。湿热相合郁于肌肤而引起痤疮（热偏盛），治疗总以清泄湿热之法。耳压取穴基本以胃、心、肺、内分泌、面颊 5 穴为主，其中胃穴是清泄湿热的主穴（患者湿热内盛即因其胃之失调引起，取用胃穴即能通过调理胃腑功能，以达清泄湿热之目的）；耳穴心与胃穴协调增强清热之力；肺穴乃针对病变在表在皮而取；面颊穴乃针对病位主要在面颊部而取；内分泌穴是根据西医学理论而取，因这类患者其内分泌功能往往偏于旺盛，故用此穴调节之。

二、风疹（荨麻疹）

彭某，男，41 岁，因"风疹瘙痒半月余"于 1993 年 6 月 1 日至我科就诊。患者于半个月前发生全身"风疹"，呈对称性瘙痒。曾在某医院就诊，经用西药等治疗，症状缓解，现仅双上肢、胸腹部有少数红色疹块，一般不痒，但洗热水澡或局部受摩擦后即起丘疹，面积扩大，瘙痒，亦为对称性。口稍干，纳食尚好，夜寐安，大便稍干结，小便黄。舌质偏红，苔微黄厚，脉浮缓。查体：双手掌、双肘部及胸部皮肤可见少数淡红色斑块。

中医诊断：风疹。

西医诊断：荨麻疹。

辨证：血热风盛，郁于肌肤。

治法：清热凉血，疏风止痒。

处方及医嘱：①耳压：肺（右）、心（左）、肾上腺（右）、内分泌（左）；②禁食鱼虾及辛辣油腻之品。

1993 年 6 月 3 日，患者上症仍存，胸腹等处皮肤淡红色斑块相对较多，耳压：心（右）、肺（左）、胸（左）、腹（右）、神门（右）、肾上腺（左）。6 月 5 日，瘙痒基本消失，仅双肘窝皮肤仍有约 4cm×2cm 大小淡红色斑块。耳压：守上穴，去腹，加肘。针刺：曲池、三阴交（均双侧）。6 月 8 日，全身未再发生淡红色斑块，瘙痒完全消失，余无不适。耳压：心（右）、肺（左）、神门（右）、肾上腺（左）。针刺：取穴同上。

按语：本病例乃风热之邪郁于肌肤而发风疹，初虽经西药治疗症有缓解，但风热之邪未除，故上肢、胸、腹等处皮肤仍有淡红色小斑块，每于刺激之时则又转为风疹而瘙痒难忍。针对病因，治疗当以清热凉血、疏风止痒之法，施以耳压法，以耳穴肺、心、肾上腺为主穴，其中耳穴肺主皮肤之疾，能疏散风热；耳穴心主血脉，合耳穴肺共清血分之热；耳穴肾上腺乃根据西医学理论，取之以抑制过敏反应；其他耳穴均为配穴，神门穴能止痒，胸、腹、肘等乃针对病位。后又加刺曲池、三阴交乃为加强清热疏风，促使病愈。

三、湿 疹

许某，女，57岁。右脚心"湿疹"已2年。于1993年4月20日至我科就诊。患者诉自2年前始右侧脚心发生"湿疹"，多次在外院诊治，无明显效果，仍症状反复发作，时轻时重。现症见口稍干，纳可，夜寐欠佳，尿黄，大便稍干。舌偏红，苔薄黄，脉弦滑。查体：现右脚心仍见约鸡蛋大小范围"湿疹"，局部皮肤潮红、薄嫩，散见少许瘀点及结痂、瘙痒，搔破后微有黏性液体流出。余尚好。

诊断：湿疹。

辨证：湿热下注。

治法：清利湿热。

处方及医嘱：①耳压：内分泌、脾、心、肺、趾、肾上腺；②禁食辛辣肥甘之品。

按语：患者年老体衰，脾失健运，内生湿热，郁于肌肤并下注于足部引起足心湿疹，治疗予以清利湿热之法。耳压取穴基本以内分泌、脾、心、肺、趾、肾上腺为主，其中脾穴健脾利湿；心穴泻心火，安神止痒；肺主皮毛，可通调水道、下输膀胱，用之使湿热从膀胱而出；趾穴乃针对病位足心趾部而取；内分泌穴调节内分泌功能；肾上腺可减低毛细血管的渗透性，促进肾上腺素的生成，止痛，止痒，有抗过敏之功效。

耳穴对各类皮肤病均有一定的治疗作用。中医基础理论中人之肌肤、皮毛之表层属肺脏所主，故一般情况下耳穴治皮肤病，肺穴是主穴之一；又因皮肤病大多因血热而引起，故耳穴心亦较常用，以其清血热。此外，从西医学理论看，许多皮肤病与患者内分泌失调有关，故耳穴内分泌亦为常用穴，有时还可酌加配肾上腺穴。在此基础上还需根据病症主发区域，配以病变相应部位之耳穴。

四、鼻 渊

熊某，女，17岁，因"常鼻塞流涕3年，发作1周余"于1993年3月6日至我科就诊。患者于3年前始常发鼻塞，流黄稠鼻涕，头前额痛，多于受寒后引发。

此次发作已 1 周余，鼻塞以左侧明显，流淡黄色较稠鼻涕，头前额紧胀样痛，喉痒，咳嗽痰少，自觉乏力，纳、寐尚可，但纳食不香，二便调。舌淡红，苔薄白，脉细弦。查体：一般情况可，双鼻腔深层潮红。

诊断：鼻渊。

辨证：风寒犯肺，郁而化热。

治法：清宣肺热。

处方及医嘱：①耳穴：内鼻（右）、肺（左）、脾（右）、额（左）；②鼻炎丸，2 瓶，每次 6g，每日 3 次。

1993 年 3 月 9 日，患者述现头前额痛轻微，仍鼻塞，但鼻涕减少，稍咳无痰，嗅觉较差。余无特殊。耳压：内鼻（左）、肺（右）、额（右）、胃（右）、支气管（左）、枕（左）。3 月 11 日，仅感头前额部不适，鼻塞改善，仍有少量鼻涕，质较前稀，已无咳嗽，仍嗅觉较差，舌脉基本同前。耳压：内鼻（右）、肺（右）、额（左）、胃（左）、枕（右）。3 月 13 日，仍感头前额部不适，有时鼻塞，仍有少量清稀鼻涕，纳食较前香，余尚好。耳压：内鼻（左）、肺（右）、额（右）、胃（左）。3 月 16 日，有时稍有鼻塞，鼻涕清稀，量已微少，嗅觉仍差（近 1 年来一直如此），余无特殊。耳压：守上穴，两耳交替。3 月 18 日，鼻道已通畅，无鼻塞，亦无鼻涕，仅嗅觉差。同上治疗，两耳交替。

按语：本患者乃肺经有热，上扰清窍而发鼻渊，治疗宜清宣肺热以肃清窍。耳压取穴以内鼻、肺、额为主，其中耳穴肺能调理肺脏以清其郁热；耳穴内鼻乃针对鼻渊本身之主症，能消除鼻腔鼻窦内炎症，而逐步解除鼻塞流涕、前额痛等症状；耳穴额乃加强耳穴内鼻的功效，两者合用尤对减轻前额痛有效。余穴皆酌情而配。

五、鼻　衄

陈某，女，12 岁，因"常出鼻血 7 年余"于 1993 年 7 月 22 日至我科就诊。（其母代述）患儿于 5 岁左右始常出鼻血，多于清晨起床时发生，一般血量不多，经自行处理后即止。平时伴鼻内干燥，天冷时则有鼻塞及少量黄稠鼻涕。近 1 个月来发作次数明显增多，血量仍少。但昨晚零时许出血量多，经用鼻腔内药棉压迫及冷敷等措施后血止，然今晨又有血出，无头昏、气短等，大便色泽正常，纳食欠佳，小便可，余无特殊（近年常有自发皮肤紫斑）。查体：患儿神清，精神欠佳，轻度贫血外观，皮肤未发现紫斑或出血点等，双目巩膜无黄染，双侧鼻腔内仍可见较多凝固血块及干燥血痂，余无特殊。五官科检查：双侧鼻腔内糜烂。耳穴诊查：双耳郭各部外形无异常，未发现皮肤脱屑或皮下结节等。以探棒压痛法诊查耳穴肺、内鼻反应明显。舌质偏红,苔薄微黄,脉细。

中医诊断:鼻衄。

西医诊断:慢性鼻炎。

辨证:患儿因素体肺有郁热,常邪热上炎,损伤上部血络,故反复发作鼻衄,衄后邪热暂时得以外泄,故出血可自止;因肺经邪热上炎,故平时感鼻内干燥不适;肺气卫外功能不足,故天冷则易感外邪而鼻塞、流黄稠鼻涕等。综合以上分析可知,本证乃肺有郁热,热伤血络。

治法:清泄郁热,宣肺护络。

耳穴压籽法:取穴肺(左)、内鼻(左)、心(右)、肾(右)。

处方及医嘱:①以上耳穴压籽处每日自行按压 3～4 次(早、中、晚、夜寐前),每次 1～2 分钟。以感微痛为度。②忌辛热饮食。

1993 年 7 月 24 日,上次治疗后鼻衄未再发作,近日用"鼻眼净"药水滴鼻后鼻腔内干燥感已消失。补诉平时手足心热,余无特殊。舌脉同前。治法不变,兼以养阴。耳压取穴:肺(右)、内鼻(右)、心(左)、肾(左)。中药:知柏地黄丸,每次 9g,每日 2 次,连续服用 3 个月。

按语:本例患儿鼻衄,虽辨证属肺经郁热,上炎伤络,但小儿多稚阳之体,阳热偏胜而阴液不足,故治疗时应注意针对此点酌情处理。本症以耳压法治疗,取穴以耳穴肺清热宣肺为主,辅以耳穴内鼻扶络止血,配耳穴心清泄血热之基础上,又特配取耳穴肾,以调肾益阴,坚阴而制热。鼻衄止后又嘱以知柏地黄丸长期服用,以养阴泄热,调其体质,以达阴阳平衡。

六、视神经萎缩

范某,男,53 岁,工人。患者于 6 个月前左眼不慎被木棒击伤,当时巩膜内出血,以后视力逐渐下降,并影响右眼,现双眼视力 0.1,强光刺激时流泪且感到疼痛,余无特殊。曾服中、西药无效,于 2 日前来我院康复科住院治疗,诊为视神经萎缩。今日来我科请求会诊。证属眼睛经络受损,气血瘀滞。法宜补肝益肾,行气活血。耳压:眼、目 1 或目 2、肝、心、肾、肾上腺。

按语:视神经萎缩在眼科不少见,发病原因不一,但症状上一般皆有视力明显减退。很多患者属肝肾亏虚(阴精不能上承养目)。治法上宜补肝益肾,治疗上既可用针刺,亦可用耳穴,耳穴治疗按相应病变部位配穴原则,一般当取眼(若眼点反应不明显者亦可取目 1 或目 2),其次按中医基本理论,则可配用肝点、肾点。补肝肾以使阴精能上承而养目。另外可结合西医学理论,取相应激素点,如肾上腺等。除以上配穴外,尚可根据患者具体情况,再酌选其他耳穴以适病情。

七、牙 痛

杨某,女,67岁,因"牙痛1个月余"于1991年3月23日至我科就诊。患者诉觉右侧上颌及牙龈处疼痛已1个月余,曾在南昌某医院就诊,诊为"牙痛",半月前行拔牙术,患牙已拔去。但仍感患处持续性闷痛不止,影响进食及睡眠,故来我院针灸科求治。此前曾针刺下关、听会、颧髎、合谷等穴,效不显。舌稍红,苔薄黄,脉细数。查体:一般情况尚好,痛苦病容,右侧及牙龈无肿胀,无发红现象,局部触痛(+)。

中医诊断:牙痛(虚火上炎型)。

西医诊断:急性牙髓炎?

辨证:肝肾不足,虚火上炎。

治法:调理肝肾,泻火镇痛。

处方及医嘱:耳穴压籽法。取穴:牙麻点(右)、面颊区(右)。每日3～4次,每次1分钟左右。

1991年3月30日,患者诉牙痛明显好转,有时痛甚,但按(捻)耳穴压籽处后疼痛即减,有时喝汤水等流质时感痛,余无特殊。治疗:耳压神门(右)、牙麻点(右)、上颌点(左)、肾(右)、肝(左)。4月2日,诉牙痛显减,唯有时感痛甚。治疗:耳压面颊区(左)、牙麻点(右)、肾(左)、肝(右)。4月6日,诉牙痛已停数天,但昨天数次阵发,每次时间不长,余无特殊情况。治疗:耳压面颊(右)、牙麻点(左)、肾(左)、肝(左)。4月13日,诉牙痛基本消失,仅偶感轻微疼痛,余无不适。治疗:耳压牙麻点(右)、肾(左)、肝(右)。

按语:患者因老年肝肾不足而虚火上炎致牙痛不休,故治疗取穴既针对其本取耳穴肝、肾以补益肝肾,又宜针对病患局部,而取耳穴拔牙麻醉点及面颊两穴以调理局部。

八、耳 鸣

刘某,女,32岁,因"耳鸣、听力下降半个月"于1993年10月14日至我科就诊。患者近1年来常有耳鸣,但持续时间短暂,每次约数秒,半个月前某日上午突然发作眩晕,伴恶心、呕吐、耳鸣、听力下降等,经用西药治疗,眩晕基本消失,但一直耳鸣不止,听力未能恢复。耳鸣为隆隆样声响,有时为高尖音调样鸣响,但时间极短,伴微心烦。口稍干,夜寐欠佳,纳食尚可,二便调,月经一贯推后,经期常延长。查体:患者一般情况尚可,肥胖体形,头面部外观无异常,双耳正常，双耳腔内无脓液等，余无特殊。耳穴诊查：双耳郭各部外形结构正常，未发现相应耳穴区域皮肤脱屑、色泽改变或隆起等，未发现皮下结节或条索状阳性物等。以探棒诊查右侧耳穴压痛较对侧稍为迟钝，耳穴内耳、枕等反应明显。舌体正常大小，舌质淡红，苔薄微黄，脉弦微细。

诊断：耳鸣。

辨证：患者因素体肝肾亏虚，肝阳偏旺，胆经蕴热，肝胆阳热上扰清窍故突然眩晕，肝胆邪气同时犯于胃气，使之上逆，故又有恶心、呕吐之症，特别是阳热之邪循胆经上扰于耳，故耳鸣、听力下降一直未止。微心烦、口干、苔微黄、脉弦等均为胆热内蕴之象。综合上述分析可知，本证乃肝肾亏虚，胆热偏盛。

治法：调补肝肾，清泄胆热，镇静止鸣。

耳穴压籽法：取穴肾（左）、肝（右）、胆（左）、内耳（右）、神门（右）、枕（左）、脑（右）。

处方及医嘱：①以上压籽耳穴每日自行按压 3～4 次（早、中、晚、夜寐前），每次 1～2 分钟，以感微痛为宜。②忌辛热饮食。

此后基本同上治疗 4 次。

1993 年 11 月 2 日六诊，述耳鸣稍见好转，高音调响声已较少出现，但听力恢复甚微，余无特殊。治法基本同上。耳压取穴：肝（右）、肾上腺（右）、内耳（左）、神门（左）、内分泌（左）、脑（右）。药物：首乌片（按说明书服用）。

此后基本同上治疗 5 次。

11 月 16 日十二诊，述仍有耳鸣，但较前又轻，高尖响声未再出现，听力已有所改善，余无特殊。治法不变。耳压取穴：肾（左）、肝（左）、内分泌（右）、内耳（右）、神门（右）、皮质下（左）。口服药物同前。

此后基本同上治疗 2 次。

11 月 25 日十五诊，患者述听力进一步恢复，耳鸣以夜静时为显，余尚好。舌脉同前。治法不变。耳压取穴：肝（左）、肾（左）、内耳（右）、神门（右）、枕（右）、心（右）、交感（左）。口服药物同前。

12 月 9 日，患者述轻微耳鸣，但病情稳定，未再出现高尖音调响声，心烦亦消失，夜寐转安。舌脉基本同前。治法基本同前。耳压取穴：内耳（右）、肾（左）、肝（左）、皮质下（右）、神门（左）、交感（左）。

按语：本案患者耳鸣之证属虚实夹杂，耳压治疗主要从三个方面着手：一是治本，因本例患者肝肾亏虚，胆热偏盛，针对此，主取耳穴肝、肾以调补肝肾二脏，取耳穴胆以泄胆经邪热。二是治标，乃针对耳鸣发生在耳中，故按病变部位取相应耳穴，取内耳以调理内耳功能。三是辅助用穴，因患者以耳鸣为主症，其性质属亢奋，故取配耳神门穴、枕穴、脑穴、皮质下穴等，任取一穴以镇静抑制，而改善此主要症状。

谢某，女，57岁，因耳鸣、耳聋2个月于1991年10月19日至我科就诊。患者2个月前突发呕吐，胆囊区痛，耳鸣，耳聋。在某医院诊为"胆囊炎"，治疗后疼痛消失，但一直耳鸣，耳聋，眼花，头昏不适。昨日来我院就诊，伴左腰痛，右肩臂痛、活动不利，双下肢乏力，纳差，夜寐差，二便尚可。舌淡，苔白，脉弦细。

诊断：耳鸣。

辨证：肾气虚弱，气血两亏。

治法：补益肾气。

处方及医嘱：耳穴压籽：肾（右）、枕（左）、神门（右）、内耳（左）、腰（偏下）（左）、肩关节（偏内）（右）。每日自行按压3～4次（早、中、晚、夜寐前），每次1～2分钟，以感微痛为宜。

1991年10月24日，耳鸣等有改善，腰、手臂疼痛消失，夜寐较前改善，仍纳差，乏力。耳压：取穴同上，左右对换。10月29日，耳鸣减轻，但昨天感冒，鼻塞流涕，诉一贯有口苦咽干现象。舌淡，苔薄白，脉细。①耳压：取穴同上，左右对换；②针刺：风池、外关、三阴交（均双侧）。10月31日，患者要求提供治疗方案回当地治疗，尊重患者意见，提供方案如下：①耳压：内耳、神门、枕、皮质下、肾、胆；②针刺：下两组穴交替使用：风池、耳门、合谷为一组，翳风、听会、外关为一组；③中药：可酌以温胆汤加减。

按语：本案患者主因肾气虚弱，不能上承于耳，故有耳鸣、耳聋等。治疗取耳穴肾，乃补益肾气；取耳穴内耳，以调理耳之听力功能；耳穴神门，镇静以利减轻耳鸣；耳穴枕既可镇静，又可清利头目；而耳穴腰、肩关节乃针对患者腰痛与右肩臂痛而设。

骆某，女，29岁，8年前因学习紧张诱发"内耳眩晕症"，见头昏、目眩、恶心、耳鸣，经治除耳鸣仍常发作外，余症见缓，近1周耳鸣见剧，伴头昏眼花，体倦，心烦失眠，听力不聪，拟诊"耳鸣"，证属心肾亏虚，清窍不利；治宜补益心肾，通窍聪耳，选耳穴心、肾、脑、内耳、神门等行耳穴药物贴压。

按语：《黄帝内经》谓"髓海不足，则脑转耳鸣"，"脑为之不满，耳为之苦鸣"。肾主骨生髓，通于脑，肾开窍于耳，肾藏精，脑为髓之海，肾虚则耳鸣，听力不聪；肾亏，脑髓不充，故见头晕目眩；肾水不足，虚火上炎，心肾不交，水火不济，故虚烦不眠。

耳穴位于耳郭上，耳郭与全身脏腑经络直接相通。耳压对机体产生全身性或局部性的调整作用，以促进血液循环，加速代谢，有利于活血化瘀，疏通经络，从而达到治病目的。

九、声音嘶哑

陈某，男，39岁，因"声音嘶哑3年余"于1993年6月5日至我科就诊。患者于1990年3月始有声音嘶哑，曾在外院就诊，拟诊为"声带小结"，经用西药及中成药治疗，效果不显。1991年曾至上海某医院求治，行局部手术（具体不详），当时好转，但同年10月声音嘶哑又复出现，至今仍未消失，伴咽喉部干燥、似有物梗阻等不适，讲话多则症状尤甚，余尚好。查体：咽喉部稍红，余未发现明显异常。舌红，苔灰黄、中后部稍厚，脉平。

中医诊断：声音嘶哑。

西医诊断：声带小结。

辨证：肾阴不足，痰热阻络，气血瘀滞。

治法：益肾宣肺，行气活血，逐邪利咽。

处方及医嘱：①耳压法：取穴肺（左）、肾（右）、咽喉（左）、声带（右）；②毫针体穴刺法：取穴廉泉、合谷（左）、三阴交（左）、照海（右），施平补平泻手法，留针15分钟；③忌辛辣刺激饮食，避免过多说话。

1993年7月10日，自初诊后又同上治疗1次，今日复诊述声音嘶哑、咽部不适等症有所缓解。余无特殊。舌脉同前。治法不变。耳压取穴：遵上穴，两耳交替。体针取穴：合谷（双侧）、三阴交（右）、照海（左）、廉泉，手法同前。7月15日，上症进一步缓解，咽喉部微有不适，口干，舌脉同前。治法不变。耳压取穴：守上穴，两耳交替。体针取穴：合谷（双侧）、三阴交（左）、照海（右）、廉泉，手法同前。

按语：本案病史已逾3年，其病较为深顽，故治疗以耳压法与毫针刺法同用。针对肺肾阴虚取耳穴肾、肺以滋养阴液；又取耳穴咽喉、声带以清泄局部痰热。毫针刺法以照海、三阴交补益肺肾阴液；廉泉疏调咽喉局部；咽喉属肺，肺与大肠相表里，故临床咽喉病变常取大肠经之合谷穴以调之。

十、梅 核 气

张某，女，37岁，因"咽喉部梗阻感4年"于1993年9月14日至我科就诊。患者于4年前始有咽喉部梗阻感，但较轻微。自今年初起感咽喉梗阻症加甚，但吞咽动作正常，进食无任何障碍，平时常感咽部干燥。近1年来又常感头痛，以两颞部为主，左下颌关节活动时自觉有响声，做张口动作时局部有痛感及牵扯紧张感，鼻塞，鼻腔内干燥。曾在耳鼻喉科检示"喉部轻度充血，咽后部有散在滤泡增生；鼻黏膜充血，双鼻下甲肥大"。纳食一般，夜寐可，大便不调，日

2～3次，有排不尽感，月经提前。查体：患者一般情况尚可，精神稍差，头面部外观无明显异常，左下颌关节处及双太阳穴处压痛阳性，颈部外观无异常，未扪及任何肿块等，亦无触压痛，余无特殊。耳穴诊查：双耳郭各部外形结构正常，未发现任何皮下结节等阳性物。用探棒压痛法诊查耳穴咽喉、太阳、内鼻反应明显。舌体正常大小，舌质淡红，舌边有瘀点，苔薄白，脉细。

中医诊断：梅核气。

西医诊断：慢性咽喉炎。

辨证：患者因生活失调以致气血瘀滞，气逆痰凝而结于局部，故有咽喉梗阻不适；又由于气滞痰凝而化热，故每感咽喉部干燥；又因气血不足，风邪犯于经络骨节，故又有头痛、左下颌关节疼痛等。又因中焦气机壅滞，故大便不调，肛门似有大便排不尽感等。本症病情复杂，但综上分析，本症乃以气血瘀滞、气逆痰凝为主要病机。

治法：行气活血，化痰开结。

耳压取穴：咽喉（左）、太阳（右）、内鼻（右）、对屏尖（左）、神门（右）、骶椎（左）、胃（左）。

处方及医嘱：①以上耳穴压籽处每日自行按压3～4次（早、中、晚、夜寐前），每次1～2分钟。以感微痛为度。②忌辛辣刺激饮食。

1993年9月18日，咽喉部阻塞感及头痛均明显见缓，但颈项部近日感酸痛，舌脉同前。治法：疏肝理气，活血散瘀，化痰开结。耳压取穴：咽喉（右）、对屏尖（颞颌点）（右）、骶椎（右）、神门（左）、胃右、肝（左）。

按语：本例患者为梅核气，但病情复杂，故治疗除针对梅核气外，亦兼顾其他。耳压取穴咽喉穴，针对梅核气症发部位，化痰开结，清利咽喉，兼以行气活血；肝穴疏肝理气，以利化痰开结；以耳神门穴为辅助，协同咽喉穴、肝穴减轻相应症状，又能消除局部炎症。余穴均为针对其他情况酌情而取。

▌十一、头 痛 ▌

尹某，女，50岁，因"失眠2年，头痛半月余"于1991年7月4日至我科就诊。患者近2年来失眠，有时每晚仅睡1小时左右，多梦，白天则乏力，头昏，双眼发胀，心烦，易发怒，口苦，纳食欠佳，月经不规律，有时延期、有时提前，量少。近半月来每日午睡醒后则头痛、恶心，头痛主要位于头顶部，有时延及后项部，为胀闷样疼痛，每持续数小时不等，有时双手指发麻。查体：患者一般情况可，肥胖体型，语声偏高亢，面色潮红，双眼无水肿，无结膜充血或流泪等，头部外观未发现明显异常，无压痛等，颈部外观正常，双甲状腺不大，双手诸指均未发现明显异常,余无特殊。测血压:120/80mmHg。耳穴诊查:双耳郭各部外形结构正常,未发现相应区域皮肤脱屑、隆起或色泽改变等,未发现皮下结节或条索状阳性物等。以探棒压痛法诊查耳穴顶、肝、内分泌反应明显。舌体大小正常,舌质偏红,苔黄稍厚,脉弦而有力。

中医诊断:头痛。

西医诊断:更年期综合征。

辨证:患者因进入更年期致阴阳失调,肝肾不足,肝阳偏亢,故出现一系列相应症状。阳亢上浮,故头痛,而主要位于颠顶部;阳热偏亢,扰于心神,故失眠,多梦,心烦急躁易怒;"肝开窍于目",肝阳偏亢上浮,故双眼发胀;肝肾不足,阴血亏乏,故冲任失调而月经不规则,量少;肝属木,木旺侮中土,故口苦,纳食欠佳。综上可知,本证乃肝肾不足,肝阳偏亢,冲任不调。

治法:滋养肝肾,镇潜肝阳,调补冲任。

耳穴压籽法:肝(右)、心(右)、肾(左)、顶(左)、神门(右)、脑点(左)、内分泌(右)。

处方及医嘱:①以上耳穴压籽处每日自行按压3~4次(早、中、晚、夜寐前),每次1~2分钟。以感微痛为度。②忌辛辣、油腻、动风之饮食。

1991年7月18日,初诊治疗后,又基本同初诊治疗2次。今日四诊,述头痛好转,余症亦有所减轻,但夜寐仍差,余无特殊。舌脉同前。治法基本同前。耳压取穴:肝(右)、肾(左)、心(右)、枕(左)、神门(左)、内分泌(右)、颈椎(右)。

1991年8月1日七诊:患者诉诸症见缓,近段时间出现手指麻木,大便稍结,余无特殊。舌脉同前。治法基本同前。耳压取穴:肝(右)、肾(左)、心(右)、脑(左)、神门(左)、手指(右)、眼(左)。

1991年8月22日十诊:患者诉头痛已止,头昏亦微,但失眠现象有反复,时好时坏,但总体明显改善,余尚好。舌脉同前。治法:益心安神。耳压取穴:心(左)、枕(右)、神门(左)、神经衰弱点(右)。

按语:头痛一症,成因复杂,临证宜辨证清楚。本案患者年逾"七七",其肝肾不足,肝阳偏亢,浮于上而使然,故对其治疗宜重在调养肝肾而抑制亢阳。耳压取穴始终贯穿这一治疗原则,取耳穴肝、肾为主穴,以增强两脏生理功能而补其不足,另多取耳神门穴及枕穴镇静,以协同耳穴肝镇潜偏亢之肝阳,在此基础上取耳穴顶,以针对头痛具体部位,或取耳穴心以安心神,针对失眠,或取耳穴内分泌,以协同耳穴肾以调养冲任。由于耳穴切证,故收满意疗效。

邱某,男,60岁,因"右侧头部胀痛1周"于1993年9月21日至我科就诊。患者于1周前似患"感冒",症见头痛、鼻塞、流清鼻涕、四肢酸胀痛等,经服感冒药及止痛药物等(具体不详),鼻塞、四肢酸痛等症状消失。但仍感头痛不止,尤以右侧前额及头顶部为显。头痛为胀闷紧束样，伴左眼不适，精神欠佳，纳食明显减少，夜寐欠安宁，二便尚可。患者诉约 30 年前曾有类似发作。查体：患者一般情况尚可，稍消瘦，精神欠佳，面色少华，头部外观未发现异常，无明显触压痛，左眼无充血或肿胀等现象，亦无流泪，双鼻腔内无充血等炎症现象，余无特殊。耳穴诊查：双耳郭各部外形结构正常，未发现相应耳穴区域皮肤隆起或脱屑、色泽改变等，未发现皮下结节或条索状阳性物等。以探棒压痛法诊查耳穴额、内鼻反应明显。舌体正常大小，舌质淡红，苔薄白，中后部稍厚，脉细弦。

中医诊断：头痛。

西医诊断：神经性头痛。

辨证：患者初患外感，风寒袭表故有头痛、四肢酸痛不适、鼻塞流涕等。经治表邪已解，但局部经气不舒，气血失调，故仍感头痛不止，并有胀闷紧束感。因表邪虽去，但正气未复，故精神欠佳，纳食差，综合以上分析可知，本证乃局部经气不舒，气血失调。

治法：舒调经气，运行气血。

耳穴压籽法：取穴额（左）、内鼻（右）、太阳（右）、枕（左）、肺（右）、脾（左）、肾（左）。

处方及医嘱：①以上耳穴压籽处每日自行按压 3～4 次（早、中、晚、夜寐前），每次 1～2 分钟。以感微痛为度。②忌生冷、辛热等饮食。

1993 年 9 月 23 日，患者诉自上次治疗后，右侧头痛明显减轻，但昨日下午又有反复，其程度已较前为轻。原有"萎缩性胃炎"史多年，近日又发，感胃脘部痛，不欲食，大便结，舌脉基本同前。治法同前，兼以调理脾胃。耳压取穴：脾右、胃（左）、枕（右）、大肠（右）、神门（左）、耳背头痛点（左）。9 月 25 日，右侧头痛及胃脘痛均见缓解。但右头痛下午稍显，经自行叩击或按摩患部后则感舒。舌淡红，苔薄白，脉弦。治法基本同上。耳压取穴：脾（左）、胃（右）、太阳（右）、枕（右）、神门（右）、肺（左）。9 月 28 日，右侧头痛及胃脘痛进一步好转，下午痛显现象消失，纳食较前转佳，舌脉同前。治法不变。耳压取穴：守上穴，两耳交替。9 月 30 日，右头痛已基本消失，但偶有前额微见紧束感，纳食增加，余无特殊。舌脉同前。治法不变（但重在调理善后）。耳压取穴：脾（左）、胃（右）、额（左）、内鼻（右）、心（右）。

按语：本案患者头痛主因为外感邪解后经气不舒，气血失调而引起，故治疗宜重在调理（舒调经气，通调气血）。耳穴压籽法对病变局部的经脉气血、组织等各个方面均有良好的调理作用，故使用该法施治对本症甚为适宜。前期主要是针对头痛具体部位取穴。后期则主要是根据病情变化，在调理病变局部经脉气血的基础上又调理脾胃，既治其"胃脘痛"，又能促进气血生成，而有利于康复。

十二、偏 头 痛

洪某，女，13岁，因"左侧头痛20余日"于1993年10月16日至我科就诊。患者于1993年9月下旬始渐感左侧头痛，并渐渐明显。曾在当地医院就诊，行脑电图检查正常，经用中药和西药治疗，仅当时有所缓解。现仍感左侧头部疼痛，尤以夜间9时至9时半以及晨起6时左右为甚，疼痛为闷胀紧束样。从未出现过神昏、口吐泡沫及四肢抽搐等情况，行走尚平稳，全身各部动作协调，夜寐欠佳，纳食乏味，二便调。查体：患者一般情况尚可，精神欠佳，消瘦，面色萎黄，左侧头面部未发现异常，左太阳、左颞颌关节、左风池穴区域均有轻微压痛，余无特殊。耳穴诊查：双耳郭各部外形结构正常，未发现相应耳穴区域皮肤脱屑、变色或丘疹等，未发现皮肤隆起或皮下结节、条索状阳性物等。以探棒压痛法诊查耳穴太阳、胆反应明显。舌体大小正常，舌质红，苔薄白，脉细沉。

中医诊断：偏头痛。

西医诊断：神经性头痛。

辨证：患者因身体素质较差，气血不足，复加胆经郁热，胆气横逆，邪气循其经脉上犯，故有左侧头痛，闷胀不适，并在风池穴等胆经循行部位上出现压痛点；肝胆互为表里，喜疏泄，胆气横逆不能疏土，故纳食乏味；综合以上分析可知，本证乃气血不足，胆热上扰。

治法：调理气血，清泄胆热。

耳穴压籽法：取穴胆（左）、太阳（左）、神门（右）、枕（右）、心（左）、大肠（右）。

处方及医嘱：①以上耳穴压籽处每日自行按压3～4次（早、中、晚、夜寐前），每次1～2分钟。以感微痛为度。②忌辛辣饮食。

1993年10月19日，患者诉上次治疗后头痛即未再出现，唯感精神欠佳，余无特殊。舌脉基本同前。患者因家住外地，生活不便，要求提供治疗方案回当地治疗。治法同上。耳压取穴：守上穴，两耳交替。

按语：本案耳压治疗，在据一般配穴原则配取相应耳穴后，又重点抓住患者头痛每于夜间9时至9时半以及晨起6时左右加重这一时间规律，按气血流注理论中"纳子法"原理配伍相应耳穴，故收效明显。夜间9时至9时半属古时辰中的亥时，早晨6时左右属古时辰中的卯时。气血流注理论中亥时气血流注由三焦经所主；卯时气血流注由大肠经所主。患者在此二时辰症状加甚，说明病理变化与此二经密切相关，故耳压取穴中配取耳穴大肠，另三焦与胆同属少阳，功能相通，已取胆，则三焦经可不用。

万某，男，30岁，因"偏头痛常发8年"于1993年6月7日至我科就诊。患者常发右侧头痛已 8 年,以往大致每月发作 1 次,但近 1 周来发作频繁,一般下午发作,夜寐后自行消失。疼痛主要位于右太阳穴区域,为紧束样痛,严重时伴呕吐、汗出,自觉"寒热往来",呕吐后则感舒,纳差,夜寐尚好,二便调,余无不适。查体:患者一般情况尚可,精神欠佳,消瘦,面色少华,稍晦暗,语声低微,面部外观无明显异常,双鼻腔内黏膜无充血等现象,双外耳道无流脓等,双太阳穴区域外观正常,右侧局部稍有压痛,余无特殊。耳穴诊查:耳郭各部外形结构正常,耳穴太阳、胆等区域未发现皮肤脱屑、色泽改变或隆起等,亦未发现皮下结节或条索状阳性物等。以探棒压痛法诊查耳穴胆、太阳反应明显。舌体大小正常,舌质稍红,苔薄微黄,脉细稍弦。

中医诊断:偏头痛。

西医诊断:神经性头痛。

辨证:患者因素体较弱,气血不足,胆热偏胜。胆热循经脉上扰犯于局部,使经脉挛急,故出现右侧头痛并伴局部紧束感;胆热上扰,胆气横逆,影响胃气上逆,故呕吐,吐后胆热暂时得以外泄,故呕吐后则舒;胆经有邪则少阳枢机不利,故自觉"往来寒热"。综合以上分析可知,本证乃胆热上扰,胆气横逆。

治法:调理气血,疏泄胆热。

耳穴压籽法:取穴:胆(右)、肝(左)、神门(左)、太阳(右)、耳背头痛点(左)、心(右)。

处方及医嘱:①以上耳穴压籽处每日自行按压 3～4 次(早、中、晚、夜寐前),每次 1～2 分钟。以感微痛为度。②忌辛辣刺激饮食,并注意适当休息。

1993 年 6 月 19 日,患者诉每日下午未再发作,自我感觉尚好,余无特殊。舌偏红,苔薄微黄,脉沉细。治法同上。耳压取穴:守上穴,两耳交替。

按语:本案审证责之胆热偏胜,胆气横逆,耳压法治之即围绕清泄胆热、疏泄胆气这一总法则来考虑配穴,其中取耳穴胆为主穴,以泄胆清热,除病之根源;肝胆互为表里,现胆热盛逆,故宜调肝以助胆,以利泄邪,因此取耳穴肝以协同耳穴胆之功能;耳穴心能通利血脉,故取其疏调气血;耳穴神门有镇痛止痛之功,性偏抑制,故取其既能止痛,又能制邪之横逆;取耳穴太阳乃针对头痛具体部位。

黄某,女,36 岁,因"右侧头部疼痛 1 周余"于 1993 年 6 月 26 日至我科就诊。患者既往有右侧头痛史数年,1 周前无明显诱因又感右侧头部疼痛沉重,尤以右耳后区域为甚,为胀闷紧束样疼痛,有时为抽掣样痛,伴头昏,精神差,注意力难以集中,因头痛不适而心烦不安,左眼有时视物不清,但无红肿及流泪等,无痛感,纳差,夜寐不佳,二便尚调。查体:患者神清,活动自如,精神较差,慢性痛苦病容,头面部外观无异常,双眼无充血或肿胀等,右耳后(乳突骨部)压痛明显,右耳外观正常,耳腔内无脓液等,颈项活动尚自如,余无特殊情况。耳穴诊查：双耳郭各部外形结构正常，未发现任何皮肤脱屑或色泽改变，未发现皮下结节或条索状阳性物等。以探棒压痛法诊查耳穴枕、内耳、耳背头痛点反应敏感。舌偏红，苔薄白，脉细缓带弦。

中医诊断：偏头痛。

西医诊断：神经性头痛。

辨证：患者因气血失调，痰湿风邪内扰于局部经络，故出现右侧头部疼痛，同时因痰湿较甚，故头痛而有沉重感；血虚风窜，故在上症基础上有时表现为抽掣样痛。又因素体气血不足，又被邪扰，气血难以上荣，故见头昏，注意力不集中。血虚不能荣目，故左眼视物不清。正气虚故精神差等。综合以上分析可知本证乃气血不足，痰湿内阻，风邪扰经。

治法：调补气血，化痰祛湿，疏风通经。

耳穴压籽法：取穴枕（右）、内耳（左）、神门（左）、耳背头痛点（右）。

处方及医嘱：①以上耳穴压籽处每日自行按压 3～4 次（早、中、晚、夜寐前），每次 1～2 分钟。以感微痛为度。②忌肥甘油腻、辛辣刺激之饮食。

1993 年 6 月 29 日，头痛已消失，但仍感右侧头部沉重感，余均好，舌偏红，苔薄白，脉细稍弦。治法不变。耳压取穴：守上穴，两耳交替，另加耳穴胆（右）。7 月 3 日，现仅感头上部稍有沉重感，前额部微感紧束，纳食、夜寐均转好。舌脉同前。治法基本同上。耳压取穴：前额（右）、胃（右）、神门（左）、脾（左）、交感（左）。

按语：临床无论体穴治疗还是耳穴治疗，取穴时一定要注意谨守病机，随机而变。本例患者初诊时头痛主要位于耳后至枕区域，故耳压取穴针对这一区域，用枕穴与内耳穴调理局部，而配以耳神门穴、耳背头痛点二穴针对头痛症状以缓解之。三诊时患者已基本恢复，仅主要表现为沉重及紧束感（局部），且症状出现的部位在变，主要在胃经循行部位，故耳压取穴亦随之变化，以额、胃 2 穴为主，而酌配他穴。

吴某，女，67 岁，因"右侧头痛 3 年余，加重伴头晕 2 个月余"于 1992 年 5 月 26 日至我科就诊。患者近 3～4 年来反复发作右侧头部疼痛，多次用中药治疗（具体用药不详），治疗当时见缓，但不久又发，时重时轻。1992 年 3 月上旬右侧头痛又发，疼痛主要位于右侧额、颞及眼眶上处，为抽掣样痛；伴头昏头痛，休息后则稍缓，痛甚时感眼花；似有眩晕感，乏力，欲寐，纳食乏味，食量少，常感口淡口苦，二便尚可，余无特殊。查体：患者一般情况尚可，精神差，消瘦，面色少华，语声低微，面部外观无明显异常，前额部无压痛，双鼻腔内黏膜无明显炎症现象，右眼无异常，右颞部无压痛，余无特殊。耳穴诊查：双耳郭各部外形结构无异常，未发现任何皮肤脱屑或丘疹、色泽改变等变异情况，未发现皮下结节或其他阳性病理反应。以探棒压痛法诊查耳穴顶、胆、肺反应明显。舌体正常大小，舌质淡红，苔白中部稍厚，脉沉细稍弦。

中医诊断：偏头痛。

西医诊断：神经性头痛。

辨证：患者年事已高，气血渐衰而胆热偏亢，因气血虚不能上荣经络，复因胆热上扰，故右侧头部疼痛；肝胆互为表里，肝为风脏，胆病影响于肝以致风窜，故头痛为抽掣样；肝胆有邪则不能疏土，故口淡、纳食乏味而食量少，气血不足，故精神差，乏力懒动而欲寐。综合以上分析可知，本证乃气血不足，胆热偏亢。

治法：补益气血，清泄胆热，舒调经络。

耳压取穴：胆（右）、脾（左）、胃（左）、神门（右）、脑（右）、额（左）、太阳（右）。

处方及医嘱：①以上耳穴压籽处每日自行按压3～4次（早、中、晚、夜寐前），每次1～2分钟。以感微痛为度。②忌生冷、辛辣饮食。③注意适当休息。

1992年6月2日，患者诉现头昏痛以右额区域为主，欲寐但夜寐差，易醒，多梦，仍感乏力懒动等。舌脉同前。治法同前，兼以调补肝肾。耳压取穴：神经衰弱点（左）、额（右）、神门（左）、肝（右）、肾（右）、胆（左）、脾（右）、脑（左）。6月13日，自6月2日治疗后，又基本同上治疗2次。患者诉现仍有头痛，但程度已轻。以往常有右肩臂及右臀腿痛。近2日感右肩部疼痛又发，口淡，口干欲饮，舌脉同前。治法：益肾养胃，活血止痛。耳压取穴：肾（左）、胃（右）、额（右）、肩（右）、心（左）、胆（右）。6月18日，患者诉头痛进一步减轻，有时感右头部抽掣感，晨起时口苦，舌稍偏红，苔黄，脉弦。治法：清泄肝胆，调理气血，活血止痛。耳压取穴：胆（左）、肝（右）、额（左）、太阳（右）、心（左）、肾（左）。6月22日，患者诉头痛基本消失，右头部抽掣感未再出现，夜寐较前好转，纳食转佳，但有时仍感口苦，舌脉同前。治法：疏泄肝胆，滋养肝肾，调补气血。耳压取穴：肝（左）、胆（右）、脾（左）、心（左）、额（右）。

按语：本证乃虚实夹杂之证。其实主要为胆热上扰，其虚主要为气血不足，肝肾亏虚，对其治疗宜以补虚泻实为总则，而在具体耳穴治疗中这一总则始终贯穿其中。尽管每次取穴有所不同，但每次均用耳穴胆以调理胆经，泄其热邪，而补虚则多根据患者病情酌情配穴，或用耳穴脾、胃强生化之源以益气血；或取耳穴肝、肾以调养阴液。在此基础上，再根据头痛具体部位配取相应穴位。

十三、眩 晕

张某，男，23岁，1991年10月12日初诊。主诉：头晕耳鸣3年。患者于1988年11月始觉精神疲劳，注意力不集中，头昏、脑涨、耳鸣近来加剧，伴心烦，心悸，呼吸不畅，失眠健忘。舌尖红，苔白黄，中根部厚，脉细弦稍数。诊为神经症。证属：肾阴虚，心火旺，水火不济。治宜：滋肾清心，养血宁神，交通心肾。选耳穴：心（右）、肾（右）、神门（右）、脑（左）、神衰（左）按压，加皮肤针叩刺头部督脉循行部位，重点在百会、风府、神庭穴。

按语：本案患者原禀聪明活泼，后因精神疲劳，神经过敏，情绪不安，致注意力难以集中，思虑过度，心阴暗耗，心火偏亢，心肾不交，水亏火旺，用耳穴滋肾清心，水火既济，养血宁神，同时说服开导患者，安定情绪，帮助患者解除疑虑，配合治疗，使大脑皮质兴奋与抑制过程趋于平衡，皮肤针治疗本病有一定疗效，其操作简单，易被患者接受。

吴某，男，32岁。1991年11月6日初诊。诉头晕、恶心、头涨近5个月，以颠顶、颞部太阳穴旁、前额为甚。双眼视物时觉疲劳，纳减，寐中多梦、心悸、气短。经用中药等治疗未见好。病前曾在游乐场坐旋转机升至上空为发病诱因。诊断：眩晕。证属：脾失健运，肝血不足，清窍、心神失养。治宜：培土荣木，清利头目，养心安神。选耳穴：心、肾、胃、枕、神门、脑、皮质下贴压。

按语：本例患者头晕、头涨、眼视疲劳、恶心、心悸、寐差、食欲减退，证属脾土运化失健，不能化生血液，肝木阴血亏虚，清窍和心神失其濡养。脾胃是元气之本，正如李东垣所云："若胃气之本弱，饮食自倍，则脾胃之气既伤，而元气亦不能充，而诸病之所以由生也。"治以培土荣木、清利头目、养心安神之法，使气血调和，阴阳归于平衡，取耳穴：心、肾、胃、神门、枕等贴压。

程某，男，60岁，因"眩晕、失眠多年"于1991年5月23日至我科就诊。患者有高血压病史已近30年，1989年曾因突然不省人事而在当地医院抢救。1991年3月又因意识模糊不能自理，再次入当地医院住院治疗，住院期间血压180/140mmHg，病情好转后出院。近日血压波动不定，感头昏目眩，急躁，记忆力大减，失眠，有时意识稍欠清楚，自觉心悸、心慌，气短，生活不能自理，纳尚可，二便调。舌淡红，边有齿痕，苔白微腻，脉数虚。查体：血压160/110mmHg。

中医诊断：眩晕。

西医诊断：高血压。

辨证：肝肾阴亏，肝阳上亢，脾弱气虚。

治法：滋阴潜阳，健脾益气。

处方及医嘱：耳穴压籽：肝（右）、心（右）、肾（左）、脑点（左）、神门（右）、皮质下（左）、脾（左）。每日自行按压3～4次（早、中、晚、夜寐前），每次1～2分钟，以感微痛为宜。

1991年5月30日，患者诉上次耳压治疗后自我感觉明显改善，特别是头晕、失眠、急躁等大为减轻。因来诊甚为困难，要求提供治疗方案回当地治疗。

血压：150/105mmHg。①耳压：同上取穴，左右对换；②提供治疗方案带回当地继续治疗；③嘱忌燥烈、辛辣、油腻饮食。

按语：患者主因肝肾阴亏、肝阳上亢、脾弱气虚而有种种不适，故治疗针对以上病机取耳穴肝、肾以补益肝肾以制肝阳；又取耳穴脑点、皮质下以增强平肝之功，同时按西医学理论此二穴还可调节脑血管功能；取耳穴心既可调疏心血又能缓解其心悸、心慌等症状；取耳穴神门镇静安神；取耳穴脾以调补脾气。

十四、半身不遂

梁某，男，34岁，因"右侧肢体乏力欠灵活约3个月"于1991年6月13日至我科就诊。患者于1991年3月因"脑血栓形成"，觉头晕，口唇右歪，右侧肢体功能障碍等，入南昌市某医院住院治疗，经用中药和西药等，口唇右歪基本纠正，右侧肢体功能基本恢复而出院。出院后患者仍感右侧肢体乏力、活动欠灵活，头晕，语言表达不清（自觉"口不应心"）等，故来我科求治，纳食一般，夜寐尚好，二便调，余尚好。查体：患者一般情况尚可，精神欠佳，行动稍迟缓，口面部基本无歪斜现象，但口角常流涎，语言尚清楚，回答问题正确，右上肢外观无明显异常，肌肉无松弛或紧张现象，右下肢并未发现明显异常，余无特殊。耳穴诊查：双耳郭各部外形结构正常，未发现任何皮肤脱屑、色泽改变或隆起等，未发现皮下结节或其他病理阳性物。以探棒压痛法诊查耳穴脑点、枕反应明显。舌体正常大小，津液多，舌质淡红，苔薄白，脉稍弦。

中医诊断：中风（中经络）。

西医诊断：脑血栓形成（恢复期）。

辨证：患者初患"中风"，风邪痰浊犯于经络，气血运行受阻，后经治疗邪气虽去，但经络功能未能完全复常，气血运行尚欠畅利，故原偏瘫肢体乏力、活动欠灵活；因痰邪尚未全清，尤其病后体虚，脾运不充，难以运化痰湿，故口中流涎；中风后神气尚未恢复，故头晕，自觉"口不应心"，难以语言表达。综上可知，本证乃中风后余邪未尽，正气未复。

治法：疏通经络，调理气血，扶正祛邪。

毫针（体穴）刺法：取风池（双侧）、合谷（双侧）、足三里（双侧）、百会，平补平泻手法，留针20分钟。

处方及医嘱：耳穴压籽：脑干（右）、枕（左）、心（右）。以上耳穴压籽处每日自行按压3～4次（早、中、晚、夜寐前），每次1～2分钟。以感微痛为宜。

1991年6月22日，自初诊后又基本按原治法治疗3次。今日五诊，患者述自觉口中流涎较前好转，头顶部昏，右侧肢体症状稍有缓解，余无特殊。舌脉基本同前。治法：祛风通络，调理气血。体针取穴：风池（双侧）、曲池（右）、合谷（双侧）、足三里（双侧），手法同前。耳压取穴：枕（右）、顶（右）、面颊（左）、枕小神经（左）。

7月23日，此1个月来又经治疗12次，治疗原则基本同上。今日复诊，患者述仍有左口角微流涎，头昏，但右侧肢体较前有力。舌淡红，苔薄白，脉稍弦。治法同上。体针取穴：风池（左）、足三里（左）、三阴交（左）、百会，手法同上。耳压取穴：枕（右）、颠顶（左）、腮腺（左）、肝（右）。

8月24日，此1个月来又治疗13次，现患者头昏已基本消失，仅天阴时头顶部似有物下压，左口角仍微流涎，右侧肢体平时尚可，天阴时则感酸软乏力。舌脉同前。治法不变。体针取穴：曲池（左）、合谷（左）、足三里（左）、肾俞（左），手法同前。耳压取穴：腮腺（左）、脾（右）。

9月10日，此期间又基本同上治疗6次，现右侧肢体已基本恢复正常，头昏消失，左口角流涎已能控制，余均好。舌脉同前。治法不变。体针取穴：曲池（左）、合谷（左）、足三里（左）、三阴交（左），手法同前。耳压取穴：腮腺（右）、脾（左）、脑点（左）。

按语：本案为半身不遂之轻症，根据病机以疏通经络、调理气血为基本治法。阳明为多气多血之经，其手足经脉诸穴均具有针感强、传导好之特点，在疏通经脉的同时，又有较好的调理气血的作用，故本症体针治疗配穴，基本未离手足阳明经脉之穴位，如合谷、曲池、足三里等。在此基础上先后酌配风池穴以祛风，百会穴以提升清阳，三阴交以健脾运化痰湿、养血活血等。

十五、小儿右上肢不遂

黄某，女，9个月，因"右上肢瘫痪1周"于1993年7月20日至我科就诊。（其父母代述）患儿于7月9日跌伤，当时口鼻出血，但无呕吐及昏迷等，7月11日下午出现发热，在某医院住院诊治。7月13日出现右上肢瘫痪，CT检查未见异常。X线摄片提示：右肱骨头骨骺炎？肌电图检示：神经性损伤。经用西药发热已退，但右上肢仍瘫痪如旧，右手指、腕、肘、肩关节功能活动基本丧失，故来我科求治。查体：患儿一般情况尚好，除右上肢外，身体其他部位活动自如，对外界反应正常，右上肢外观未发现明显异常，局部皮肤痛觉反应似较对侧为差，右手无名指、小指屈伸动作尚可，余指自主弯曲困难，右腕、肘、关节功能活动丧失，不能做屈腕、屈肘、抬臂等动作，右肩部肌肉较对侧松弛，余无特殊。耳穴诊查：双耳郭各部外形结构正常，未发现任何皮肤脱屑或色泽改变，未发现皮下结节。舌体正常大小，舌淡红，苔薄。观察指纹无特殊情况。

中医诊断：小儿右上肢不遂。

西医诊断：①小儿麻痹后遗症？②右上肢神经损伤（待排）。

辨证：患者因外感时邪犯表，故初有发热等症，由于热毒之邪发展迅速，很快从表深入于局部经脉，故右上肢废而不用；后虽经治疗热退，但邪犯经脉不解，以致损伤经脉，阻滞气血运行，故右上肢不遂，功能丧失；经脉气血受阻，不能荣于肌肤，故右肩部肌肉松弛及右上肢皮肤感觉迟钝。综合以上分析可知，本证乃邪伤经脉，气血郁滞。

治法：疏通经脉，行气活血。

耳压：取穴肩（右）、心（左）、四肢运动中枢（右）、脑（左）。

毫针体穴刺法：取穴肩髃（右）、曲池（右）、外关（右），用平补平泻手法，不留针。

医嘱：以上耳穴压籽处每日自行按压 3～4 次（早、中、晚、夜寐前），每次 1～2 分钟。以感微痛为宜。

1993 年 7 月 27 日，自初诊治疗后又治疗 2 次，现患儿右手指活动明显改善，右腕关节功能活动有所恢复，右肘关节下段肌力较前增强，右肘关节上段肌肉仍松弛，功能活动尚差，余无特殊。舌脉同前。治法不变。治疗方法同前。耳压法取穴加耳穴臂。

1993 年 8 月 3 日，此期间又治疗 2 次，现患儿右腕及右肘关节以下部位功能基本恢复，右上臂肌力较前增强，但功能活动仍差，余无特殊。舌脉同前。治法不变。治疗方法基本同上。

1993 年 8 月 10 日，此期间基本同上治疗 2 次，现患儿右上臂肌力基本恢复，仅较对侧稍差，右肩关节活动功能仍差，余尚好。舌脉同前。治法不变。耳压取穴：肩关节（左）、臂（右）、心（右）、脑（左）。体针取穴：外关（右）、曲池（右）、臂臑（右）、臑会（右）、肩髃（右），手法同前。

1993 年 8 月 24 日，此期间基本同上治疗 5 次，现患儿右肩关节功能活动已有所恢复，但恢复速度甚为缓慢，右上肢难以抬起，舌脉同前。治法不变。耳压取穴：肩（右）、颈椎（左）、心（右）、脑（右）、臂（左）。体针取穴：肩髃（右）、肩髎（右）、尺泽（右）、外关（右）、后溪（右），手法同前。

1993 年 9 月 2 日，此期间基本同上治疗 3 次，患儿右肩关节功能有所缓慢改善，但右肩部肌肉仍较松弛，余无特殊。舌脉同前。治法不变。耳压取穴：肩背（左）、肩关节（右）、臂（右）、三焦（左）、颈椎（左）。体针取穴：背部上段夹脊、肩周区域。嘱患儿家属平时注意帮助其进行右肩关节功能锻炼。

按语：本案患者右上肢废用，病情严重，治之宜重在疏通经脉，运行气血，为加强治疗功效，故毫针与耳压法合用。其中毫针体穴刺法取穴，重用肩髃及曲池穴,因这二穴属手阳明大肠经。中医认为阳明为多气多血之经,故此二穴针感强,传导好,调理运行气血功效较其他穴位为佳,因此,在此二穴基础上再酌情配以其他穴位。耳压取穴则主要是针对废用局部选配相应耳穴,以利于局部气血运行,促其流畅。必要时在体针、耳压二法基础上配合七星针轻叩背部上段夹脊穴及右肩部区域,旨在促进局部气血运行,加速恢复。

十六、不 寐

陈某,女,50岁,因"失眠、头昏痛数日"于1991年8月17日至我科就诊。患者常发失眠已10年余,每于情绪不佳或用脑疲劳时引发,伴白天头痛,头痛甚时有恶心感。此次发作已数日,彻夜不眠,心烦,白天则头昏头痛,头痛位于前额、伴紧束感,精神差,纳食不香,食量明显减少。口淡,小便可,大便少、稍结。舌偏红,苔微黄厚,脉细稍弦。查体:耳诊发现神经衰弱点、心反应明显。

诊断:中医诊断:不寐;西医诊断:神经衰弱。

辨证:心脾不足,气血两亏,心神失养。

治法:补养气血,益心安神。

处方及医嘱:①耳压:取穴心(右)、神经衰弱点(右)、神门(左)、脑(左)、脾(左)。每日自行按压3~4次,每次约1分钟。②皮肤针:叩击头部督脉,足太阳膀胱经脉循行线。

1991年8月20日,患者诉夜寐见好转,已能睡数小时,但常醒,仍感头昏、头痛,精神较前转佳,纳食仍乏味,余无特殊。①耳压:额(右)、心(左)、神门(右)、神经衰弱点(左)、脾(右);②皮肤针:叩击头部督脉、膀胱经循行线。

1991年8月24日,患者诉已能睡近7小时,但自觉睡眠较浅,头昏、头痛等基本消失,纳食较前好转。①耳压:额(右)、心(左)、神门(右)、神经衰弱点(右)、脾(左);②皮肤针:叩击头部督脉、膀胱经循行线。

按语:患者因心脾不足,心神失养,气血两亏,故失眠常发。治疗针对病机以耳穴心、脾补益心脾,且心穴又能宁心安神,脾穴又能健运脾气,以利气血生长;配耳穴神门及神经衰弱点,以增强处方的镇静安眠之作用;配耳穴额,以改善患者头痛、头昏等症状。在此基础上又配合皮肤针叩击头部督脉及膀胱经循行线,以清利头目,镇静安神。

十七、面痛(三叉神经痛)

刘某,男,53岁,因"右侧牙龈及右颌、右耳后疼痛2日"于1993年9月25

日至我科就诊。患者数年来每于工作繁忙紧张时,发作右侧牙龈连及右颌等处疼痛不适,难以名状。前晚因加夜班,昨日即感右侧上牙龈及右颌部疼痛、闷胀不适,昨晚下半夜又见加重,疼痛向右耳后及右头部放射,并呈抽掣样疼痛,局部闷胀感亦加重,右颌关节活动或用右侧牙齿进食时症状更显。因痛甚而心烦不安,夜寐亦受影响,纳食欠佳,二便调。查体:患者一般情况尚可,急性痛苦病容,头面部未发现异常,右颌及右耳后无红肿等现象,局部稍有压痛,右侧牙龈无肿胀等,稍有触痛,右耳正常,余无特殊。耳穴诊查:双耳各部外形结构正常,未发现任何皮肤脱屑或色泽改变,并未发现皮下结节或条索状阳性物等。以探棒压痛法诊查耳穴拔牙麻醉点、胆反应明显。舌体正常大小,舌质偏红,苔薄黄,中部稍厚,脉微弦。

中医诊断:面痛。

西医诊断:三叉神经痛(待查)。

辨证:患者素体胆经火热偏亢,每于工作紧张劳累而引发,使胆火循经犯于局部而出现症状,此次亦然。因胆火循其络脉犯于局部,故右颌、右耳后等区域疼痛;因火热为患,故其疼痛有灼热感;因肝胆相连,互为表里,喜疏泄。现胆火盛影响疏泄而气横,故疼痛抽掣样放射于右侧头部。舌红苔黄为胆火偏亢之象,脉弦为木横之象,综上可知本证乃胆火偏亢,扰于经脉。

治法:清泄胆热,调理气血,疏经止痛。

耳穴压籽法:取胆(右)、拔牙麻醉点(左)、耳神门(右)、枕(左)、耳背头痛点(左)。

毫针体穴刺法:取合谷(右)、翳风(右)、丘墟(右)、颊车(右),施以泻法。留针 15 分钟。

处方及医嘱:①以上耳穴压籽处每日自行按压 3~4 次(早、中、晚、夜寐前),每次 1~2 分钟。以感微痛为度。②另注意忌辛热饮食。

按语:临床上诊断正确是取得治疗效果的前提。本例患者虽以压痛为主诉,但细察其症,可知其病痛当主要在右颌及右耳后区域,故诊断应以面痛为宜。又根据其病痛部位,主要处于足少阳胆经循行部位上,加上疼痛伴闷胀、抽掣等性质,故进一步判断其病因病机乃胆火偏亢,扰于经脉。根据诊断,治疗中耳压取穴以耳穴胆为主,以清泄胆火;另针对主要疼痛部位,取耳穴拔牙麻醉点、枕、耳背头痛点等以调理局部,畅其经脉气血运行;又配耳穴神门以镇静,增强止痛之效。体针取穴则采取局部与远端相结合,局部取翳风、颊车;远端循胆经丘墟,以及主治头面诸症之手大肠经合谷穴。由于施治切证,故 1 次而愈(约 2 个月后患者因其他病症前来就诊,述疼痛于治疗后第 2 日尽消),收效甚佳。

十八、面 瘫

徐某,男,51岁。1991年10月31日初诊。患者自10月27日始觉左耳后疼痛,后觉左上唇麻木。10月29日漱口时水从左口角流出,嘴角偏向右,吃饭藏食,左眼酸困流泪,左额纹消失。舌红苔薄白,左耳后(翳风穴旁)见压痛点。诊断为左面神经麻痹。证属络脉空虚,风寒之邪乘虚侵入面部经筋致气血阻滞,失于濡养,肌肉纵缓不收。治宜疏风散寒,活血通经。选耳穴:面颊、眼区贴压,同时配合针刺风池(左)、翳风(左)、地仓(左)、合谷(左)。

按语:周围性面瘫患者在急性期多见耳后乳突(相当于翳风穴处)有压痛点,经治疗病情见好,压痛逐次减轻,当病趋痊愈时压痛可消失。局部触诊见松软感,针翳风穴时,针尖最好朝鼻尖方向,刺1~1.5寸深,使患者有酸麻胀感扩散到面部为好,此穴配风池乃首选穴,有利于面部肌肉活动的恢复。

宋某,男,28岁,因"口眼歪斜1周"于1991年2月5日至我科就诊。患者1周前发现口角向左侧歪斜,右侧面部不适,饮水时右口角漏水,吹口哨漏气等,至江西某医院就诊,经内服西药等,效不显。现口眼仍轻度歪向左侧,右额皱纹消失,右眼裂增大,感右眼视物不清,纳食、夜寐尚好,二便正常。舌淡红,苔薄白,脉缓有力。耳诊:右耳面颊区反应敏感。查体:一般情况尚好,神情,活动自如,口角轻度歪向左侧,右额皱纹消失,右眼裂增大,吹哨动作困难。

中医诊断:面瘫(风寒中络型)。

西医诊断:周围性面神经麻痹。

辨证:风寒袭络,气血凝滞。

治法:祛风散寒,行气活血。

处方及医嘱:①耳压法:取穴面颊区右,每日自行按压3~4次,每次约1分钟;②自行按摩颊车穴及附近区域,每日数次。

1991年2月7日,患者诉症觉缓,但右眼仍视物不清。治疗:右耳面颊区压点去除,换压左耳面颊区;按前法自行按摩。

1991年2月12日复诊,患者诉诸症明显好转,右眼能闭合,右眼视物不清改善,能吹口哨,余无不适,面部外观基本恢复正常,治疗同前。

1991年2月19日,患者诉诸症已消失,面部外观已无异常。

按语:本案病发虽已1周,但症状较轻,且年轻体强,气血旺盛,故治疗仅取耳穴面颊1穴而治即愈之。

刘某,男,44岁,1992年3月20日始感冒,高热,经治后见愈,今晨起床后洗脸时发现右眼闭合不全,口角向左歪斜,说话漏风,刷牙漏水,鼓腮漏气,吹口哨困难,右鼻唇沟浅,额纹消失。拟诊:右面瘫,证属风热稽留袭经阻络,经气不利,治宜疏风清热,舒筋缓痉。选耳穴、面颊、眼等区贴压,同时嘱患者自行按摩。

按语:面瘫多由络脉空虚,外感风寒、风热之邪,乘虚侵袭面部经络筋脉(主要为阳明、少阳、太阳经),以致气血阻滞,经筋失于濡养,肌肉纵缓不收而成,临床上治疗多以中药内服外敷、针刺、理疗等治法为主。老师对此则多选耳压加自行按摩治疗,耳压取效也与体针相似,存在着循经感传。施术中也需气至病所,呈现出酸麻、水流跳动感等,以求疏通经脉,调整阴阳,调和气血,调整和改善器官肌肉功能而达治疗目的,耳穴感传的出现和疗效提高与其配穴是否恰当、定穴是否准确、手法是否适度有密切关系。

邓某,男,53岁,干部。患者于1992年1月6日始发现嘴角向左歪斜、右侧面部轻度水肿、左侧口腔内藏食等,经针灸及中药治疗,效不明显,并有右眼闭合不全、时流泪,伸舌偏左等,于1月24日来我室求治。拟诊:面瘫。证属:经脉空虚,风痰中络。治法:祛风化痰,活血通络。耳压:面颊、眼、肝、肺、支气管。

按语:耳穴视诊须注意的几点:①光线要充足,最好是自然光。②避免人为造成耳郭形色的改变,如过于用力等。③要全面诊查,从上到下或从下到上(养成好的视诊习惯,两侧进行对照。)。④临诊时要考虑其他因素的影响,如患者的状态、气候的变化等。

龚某,女,36岁。患者于前晚自觉双耳内胀闷,昨晨起又感口中不适,舌右半边不知味,含水时右侧嘴角漏水,但不藏食,后又发现口角面歪向左侧,做吹哨动作时嘴歪向左侧,右侧额纹变浅(4个月前对侧有类似发作史)。拟诊:面瘫。证属:风寒犯络。法宜祛风散寒,活血通络。耳压:面颊、眼。自行局部按摩。

按语:躯体某一脏器或部位在耳郭上的相应耳穴,有的可不止一个,如与眼睛相应的耳穴就有眼、目1、目2。又如头痛穴也有1、2之分。临床上与某一脏器或部位发生病变时,并非所有相应耳穴都有反应,而往往只有其中的一个出现反应,这个出现反应的耳穴,才是治疗这一疾病的最佳穴位。不出现反应的耳穴,由于某些原因,其与病变处联系不强,故在此刺激起不到治疗作用。

刘某,男,59岁,因"口眼歪斜近半年"于1991年7月19日至我科就诊。患者于1991年2月始有口角右歪、左眼闭合不全等。1991年4月17日行"脑肿瘤"切除术后,面歪等症加重,左口角饮水时漏水,左口腔内藏食,左眼闭合不全,行走似不稳,右手食指、中指有时麻木,纳食尚可,夜寐一般,二便调。舌淡红,苔薄白,脉稍弦。查体:口面中度右歪,左眼裂增大,左额纹消失。

中医诊断:面瘫。

西医诊断:周围性面神经麻痹。

辨证:邪阻络脉,气血不足,经络失养。

治法：逐邪活血，养血活络。

处方及医嘱：①耳压：脑干（右）、面颊（左）、眼（右）；②自行按摩患侧面部。

1991 年 7 月 21 日，患者含气即漏见好转，左眼仍不能闭合，但较前感轻松，余基本如前。耳压：面颊（右）、眼（左）、太阳（右）。

1991 年 7 月 23 日，患者漏水、藏食等症减轻，口面仍右歪，但自觉左面肌肉活动较前灵活，左眼闭合亦自觉稍有改善。耳压：面颊（左）、眼（右）、脑干（左）。

1991 年 7 月 26 日，患者口面右歪见改善，余症亦见好转。耳压：守上穴，两耳交替。

1991 年 7 月 28 日，患者一般情况尚好，诸症见缓。舌淡红，苔薄白，脉稍弦。耳压：守上穴，两耳交替。

1991 年 7 月 30 日，患者口面右歪明显好转，左眼闭合亦有改善，左额纹已见少许，但表浅，左额皱眉动作有所恢复。耳压：守上穴，两耳交替。

1991 年 8 月 3 日，患者漏水、藏食等症消失，左眼基本能闭合，但欠佳，舌脉如前。耳压：守上穴，两耳交替。

1991 年 8 月 5 日，患者诉面歪恢复较明显，患者精神亦转佳。耳压：守上穴，两耳交替。

1991 年 8 月 7 日，患者现口面右歪甚微，左眼已能闭合，但欠紧，左额纹恢复但仍较对侧表浅。耳压：面颊（右）、眼（左）、脑干（右）。

1991 年 8 月 10 日，病情大致同上。耳压：守上穴，两耳交替。

1991 年 8 月 11 日，患者现面歪已不明显，仅人中沟仍微有右偏，感左眼闭合乏力。舌淡红，苔薄白，脉稍弦。耳压：面颊（右）、眼（左）、脑干（右）。

1991 年 8 月 13 日，患者情况同前诊，耳压：守上穴，两耳交替。

1991 年 8 月 16 日，患者面部外观基本复常，并无不适，耳压：守上穴，两耳交替。

按语：本案患者病史虽已逾半年，且后又经脑部手术，但主因仍属邪阻络脉。治疗以耳穴面颊为主穴，以逐邪和络；面瘫一般都有眼睑闭合障碍，故多配耳穴眼以促其功能恢复；耳穴脑干为辅穴，以增强前二穴之功效。

刘某，女，15 岁，因"口面向左歪斜 3 日"于 1991 年 12 月 28 日至我科就诊。患者于 3 日前晨起漱口发现右口角漏水不能自止，随即又发现口面部歪向左侧，右眼不适，难以闭合，右额纹变浅，右侧皱眉动作困难，进食时右侧口腔内藏食等，至今日自觉上症似有加重，口面左歪于微笑时更为明显，左面部感轻度紧束等不适，纳食可，夜寐安，二便常。查体：患者一般情况尚可，神清，语言清晰，全身活动自如，口面部中度向左歪斜，右额纹变浅，右侧皱眉动作难以完成，右眼裂增大，右眼稍红，微流泪，闭合困难，嘴唇吹哨动作难以完成，右面颊部微肿,右翳风穴处压痛阳性。耳穴诊查:双耳郭各部外形正常,未发现任何皮肤脱屑、色泽变化或隆起等,未发现皮下结节或其他病理阳性物。以探棒压痛法诊查耳穴面颊区、眼反应明显。舌体正常大小,舌质淡红,苔薄白,脉细。

中医诊断:口僻。

西医诊断:右侧周围性面神经麻痹。

辨证:患者因外感风寒,邪犯局部经络,以致经络郁滞,气血凝阻,筋肌弛缓失灵,故口面歪向左侧;因额部经络受累,故右额纹表浅,右侧皱眉动作难以完成;眼部筋肌受累,故右眼难以闭合;面部气血凝滞,故右面颊部微肿及右翳风穴处压痛,面肌纵缓,故右口角漏水藏食。综合以上分析可知,本证乃外感风寒,经络郁滞,气血凝敛,筋肌纵缓。

治法:祛风散寒,疏通经络,运行气血。

耳穴压籽法:取穴面颊(右),眼(左)。

特定电磁波治疗仪照射:患侧面部。

处方及医嘱:①以上耳穴压籽处每日自行按压3～4次(早、中、晚、夜寐前),每次1～2分钟,以感微痛为宜;②平时常自行按摩患侧面部;③避免患部吹风受寒。

1991年12月30日,病情无明显变化,余无特殊。舌脉同前。治法不变。耳压取穴:守上穴,两耳交替。特定电磁波治疗仪照射:患侧面部。

1992年1月2日,面歪等症见缓解,右面颊部肿胀已消失,局部紧束感亦甚微,余尚好,舌脉同前。治法不变。耳压取穴:面颊(右),眼(左)。特定电磁波治疗仪照射:患侧面部。

1992年1月15日,此期间又同上治疗5次,现面歪基本消失,右额纹恢复,右眼无异常。余均好。舌脉同前。治法不变。耳压取穴:面颊(右),眼(左)(巩固疗效)。特定电磁波治疗仪照射:患侧面部。

按语:周围性面神经麻痹恢复之快慢与众多因素有关,年龄及体质是其中的两个重要因素,年轻、体质好、气血充足者恢复快,反之则慢。治疗期间不注意保养,患侧面部仍吹风受寒者疗效差,本症患者年轻,气血充足,病情容易恢复。临床仅用耳压法即可愈病。耳压取穴宜抓住主要矛盾,一般而言,其病因乃患侧面神经麻痹,而症状又以面歪最为突出。因眼部受累症状也较为明显,故主取耳穴面颊区,配取耳穴眼,其他相应耳穴皆可不用,本症患者因施治及时,取穴切症,故疗效满意。

余某,男,18岁,因"口眼歪斜1周"于1993年10月20日至我科就诊。患者于10月13日自感头部微痛,第2日早晨漱口时发现左口角漏水,并发现口角向右歪斜,左眼不适,流泪、闭合不全,左额皱纹消失,进食后左口腔内藏食,嘴唇难以完成吹哨动作，并有左面颊部不适感，无机体功能障碍，纳食好，夜寐安，余无特殊。查体：患者一般情况尚可，语言清晰，行动自如，颈软，头部无异常，面部轻、中度歪向右侧，鼻唇沟稍变浅并微向右歪，左眼稍红，微流泪，难以闭合，左额纹消失，皱额动作难以完成，左翳风穴处及左耳前区域压痛阳性，余无特殊。耳穴诊查：双耳郭各部外形正常，未发现任何皮肤脱屑、色泽变化或隆起等，未发现皮下结节或其他病理阳性物，以探棒压痛法诊查耳穴面颊区、眼反应明显。舌体正常大小，舌质偏红，苔薄白，脉细弦。

中医诊断：口僻。

西医诊断：周围性面神经麻痹。

辨证：患者因生活失慎，外感风寒之邪犯于面部，阻滞经络，凝滞气血，以致局部筋肉弛缓，故面部、口角歪向健侧。因眼部经络受邪，故左眼不适，难以闭合，额部经络受邪，故左额纹消失，左皱额动作难以完成，右口角肌肉弛缓，故口角漏水、藏食等，综合以上分析可知，本证乃邪犯局部，阻滞经络，瘀滞气血。

治法：逐邪舒经，行气活血。

耳压法：取穴面颊（左）、眼（右）。

特定电磁波治疗仪照射：患侧面部。

处方及医嘱：①以上压籽耳穴每日自行按压3～4次（早、中、晚、夜寐前），每次1～2分钟，以感微痛为度；②注意患侧面部保暖，避免吹风。

1993年10月23日，患者现口角微向右歪，左眼闭合不全，时流泪。昨日"感冒"，流清鼻涕，余无特殊。舌脉同前。治法不变。耳压取穴：面颊（右）、眼（左）、内鼻（左）、肺（右）。特定电磁波治疗仪照射：患侧面部。

1993年10月28日，左额纹已显现，但较对侧稍差，左眼闭合不全，左口角仍有轻微漏水、藏食现象，余尚好。舌脉同前。治法不变。耳压取穴：面颊右，眼（左）。体针取穴：地仓（左）、颊车（左）、合谷（右），平补平泻手法。特定电磁波治疗仪照射：患侧面部。

1993年11月2日，此期间又基本同上治疗1次，现口角右歪基本消失，左额纹恢复，左眼无不适，左口角再未出现漏水、藏食现象，余均好。舌脉同前。耳压取穴：面颊（右）、眼（左）。特定电磁波治疗仪照射：患侧面部。

按语：在本案治疗中基本上以耳压法、毫针体穴刺法及特定电磁波治疗仪照射三法合用。其中耳压主要是针对病变相应部位取穴，且抓住主要矛盾，取耳穴面颊、眼二穴，其次要矛盾不必配穴；毫针体穴刺法疏通经络、运行气血功能较著，故按局部远端法结合配穴，亦抓住主要矛盾，局部取地仓、颊车二穴，远端取"头面合谷收"之合谷穴。在此基础上又配合特定电磁波治疗仪照射患侧面部，既利散邪，又利运行气血。由于三法共施，功效强捷，故迅速收效。

十九、面肌痉挛（面抽筋）

丁某，女，52 岁。患者于 1980 年开始出现右侧面部肌肉抽搐，初始较轻，近年渐甚。曾用中药治疗，症未减。现以右眼下部面肌抽搐为主，情绪不好时症尤显，常失眠，有时头痛。纳食稍多则腹中不适，一贯性情急躁。中医诊断：面风。西医诊断：右侧面肌痉挛。证属：肝血不足，肝风内动。治法：滋水涵木。耳压：面颊（右）、眼（左）、神门（右）、肝（左）、脑干（右），隔日一次。

按语：面肌痉挛与面瘫两者由于病变部位都在面部，所以耳压疗法取穴都用面颊。又因两者大多眼部亦受病变影响而有症状，故又一般都配用眼穴。然而，面瘫患者由于其临床表现以局部功能丧失或减退为主，以"静"为特点；而面肌痉挛患者症状都以功能亢进为主，以"动"为特点。在治疗上前者宜使"动"而不宜使"静"，后者则宜使"静"而不宜使"动"，故取穴时，前者一般不能配神门，后者却一般都应配用神门。

胡某，男，45 岁，因"左侧眼部跳动 6 年"于 1991 年 5 月 21 日至我科就诊。患者于 1985 年春夏交接之季，请当地民间医生行脸部"灯火灸"治疗，第 2 日始见左下眼睑跳动，当时未予注意，后病情渐渐加重，逐步延及整个左侧颜面部，尤以左口角旁为显。曾在其他医院经针刺及内服中药和西药治疗，均未显效，现仍有左面部抽掣样跳动时发，每次持续数秒至十几秒不等。近数月来又感左颈项部酸痛不适伴紧束感，头部做转动动作时似感不利，纳可，夜寐安，二便调。查体：患者一般情况尚可，左眼下及左面部以左口角为主频繁抽动，局部无压痛，颈项部外观正常，左颈项局部区域均有轻微压痛。耳穴诊查：双耳郭各部外形结构正常，未发现面颊穴及其他耳穴区域皮肤脱屑，变色或隆起等改变，未发现皮下结节或其他病理阳性物。以探棒压痛法诊查耳穴面颊区、眼反应明显。舌体正常大小，舌质淡红，苔薄白，脉沉稳有力。

中医诊断：面风。

西医诊断：左面肌痉挛。

辨证：患者素体阴阳失调有所偏胜，肝旺风邪自生，隐而未发，后因左脸颊受"灯火"刺激局部经络受损，风邪则乘虚而犯，风邪窜扰于局部，故筋肌瞤动而出现左眼下、左面部抽掣样跳动，时发时止，长年不愈。综上所述，本证乃肝旺风窜，筋肌瞤动。

治法：柔肝息风，镇静止痉。

耳穴压籽法：取穴面颊（右）、眼（左）、脑干（右）、神门（左）、肝（右）、颈椎（左）。

处方及医嘱：①以上压籽耳穴每日自行按压 3～4 次（早、中、晚、夜寐前），每次1～2分钟。以感微痛为度。②忌辛辣、烟酒等刺激饮食。③注意调节情绪，保持心情平静。

1991年5月23日，患者诉左面部抽掣样跳动见轻，左侧颈项部酸痛亦见减，余无特殊。舌脉同前。治法不变。耳压取穴：守上穴，两耳交替。

1991年5月30日，自上次治疗后又同上治疗2次，今日五诊，患者病情稳定，左面部跳动程度较前见轻，间隔时间亦较前延长，现左颈项部痛感基本消失，仅有酸楚不适感，余尚好。治法不变。耳压取穴：面颊（右）、眼（左）、神门（左）、肝（右）、颈椎（左）。

1991年6月15日，此期间又基本同上治疗7次，现仅有左面部跳动，自觉多由疲劳后引起，休息好则甚少发作。余无特殊。治法不变。耳压取穴：守上穴，两耳交替。

1991年6月29日，此期间又基本守上治疗原则及方法治疗5次。现左面部跳动基本消失，仅疲劳、情绪紧张或激动时发作，其他时间偶有轻微发作，余尚好。舌脉同前。耳压同上取穴治疗，巩固疗效。

按语：面肌痉挛临床上多顽固难愈，少数患者经毫针体穴刺法治疗，因针刺刺激面部症状反而加重。耳压法在耳穴上实施治疗，且刺激相对较弱，作用也持久，只要压籽不去，则一直发挥治疗作用，故对该病症相对较为适宜。临证配穴一般根据发病部位，多取耳穴面颊区、眼；在此基础上宜配耳神门穴，镇静以止痉。由于该病症病因多责之于风，"肝为风脏"，故又宜配耳穴肝以柔肝息风，同时耳穴肝性偏抑制，故又能加强镇静止痉功能。

张某，女，60岁，因"左侧眼下睑及面部抽搐10年"于1993年9月4至我科就诊。患者于1983年始感左眼下睑部抽搐，但症轻，时发时止，后渐又出现左面颊（主要位于左口角旁）抽动。近2年来自感眼面抽动发作较前明显频繁，且症状加重，发作与情绪有关，多于情绪不佳时出现。平时常感头昏，夜寐差，易醒，双眼视力下降。去年曾用中药、针刺等治疗，效果不明显。现仍有上症，纳食欠佳，二便调。既往有高血压史10年余。查体：患者一般情况尚可，活动自如，头面部外观未发现异常，左眼无红肿等，左眼下睑及左口角旁区域可见频发不自主抽动，口角微向左歪，余无特殊。耳穴诊查：双耳各部外形结构正常，未发现相应耳穴区域皮肤脱屑、色泽改变或隆起等，未发现皮下结节等病理阳性物。以探棒压痛法诊查耳穴面颊区，眼、肝反应区阳性。舌体正常大小，舌质淡红，苔白，根部稍厚，脉细稍弦。

中医诊断：面风（肝肾阴血不足）。

西医诊断：面肌痉挛。

辨证分析：患者因素体肝肾不足，肝阳偏旺，水不涵木，风邪偏胜而窜于上部,故常年反复发作,左眼下睑及左口角区域面部抽动,风犯局部经络,则经络拘紧,气血瘀滞,故口角微向左歪,情绪不佳时则肝郁气横,风邪尤胜,故左眼下睑及左面部抽动尤显。肝肾不足,阴血亏虚不能养目,故双眼视力下降,阴血不足,复加肝阳偏旺,故常感头昏,综合上述分析可知,本证肝肾阴血不足,风邪偏胜,经络拘急。

治法:调补肝肾,息风疏经,运行气血。

耳穴压籽法:取穴眼(右)、面颊(左)、肝(左)、肾(右)、神门(左)、心(左)、脾(右)。

处方及医嘱:①以上耳穴压籽处每日自行按压3~4次(早、中、晚、夜寐前)每次1~2分钟,以感微痛为度;②忌辛辣刺激饮食,并注意保持心情舒畅。

1993年9月18日,自初诊后又基本同初诊治法治疗5次,今日复诊诉上症仍存,但程度减轻,间隔时间延长,3分钟左右发作1次,头昏见减,但夜寐仍差,舌脉同前,治法不变。耳压取穴:面颊(右)、眼(左)、神门(右)、肝(左)、脾(右)、枕(左)、心(左)、肾(右)。

1993年10月5日,此期间又基本同上治疗5次,患者今日来诊述病情大有改善,现每日发作数次,多因眼睛视物较久,疲劳而引发,余无特殊,舌脉基本同前,治法不变。耳压取穴:面颊(左)、眼(左)、神门(右)、肝(左)、枕(左)、心(左)、肾(右)、皮质下(右)。

1993年10月19日,此期间又基本同上治疗5次,现左下眼睑及左口角旁抽动已稀疏,昨日上午因工作而发生争执,感局部跳抽动明显加重,后自行控制情绪,下午症状又缓,余尚好,夜寐较前有好转,舌脉基本同前,治法不变。耳压取穴:面颊(左)、眼(右)、神门(右)、肝(左)、枕(左)、心(左)、肾(右)、皮质下(右)。

1993年11月16日,此期间又基本同上治疗3次,现患者病情已稳定,偶于工作紧张时微发,余均好,舌脉同前,治法同上。耳压取穴:面颊(左)、眼(右)、肾(左)、肝(右)、皮质下(左)、心(右)。

按语:本案治疗耳压取穴主要是从三个方面着手:一是取耳穴肝、肾以增强此二脏功能,补益其虚,使水能涵木而风邪自消,此属治本。二是取面颊穴、眼穴以针对症状出现部位,从而调理病变局部经络气血,使其恢复正常而局部眴动之症自止,此为治本。三是辅助配穴,取耳神门穴、枕穴、皮质下穴等以镇静而增强止痉作用。

二十、项痹(颈椎病)

廖某,男,37岁,因"左颈项及左上臂酸痛不适近2年"于1993年2月18日至我科就诊。患者于1991年5月乘长途汽车时受寒，此后一直感觉左颈项部酸痛不适，其后酸痛感渐延及左上臂，伴局部拘紧牵扯感，左手指发麻，尤以小指为显。疼痛与天气变化无明显关系。以往曾行颈椎X线摄片检查示：第4~7颈椎骨质增生。多次经按摩、牵引、理疗等治疗，当时见缓，过后又发。近段时间上述症状明显，并感头昏，口唇周围麻木，上半身自汗出。纳食及夜寐均好，二便调，余无特殊。查体：一般情况尚好，颈软，颈项、肩部外观无明显异常，无压痛，颈部活动尚自如。左上肢未发现异常，左肩关节活动正常。左手指外观无异常，局部皮肤觉痛，触觉正常。颈椎X线摄片示：第4~7颈椎骨质增生。耳穴诊查：颈椎区、枕穴反应强阳性。舌体正常大小，舌质偏红，苔薄白，脉微沉有力。

中医诊断：项痹。

西医诊断：颈椎病。

辨证：患者因平日不注意养生，以致寒湿之邪停于颈项筋骨之间藏而未发，后因乘车受寒而邪气加重，致使寒湿内甚，凝滞气血，痹阻经络，故出现颈项部酸痛不适等症，又因邪气影响相应经脉，故上臂及手指亦出现相应酸痛及麻木等症状。综上所述，本证为寒湿内甚，气血凝滞，经络痹阻。

治法：散寒祛湿，行气活血，疏通经络。

耳穴压籽法：取穴颈椎（左）、心（左）、枕（右）、交感（右）、口（右）。

处方及医嘱：①以上压籽耳穴每日自行按压3~4次（早、中、晚、夜寐前），每次1~2分钟。以感微痛为度。②注意适度活动颈部并避免局部受寒。

1993年2月22日，患者诉颈项部酸痛拘紧等见缓，近日未出现上半身出汗，口唇周围麻木感亦消失，但颈部左右转动时酸痛稍显，左侧卧位时左手小指麻木较显，近日又感尾骨至前阴处时有麻木感。余无特殊变化。舌偏红，苔薄白，脉稍沉。治法同前。耳压取穴：颈椎、枕（左）、心（右）、交感（左）、指（左）、骶椎（右）。

1993年2月23日，患者昨日吹冷风后感左颈项部及头部酸胀，口唇麻木，余症稳定。舌偏红，苔薄白，脉稍沉。治法同前。耳压取穴：守上穴，去骶椎穴，左右交替，另加口（左）、脾（右）。

1993年2月25日，患者近日感双肩胛区域轻微酸痛，头偏向一侧时则该侧颈项部酸胀尤显，左上肢受触压时感酸胀，吹风后感左侧头部微胀，余无特殊。舌偏红，苔薄白，脉沉。治法同前。耳压取穴：颈椎（右）、肩背（左）、骶椎（左）、肘（右）、口（右）。

1993年2月27日，患者诉上半身出汗未再出现，不活动时双肩胛区域无不适，但头向一侧时，则该侧肩胛区域仍有酸胀感，颈项部酸胀感较前减轻，余尚好。舌偏红，苔薄白，脉沉。治法同前。耳压取穴：颈椎（左）、肩背（右）、枕

（右）、肘（左）、口（左）、交感（右）。

1993年3月2日，患者诉颈项部酸胀感轻微，但左右转动颈部时，酸胀痛感仍较显。双肩胛区域酸胀感基本消失，左上肢拍击按压已无明显酸胀感，余尚好。舌偏红，苔薄白，脉微沉。治法同前。耳压取穴：守上穴去肘穴，左右交替，另加心（左）、肾（右）。

1993年3月4日，患者诉颈项部酸胀见轻微，双肩胛区域及左上肢无不适感，余均好。舌偏红，苔薄白，脉微沉。治法同前。耳压取穴同上，左右交替。

1993年3月6日，患者诉颈项部、双肩胛区域及左上肢基本已无不适，仅转动颈部时颈项微有酸感，余正常，舌偏红，苔薄白，脉稍沉。治法及耳压取穴均同上，以巩固疗效。

按语：本例患者证属寒湿着痹。其症状表现虽涉及颈项、肩胛、上臂、手指等部位，但结合西医诊断，其主要病变乃在颈椎。宗瑞麟教授以耳压法治疗，抓住本症病位关键所在，在取穴上以颈椎区、心穴、枕穴三者为主穴。其中颈椎区乃针对主要病位；心穴乃利血脉，合颈椎区以共同活血通痹；枕穴有镇静功能，在此乃为缓解主要病位区域之肌肉紧张，从而改善局部酸痛拘紧牵扯等症状。在此基础上又先后酌情配相应耳穴，如以耳穴指改善手指麻木症状，以耳穴交感调节自主神经功能而治上半身汗出，以耳穴口改善口唇麻木症状，以耳穴肩背改善双肩胛区域症状等。本例治疗取穴主次分明，切证是取效的关键。

韩某，女，44岁，因"颈背部疼痛及左上肢似有筋牵扯感半个月"于1993年2月13日至我科就诊。患者于1983年始有颈背部疼痛，其后反复发作。曾在外院行颈椎X线摄片检查，示颈椎骨质增生（因报告单已遗失，故骨质增生之颈椎节段不详）。此次发作已半月左右，感后项及左背区域疼痛，伴左背经左上肢至左手指一线似有"筋"牵扯感，左背及左上肢酸累不适，左手食、中、无名指发麻。疼痛与天气变化无明显关系，但稍劳作后上述症状尤显，颈部及左上肢活动尚好，纳食、夜寐均好，二便调，余无特殊。查体：一般情况尚好，颈项部、背部及左上肢外观无异常，第4～6颈椎及其两侧压痛（+），左背肩胛骨内上缘轻微压痛，左上肢无压痛，左手指无压痛，局部皮肤痛觉、触觉正常。耳穴诊查：两侧耳郭部皮肤未发现异常。以探棒压痛法诊查颈椎区、胸椎区反应强阳性。舌体正常大小，舌质淡红，苔薄白，脉稍细。

中医诊断：项痹（着痹）。

西医诊断：颈椎病。

辨证：患者因寒湿之邪侵入颈背部筋骨之间留着不去，日久凝滞气血，痹阻经络，故多年来反复发作颈项、背部相应区域疼痛不适，伴左背及左上肢似有"筋"牵扯，左手食、中、无名指发麻等症状；又由于气血运行失畅，局部筋肉失养，故伴左上肢酸累，劳作后尤甚等症。综合以上分析可知，本证乃寒湿内停，凝滞气血，痹阻经络。

治法：散寒祛湿，行气活血，疏通经络。

耳穴压籽法：取穴颈椎（左）、胸椎（右）、肩背（左）、神门（左）、枕（右）。

处方及医嘱：①以上压籽耳穴每日自行按压3～4次（早、中、晚、夜寐前），每次1～2分钟。以感微痛为度。②注意适度活动颈部并避免局部受寒。

1993年2月18日，患者诉颈背部疼痛明显减轻，左上肢牵扯感亦见缓解，余尚好。舌淡红，苔薄白，脉稍细。治法同前。耳压取穴：守上穴，两耳交替，另加耳穴脑干（左）、心（右）。

1993年2月20日，患者诉仍感颈背部微痛及左上肢轻微牵扯感，左手指麻木见缓，但近日右上肢亦有牵扯感，余无特殊。舌淡红，苔薄白，脉稍细。治法同前。耳压取穴：颈椎（左）、胸椎（右）、肩背（左）、神门（右）、枕（右）、脑干（右）、肾（左）、心（左）。

1993年2月23日，患者诉颈背部疼痛及左上肢牵扯感已很轻微，左手指麻木进一步减轻，右上肢无不适，余尚好。舌淡红，苔薄白，脉稍细。治法、耳压取穴均同上，两耳交替治疗。

1993年2月27日，患者诉现仅有时感颈、背微疼痛，左上肢牵扯感已基本消失，亦无酸累感，左手指微麻木，余无特殊。舌淡红，苔薄白，脉稍细。治法、耳压取穴均同上，两耳交替治疗。

1993年3月2日，患者诉颈、背部及左上肢基本无不适，仅偶尔似感颈部微酸，余均好。舌脉同前。守上耳压取穴治疗，巩固疗效。

按语：本例患者为寒湿着痹之症。症状表现在颈项、背、左上肢及手指等多处，但结合西医学知识来分析，其病位当以颈椎及胸椎为主，对其治疗宗瑞麟教授抓住关键所在，耳压取穴以耳穴颈椎、胸椎两者为主，针对主要病位逐邪活血，疏通经脉，又配以耳穴枕及耳穴肩背加强主穴作用，以缓解局部疼痛酸累等症状；另配以耳神门穴以利止痛。在此基础上先后酌配耳穴心、脑干、肾等以适病情。本症左上肢、手指均出现相应症状，但从因果关系看，其均因颈椎病变化引起，相对而言皆属次要矛盾，而宗瑞麟教授施治历来强调抓主要矛盾，故一直未取上肢及手指相应耳穴治疗。然而本案的治疗效果已证明宗瑞麟教授治病找病症关键、抓主要矛盾的方法十分正确。

付某，男，30岁，因"双肩胛部酸痛不适3年"于1993年8月12日至我科就诊。患者于1990年因写作取低头体位时间过长，遂感两肩胛骨上段区域疼痛紧束，酸胀不适，后渐明显，严重时局部拘急感，影响颈项、背，难以活动。现患部仍每日疼痛不休，有时症缓，有时明显。自觉活动或局部按摩后感缓，疼痛与天气变化无明显关系,局部亦无畏寒或喜温感,颈项部无明显疼痛,双上肢亦无不适,余尚好。查体:患者一般情况尚好,全身各部活动尚自如,后项部外观正常,颈椎及其两侧区域无明显压痛,双肩胛区域外观无异常变化,脊柱两旁未触及皮下结节或条索状物等,亦无明显压痛,余无特殊。耳穴诊查:双耳郭各部外观无异常,未发现相应耳穴区域皮肤脱屑、变色或丘疹等,未触及皮下结节或条索状阳性物等。以探棒压痛法诊查耳穴颈椎、肩背反应明显。舌质淡红,苔薄白,脉缓而有力。

中医诊断:项痹。

西医诊断:颈椎病。

辨证:患者原因工作取低头体位时间过长,致使局部经络劳作,气血瘀滞,复感风湿之邪,乘虚留着于局部,以致经络更为郁滞,气血瘀滞尤甚,故出现双肩胛上段区域酸胀、疼痛不适之症。因病邪以风湿为主,故病痛部位无明显畏寒感。综上可知,本证乃经络劳作,复感风湿,气血瘀滞,筋脉拘挛。

治法:祛风散湿,行气活血,疏通经络,柔筋止痛。

耳穴压籽法:取穴颈椎(右)、肩背(左)、枕(右)、心(左)、神门(左)。

处方及医嘱:①以上压籽耳穴每日自行按压 3～4 次(早、中、晚、夜寐前),每次 1～2 分钟。以感微痛为度。②注意避免局部活动过度。③预约颈椎 X 线摄片检查。

1993 年 8 月 17 日,颈椎正侧位 X 线摄片示:$C_{3\sim6}$ 骨质轻度增生。患者近日出差,乘火车时间长,又感双肩胛上部区域酸胀疼痛不适,余无特殊。舌脉基本同前。治法不变。耳压取穴:守上穴,两耳交替。

1993 年 8 月 19 日,患者双肩胛部疼痛已见轻,但仍酸胀不适较为明显,余无特殊。舌脉基本同前。治法不变。耳压取穴:胸椎左、颈椎右、肩背(左)、心(左)、神门(左)。

1993 年 8 月 22 日,患者双肩胛上部酸胀疼痛显减,自觉较前轻松,余无特殊。舌脉基本同前。治法不变。耳压取穴:守上穴,两耳交替。

1993 年 8 月 24 日,患者双肩部酸痛等已基本消失,仅有局部轻微不适感,活动后则消失,余尚好。治法不变。耳压取穴:守上穴,两耳交替。

按语:因颈椎病理变化而引起肩胛、项、上肢等部疼痛不适之症,临床多见。从其临床表现看,大多属中医"痹证"范畴,耳穴压籽法治疗,多有较好的止痛效果。临证运用时一般主取耳穴颈椎、肩背、枕、心、耳神门。其中取颈椎穴,乃是按西医学理论配穴原则,针对原发病位;肩背穴、枕穴乃是按病变相应部位配穴原则,针对症状出现的主要部位(因这类患者大多有肩胛及后项部疼痛不适症状);取心穴以通利血脉,从而运行气血;取耳神门穴以增强止痛功效。

刁某，女，38 岁，因"左背部酸痛，活动不利 6 日"于 1993 年 9 月 23 日至我科就诊。患者于 6 日前始感左背部酸痛不适，初起较轻，后日渐加甚，尤以转动颈部时为显，疼痛仅限于局部，不向肩部及上肢放射，亦不影响右背，尚未发现疼痛与天气变化有关，似感局部吹风受凉后症状稍显，左上肢活动尚正常。近段时间自觉胃中嘈杂不适，尤以早晨起床时为甚，伴恶心感，纳食尚可，二便调。查体：患者一般情况尚好，后项部外观正常，局部未触及包块或条索状阳性物等，亦无触压痛。左背部外观未发现明显异常，亦未触及肿块或条索状阳性物等，后棘突旁压痛（+），颈项部活动尚可，但转动颈部时自觉左背痛显，余无特殊。耳穴诊查：双耳郭各部外形结构正常，未发现相应耳穴皮肤脱屑或丘疹、色泽等变化，未发现皮下结节或条索状等阳性物。以探棒压痛法诊查耳穴肩背、颈椎、胃反应强阳性。舌体大小正常，舌淡红，苔薄白，脉细缓。

中医诊断：痹证（着痹）。

西医诊断：颈椎病。

辨证：患者因生活未注意保养，以致风寒之邪犯于局部筋骨不去，寒邪凝滞局部经络、气血，故出现左背区域酸痛不适。又因转动颈项部时局部经络受牵，故其时尤感左背酸痛加甚，由于病变尚初起，邪气尚未犯于他处，故其症状仅限于背部。另患者同时又有胃中不和，出现胃中嘈杂不适，恶心等症。综合上述分析可知，本证乃风寒犯筋骨，凝滞络脉，凝滞气血，兼胃气不和。

治法：温散寒邪，疏经活血，兼以和胃。

耳穴压籽法：取穴肩背（左）、神门（左）、肾（左）、胃（左）。

特定电磁波治疗仪照射：阿是穴。

处方及医嘱：①以上压籽耳穴每日自行按压 3～4 次（早、中、晚、夜寐前），每次 1～2 分钟。以感微痛为度。②注意避免局部受寒（夜寐时不用空调）。③注意清淡易消化饮食。

1993 年 9 月 25 日，患者感左背酸痛及胃中嘈杂等症状均有所缓解，余无特殊。舌淡红，苔薄白，脉细缓。治法不变。耳压取穴：守上穴，两耳交替。

1993 年 9 月 28 日，患者诉上症进一步缓解，自觉左背部活动较前灵活。颈椎正侧位 X 线摄片报告示：颈椎生理性弯曲变直，后缘椎体轻度变尖。颈椎肥大（轻度）。舌脉同前。治法不变。耳压取穴：守上穴，两耳交替，另加耳穴，心（右）。特定电磁波治疗仪照射：阿是穴。

1993 年 9 月 30 日，患者诉诸症明显缓解，余尚好。舌脉基本同前。治法不变。治法：守上穴，两耳交替。

1993 年 10 月 3 日，患者诉诸症缓解，已基本消失，仅颈项向左转动时微感不适，余均好。舌脉同前。治法不变。耳压取穴：守上穴，两耳交替。

按语：本例患者为风寒着痹。病症初起，邪气尚未深顽，故主以耳压法治疗，以疏经活血，逐邪止痛，又结合临床诊查，特别是颈椎 X 线摄片报告，根据西医有关理论取耳穴颈椎，针对原发病灶施治。因本病涉及颈椎，中医认为"肾主骨"，故取耳穴肾以益肾。在此基础上又取耳神门穴加强止痛作用。并仿《金匮要略》有关原文"……针处被寒，核起而赤者……灸其核上各一壮……"之旨，取特定电磁波治疗仪照射，散寒之力甚强之优点，针对阿是穴施治，直接散邪。

二十一、肩凝症（肩周炎）

涂某，女，36 岁，因"右肩关节疼痛 10 年，加重半月"于 1993 年 4 月 22 日至我科就诊。患者有"肩关节痛"史已 10 年左右，常于天冷时发作，有时左侧，有时右侧，此次发作已约半个月。右肩关节疼痛伴轻微酸累感，局部喜温，受寒则症重，且呈日轻夜重规律。有时痛甚影响夜寐，右上肢不能上举及后旋，动则痛甚，痛处固定，右上肢其他关节正常。口稍干但不欲饮，纳食尚好，二便调，余无特殊。查体：患者一般情况尚好，主动体位，右肩关节区域皮肤外观未发现异常，局部无明显红肿等，表面无灼热感，但右肩峰及肩前区域触压痛(+)，关节活动明显障碍，上举及后旋动作均感困难，右上肢未发现异常。舌淡红，苔薄白，脉微沉细。

中医诊断：肩凝症。

西医诊断：肩周炎。

辨证：患者病久，易受寒湿之邪侵袭，凝滞局部经络，故右肩关节疼痛伴上举、后旋动作受限症状时常发作。但由于患者年轻，气血充足，故病症尚未深重，病变基本限于右肩关节。寒湿阴邪易伤阳，故右肩关节局部喜温，受寒则症重，且日轻夜重。综合上述分析可知，本证乃寒湿痹阻。

治法：散寒祛湿，舒经活络。

耳穴压籽法：取肩（左）、臂（左）、神门（右）。

处方及医嘱：①以上耳穴压籽处每日自行按压 3～4 次（早、中、晚、夜寐前），每次 1～2 分钟。以感微痛为度。②注意患部功能锻炼，并避免局部受寒。

1993 年 4 月 24 日，患者诉右肩关节疼痛见减，关节功能活动亦明显改善。舌淡红，苔薄白，脉稍沉细。治法同前。耳压取穴：肩关节（右）、臂（右）、神门（左）。

1993 年 4 月 26 日，患者诉右肩臂部疼痛已止，右上肢抬举及后旋动作基本无障碍，但局部仍微有酸累乏力感，余尚好。舌脉同前。治法基本同前。耳压取穴：臂（左）、肘（右）、肩关节（左）、神门（右）。

1993 年 4 月 29 日，患者诉右肩臂疼痛基本消失，现仅感局部微有酸累感觉,余无特殊。舌淡红,苔薄白,脉稍沉细。治法不变。耳压取穴:臂(右)、神门(左)、肩关节(右)。

按语:本例患者为痹证,病史虽有 10 年之久,但相对而言病症尚未至深重程度,故临床表现较轻,亦基本上未涉及其他区域。根据宗瑞麟教授寒湿痹证"三级分治"法尚属初级范围,对其治疗亦按"初级疗法"而单用耳压法。由于病变基本限于右肩关节,故耳压取穴以耳穴肩关节点为主,另配耳神门穴止痛消炎。治疗过程中又结合病情,先后酌配耳穴臂、肘等,达祛寒散湿、疏经通节、活血止痛之功。由于配穴合理,故取穴虽少,但疗效显著,病情迅速向愈。

施某,女,65 岁,因"左肩臂酸痛 4 个月余"于 1993 年 7 月 29 日至我科就诊。患者于 4 个月前始觉左肩臂部酸胀疼痛不适,一直未予治疗,后症状逐渐加甚,尤以近段时间为显。现左肩以肩峰为主连及左上臂前内侧疼痛、酸胀,左肩关节活动受限,右肩臂有时亦痛,阴雨天气时感疼痛加重,左上肢似较对侧寒凉,痛处得温则舒。纳食一般,夜寐可,大便常结,小便清。查体:患者一般情况尚好,颈项部外观正常,无明显压痛,左肩区外观无异常,该侧肩髃穴稍下及肩内廉处均有压痛。左上肢上举、后伸等动作均较困难,左上臂正常,无明显压痛。右肩臂未发现异常。余无特殊。耳穴诊查:双耳郭各部外观正常,未发现相应耳穴区域皮肤脱屑、变色或隆起等,未发现皮下结节或条索状阳性物等。以探棒压痛法诊查耳穴肩、臂反应明显。舌体正常大小,舌质稍红,苔薄白,脉稍弦。

中医诊断:肩凝症。

西医诊断:左肩周炎。

辨证:患者年老体质渐衰,气血不足,筋骨空虚,寒湿之邪乘虚而入,以致寒凝骨节,郁阻经脉,瘀滞气血,故左肩臂部酸痛不适;寒湿阴邪最易伤阳,故左上肢似感寒凉,得温则舒;局部经脉拘急,故左肩关节活动功能不利。综合以上分析可知,本证乃寒湿阻滞,经脉郁阻,气血瘀滞。

治法:祛寒散湿,疏通经络,行气活血。

耳穴压籽法:取穴肩(左)、心(右)、神门(左)、枕(右)、臂(右)。

毫针体穴刺法:取穴肩髃(左)、曲池(左)、外关(左)。平补平泻手法,留针 20 分钟。

特定电磁波治疗仪照射:左肩部。

处方及医嘱:①以上耳穴压籽处每日自行按压 3～4 次(早、中、晚、夜寐前),每次 1～2 分钟。以感微痛为度。②注意患部功能锻炼,并避免局部受寒。

1993 年 7 月 31 日,患者左肩臂部酸胀疼痛见缓解,活动有所改善,大便干结,但每日 1 次,余无特殊。舌脉基本同前。治法不变。耳压取穴:守上穴,两耳交替,去枕穴,加颈椎穴左。体针取穴手法同前穴位。特定电磁波治疗仪照射:左肩部。

1993 年 8 月 2 日,患者左肩部酸痛已轻,左上臂疼痛已消失,左肩关节活动不利,余无特殊。舌脉基本同前。治法不变。耳压取穴:颈椎右、肩(左)、心(右)、神门(左)、肾上腺(左)。体针取穴:穴位、手法均同前。特定电磁波治疗仪照射:左肩部。

1993 年 8 月 5 日,患者左肩部酸痛等症状基本消失,但左肩关节活动感欠利索,余尚好。舌脉基本同前。治法不变。耳压取穴:守上穴,两耳交替。体针取穴:肩髃、肩贞(均左)。手法同前。特定电磁波治疗仪照射:左肩部。

按语:本案患者左肩部痹证病程较长,临床病情表现不轻,其病变已较深重,故对其治疗以耳穴压籽法、毫针体穴刺法及特定电磁波治疗仪照射法三法同施。其中耳压法重在调理局部之经络、气血,故以耳穴肩、耳穴臂为主穴以疏经活血;取耳穴心以通利血脉而加强活血;取耳穴神门以增强止痛。毫针体穴刺法针感强,传导好,故其疏通经脉、行气活血之功尤强,因此对本症甚为适宜。特定电磁波治疗仪照射法能直接温散痹痛部位之寒湿之邪,故有较强的促进愈病的作用。

涂某,男,55 岁,因"右肩关节疼痛约半年"于 1993 年 7 月 8 日至我科就诊。患者于半年前始觉右肩关节活动或用力时疼痛,初时较轻,后渐加甚,尤以做抛物动作时痛甚,平时则感右肩区酸累不适,右上肢做后旋动作时,上臂上段亦感酸累微痛,疼痛与天气变化无明显关系,右肩区喜温,活动欠利,右上肢肘、腕及指诸关节尚好。纳食一般,夜寐安,二便调。查体:患者一般情况尚可,活动尚自如,右肩部外观无明显异常,右肩关节前内处压痛阳性,余处无压痛。右上肢上举、后旋等功能活动均明显受限,余无特殊。耳穴诊查:双耳郭各部外形结构无明显异常,但双耳肩关节穴区域皮肤稍隆起,未发现任何皮肤脱屑或色泽改变,未发现皮下结节及条索状阳性物。以探棒压痛法诊查耳穴肩关节反应强阳性,刺激后,右肩关节疼痛酸累显减而感觉轻松。舌体正常大小,舌质淡红,苔薄白,脉弦缓。

中医诊断:肩凝症。

西医诊断:右肩关节周围炎。

辨证:患者因年事较高,气血不足,骨节空虚,致寒湿之邪袭入而留着于局部,阻滞骨节、经络,凝滞气血,故有右肩关节活动时疼痛、酸累等症;因寒湿为阴邪,最易郁遏阳气,故右肩区喜温;邪阻局部,经络受阻,故该关节活动不利。综上可知本证乃寒湿内盛,阻滞骨节,凝敛气血。

治法:祛湿散寒,疏通经络,运行气血。

耳穴压籽法:取穴肩关节(内)(左)、心(左)、神门(右)、胸(右)。

处方及医嘱：①以上耳穴压籽处每日自行按压 3～4 次（早、中、晚、夜寐前），每次 1～2 分钟。以感微痛为度。②注意局部功能锻炼，并避免受寒。③忌生冷饮食。

1993 年 7 月 10 日，患者现右肩关节活动时已无疼痛，但局部仍有酸楚乏力感，余无特殊异常，舌脉基本同前。治法不变。耳压取穴：守上穴，两耳交替。

按语：本例患者所患肩凝之症已达半年之久，其双耳肩关节区域皮肤隆起，可见其病理变化不浅（肩关节局部的病理反应，经较长时间、较强强度传入其相应耳穴，而引起双耳局部组织结构改变）。而以探棒压痛法诊查耳穴肩关节亦呈强阳性反应。根据"耳穴的阳性反应点亦是最佳治疗点"这一耳穴临床经验，故在本案的治疗中采用耳压法。取耳穴肩关节为主穴，逐邪通经，运行气血，特别是耳压定位时，根据患者右肩关节前内处压痛明显这一体征，相应将药籽贴压在耳穴稍偏内处，使治疗更为切症，故收满意疗效。

二十二、胸腋气滞症

孙某，男，16 岁，因"左胸腋部胀甚 1 日"于 1993 年 2 月 18 日至我科就诊。患者于昨晚 10 时左右无明显诱因突感左胸腋部胀满不适如有物阻，无疼痛感，不咳嗽，无气促，无心慌心跳等，左胸部，左肩关节及左上肢活动尚自如，夜寐尚好，至今日仍感左胸腋部胀甚不减，纳可，二便调，余均正常。查体：一般情况好，呼吸平稳，口唇无发绀等，胸廓两侧对称，左胸腋部表面未发现隆起或凹陷等异常，亦无明显按压痛，左胸及左肩关节活动自如。肺部及心脏听诊无异常，余均未发现异常。两侧耳郭各部皮肤未发现异常，亦未发现结节等阳性物。以探棒压痛法诊查耳穴胸区反应强阳性。

诊断：胸腋气滞症。

辨证分析：患者在无外伤等明显诱因情况下，突感左胸腋胀满不适如有物阻，至第 2 日症状依旧，然而无疼痛，局部活动自如，说明非瘀血所致；呼吸平稳，无咳嗽气促，无口唇发绀等，说明无脏腑之疾；无心悸脉促等，说明无心脏疾患。排除以上病变，再结合其主症以胀满为特征，可见本症乃左胸腋下局部经络组织一时气机阻滞之故。

治法：行气疏经。

耳穴压籽法：取穴胸胁区（左）、耳神门（右）。

处方及医嘱：上耳穴压籽保留 2 日，以巩固疗效。

患者经当日耳压治疗后即自述左胸腋部胀满感完全消失，无任何不适。

按语：本例患者证候单纯，仅有左胸腋部胀满不适一症，似难以辨证，但宗瑞麟教授以排除法排外心、肺等常见病症之可能，最后确诊为胸胁气滞之症。针对这一病机，施以耳穴治疗，主要依照耳穴治疗配穴中的按病变相应部位配穴原则，选取耳穴胸胁区为主穴，以疏利局部气机之郁滞，又配合耳神门穴，取其抑制之性以减轻症状表现。本案治疗取穴虽少，但配伍精良切证。故疗效如桴鼓，当即痊愈。

吴某，女，63岁，左胁肋部胀痛2～3日，伴心悸、眼花，似有飞物在眼前晃动，寐不安宁，舌红苔薄白微黄，脉细弦。原有类似发作及左右肩臂部痛、活动不利史。颈椎片示：颈椎骨质增生。耳诊见耳穴心、肝、眼、神门区压痛敏感，拟诊胁痛，证属肝郁气滞，心血虚亏。治宜疏肝解郁，养血益心，选耳穴左肝、左心、左神门、右眼等穴贴压。患者当即感胁肋部舒畅，胀痛消失。

《灵枢·五邪》谓："邪在肝，则两胁中痛。"肝主疏泄，肝气抑郁，则胁痛，肝开窍于目，肝血虚则眼花，眼前似物飞晃，肝虚（母）可涉心（子）亦虚，故心悸，寐不安宁。耳穴贴压治疗各种痛症，疗效之迅速，优于打针服药，临床中常发现，只要在耳郭中找准病灶反应（即压痛敏感）点，往往可在贴穴后3～5分钟取得即刻效果。本法简便安全有效，无明显副反应，痛苦小，深受患者欢迎。

二十三、腹 痛

黄某，女，39岁，因"右上腹常痛2年余"于1991年2月27日至我科就诊。患者于1988年下半年始感右上腹闷胀疼痛，有时疼痛向背部放射，伴纳差、口干但不欲饮等，经一般治疗后症状渐消失，但其后常有类似发作，每次发作持续时间不等，程度轻重不一。1990年8月曾行B超检查示胆囊结石，经用中药治疗2个月余，效果甚微。近日又感右上腹隐痛，有时则痛显，伴胃脘部饱胀，痞塞不适，食欲差，食后饱胀，口稍渴，大便干结，精神欠佳。查体：患者一般情况可，活动自如，全身皮肤及双目巩膜无黄染，腹部软，心窝部稍有压痛，但未扪及包块等。辅助检查：B超示胆囊结石。耳穴诊查：双耳郭各部外形结构无异常，未发现相应耳穴区域皮肤脱屑、色泽改变或隆起等，未发现皮下结节或其他病理阳性物。以探棒压痛法诊查耳穴胆、交感反应明显。舌体正常大小，舌质稍红，苔微黄厚，脉沉细稍数。

中医诊断：腹痛。

西医诊断：胆囊结石。

辨证：患者因长期饮食失调，过食辛辣肥甘之品，以致湿热内蕴，互结成石而阻于胆腑，使胆气不疏，胆胃失和，故见右上腹闷胀疼痛；由于湿热内盛，气机壅滞，故脘腹部饱胀，痞塞不适；胃气不和则功能不足，故食欲差，食后饱胀；

由于湿热为患而以热邪偏重,故口干,大便干结。综上所述可知,本证乃湿热内蕴,胆胃不和。

治法:清利湿热,疏胆和胃,理气排石。

耳穴压籽法:取穴交感双、胆(左)、胃(右)。

处方及医嘱:①以上压籽耳穴每日自行按压3~4次(早、中、晚、夜寐前),每次1~2分钟。以感微痛为度。②避免油腻辛辣饮食。③注意大便是否有结石排出。

1991年3月4日,患者诉上次治疗后,右上腹隐痛闷胀等均明显缓解,自觉患部较前轻松,食欲好转,但稍多食仍有饱胀感。余无特殊。舌脉同前。治法不变。耳压取穴:守上穴,加耳穴大肠(右),两耳交替。

1991年3月8日,患者诉现仅感右上腹稍有闷胀感,纳食较前好转,大便仍偏干燥,但能解出,余尚好。舌脉同前。治法不变。耳压取穴:交感(双)、大肠(左)、胃(右)、胆(左)。

1991年3月13日,患者诉现右上腹已无不适,纳食较前明显转佳,但稍多进食后仍感胃脘部有饱胀感,余均好。舌脉同前。治法不变。耳压取穴:守上穴,加耳穴脾(左),两耳交替。

按语:本案腹痛病位在胆与胃,病因是湿热为患,热邪偏重,故按病变相应部位配穴原则,取耳穴胆、胃两者为主穴,其中以耳穴胆疏利胆气,清泄湿热;以耳穴胃和胃理气助消化功能;取耳穴交感以调节舒张胆道而有利于排石。后又针对患者大便干结症状较显,而配耳穴大肠以清热润燥,降气通便。本案治疗用穴虽不多,但配伍合理,故收良效。

二十四、胁 痛

陈某,女,60岁,干部。患胆囊多发性结石伴慢性胆囊炎数年。常感上腹两侧及两肋胀满,纳食后尤甚,大便干结,苔薄黄,脉沉。中医诊断:胁痛。西医诊断:胆石症,慢性胆囊炎。证属肝胆气滞。法宜疏肝理气,利胆。耳压:肝(左)、交感(左)、肝(右)。

按语:耳穴治疗胆石症屡见报道,一般认为能明显改善症状,但对排石效果则意见不一。宗瑞麟教授认为耳穴治疗对于本病能改善症状这一点是肯定的,且效果较明显,但排石则较为困难,往往需要很长时间治疗,现多以耳压法合用内服中药,效果则更可靠。

阚某,女,32岁,教师。患者约1年前因"急性肾炎"曾在江西某医院住院治疗,经用中药和西药治疗后症见缓解,但小便常规检查常发现尿蛋白阳性,并有腰酸、头昏、乏力、咽干、失眠，有时眼睑水肿，月经期下肢水肿，证属：脾肾亏虚，心阳不足。治法：健脾益肾，养血安神。耳压：肾（双）、脾（左）、胃（右）、心（右）、神门（左）。

按语：慢性胆囊炎从中医角度辨证其病机多属肝胆气滞或合并胆热内蕴。中医病位均在胆，故耳压取穴主用胆穴，酌加肝穴，又因该病症一般都有纳差及消化功能不佳，从中医讲又有胃气不和，胃气虚弱，故一般宜加用胃穴或脾穴。该病症绝大多数有一定程度的右上腹或中上腹疼痛，故应取神门穴以加强镇痛作用，此外再根据具体情况取其他穴位，如大便干结难解或大便溏软者取大肠穴，疼痛明显者取交感等穴。

叶某，女，46岁，脘腹胀痛不适2年余，近1个月来见剧，纳减，厌食油腻荤腥物，寐不安宁，大便不爽，时夹不消化物。经某医院B超检查诊为"慢性胆囊炎伴胆结石"。辨证为肝胆不舒，湿热蕴结，瘀久成石。治宜疏肝利胆，行气止痛。选耳穴肝（左）、胆（右）、胃（右）、上腹（右）、神门（右）、交感（左）贴压。

按语：胆为"中精之腑"，与肝互为表里，输胆汁而不传化水谷与糟粕，内藏清汁，故称"中精"，其功能疏泄，参与消化，以"通降下行"为顺，在此耳压的作用主要是通过经络的感传，达到调节肝胆系统的气血、津液，起疏肝利胆、行气止痛的作用。患者行贴压后当即感到脘腹胀痛消除，说明耳压治疗胆疾所致之痛，确有针（压）到痛除之效，具有简、廉、效之优点。

叶某，女，48岁。因脘腹胀痛不适2年余，加剧近1个月，伴纳差，厌油腻，大便不爽，于1991年6月3日来我院就诊。B超检查示"胆囊壁厚，胆石影8mm×7mm"。拟诊为"慢性胆囊炎伴胆结石"。证属胆胆不疏，湿热蕴结，瘀久成石。选疏肝利胆，行气止痛法，用耳穴肝、胆、胃、心、交感、上腹、神门，左右耳交替贴压，连续7次，持续近1个月。1991年9月26日自诉病见明显好转，痛除纳增。至原做B超的医院复查，谓"胆结石较前见小，似有开裂象"。现仍一鼓作气，行耳穴贴压。

通过耳压刺激耳前后足少阳的循行经络，作用于胆腑，能起到消除症状、促进排石的效果。西医学认为：耳压排石是利用刺激迷走神经反射起到引起胆囊收缩、胆囊括约肌松弛的生理功能，完成排出结石的。

二十五、腰 痛

刘某，男，53岁，因"腰痛1周余"于1993年8月3日至我科就诊。患者原有腰部扭伤史，后每于搬重物不慎则易引发腰痛。1周前搬运水泥，当时腰部无明显扭动受伤情况，但次日即感腰部两侧牵拉疼痛，以及左臀、左大腿后缘活动时痛,疼痛与天气变化或受寒等无明显关系。左髋、右膝等关节活动正常,但腰部因明显牵拉感难以伸直,勉强伸直则感痛甚。纳食、夜寐均好,二便调,余无特殊。查体:患者一般情况尚好,腰部稍向前弯曲体位,活动明显受限,腰部外观无明显异常,腰椎压痛(±),腰部肌肉无紧张现象,压痛(-)。未触及条索状阳性物等,左臀、左大腿外观正常,无明显压痛,余无特殊。耳穴诊查:双耳郭各部结构正常,未发现任何皮肤脱屑或色泽改变,未发现皮下结节或条索状阳性物等。以探棒压痛法诊查耳穴腰椎反应明显。舌体正常大小,舌质淡红,苔薄白,脉濡。

中医诊断:腰痛。

西医诊断:腰痛(原因待查)。

辨证:患者原有腰部扭伤,当时未能彻底治愈,以致局部经络气血留有瘀滞,而成隐患,每于局部用力不当时则发。此次亦因搬重物而发,因局部瘀滞加甚,故出现腰部牵拉疼痛;因经络拘急,故局部牵拉感明显,并影响左臀及左大腿后缘,活动时疼痛,特别是腰部难以伸直。因尚无寒湿等邪气复犯,故症状与天气变化等无关。综上可见,本证乃局部气血瘀滞,经络拘急。

治法:疏经通络,行气活血,逐瘀止痛。

耳穴压籽法:取穴腰椎(右)、神门(右)、心(左)、膝(左)。

处方及医嘱:①以上耳穴压籽处每日自行按压3~4次(早、中、晚、夜寐前),每次1~2分钟。以感微痛为度。②预约腰椎X线摄片检查。

1993年8月5日,患者诉腰部牵拉疼痛感明显减缓,左膝关节疼痛亦缓解,余尚好,舌脉同前。治法不变。耳压取穴:守上穴,两耳交替。

1993年8月7日,患者诉现仅稍感腰胀及牵拉感,左膝关节痛止,但弯曲时自觉有响声,余均好。舌脉同前。治法不变。耳压取穴:腰骶椎右、腰痛点(左)、心(左)、神门(右)。

按语:本例患者腰痛乃陈旧性损伤,局部气血瘀滞,因搬重物用力不当而引发。这类患者应用耳压疗法,除对局部病理变化进行调治外,其止痛效验尤佳,故以耳压法治疗本症最为适宜。耳压取穴一般从以下三个方面配伍:一是针对主要痛处取相应耳穴,如本症则针对腰痛主取耳穴腰椎,同时对膝痛取耳穴膝配合;二是加强活血散瘀,一般多用耳穴心,因该穴能通利血脉,增强活血之力;三是加强镇痛,一般多用耳神门穴,因该穴止痛效验甚佳。

吴某,女,41岁,1991年10月10日来诊。患者腰酸痛5~6年,春秋季发作见多,近期发作3~4日,以弯腰劳动后见剧。伴双脚挛急夜甚,头昏眼花,寐不安宁,口唇作干。原有肾下垂史。检查:面色不华,双腰部微压痛。舌淡红,苔薄白微黄,脉细弦。证属:肾阴亏虚,经脉失养。治拟:滋补肾阴,养血柔筋。

选耳穴：肾（左）、腓肠肌（右）、神门（左）、肝（左）、心（右）。

在选耳针或耳压治疗时，也宜遵照《灵枢·官能》提出的"用针之要，无忘其神"的针刺治疗原则，注重调神，因人体生病不仅是生理与病理的变化，还有心理上的变异。行耳穴按压时每见病痛当即有所缓解，无疑使患者对战胜疾病树立了信心，从心理上产生了积极的作用，然后再在耳部留针，让患者每日数次按压，刺激耳穴，一方面发挥经络感传作用，另一方面则能静志安神，自我调整阴阳平衡。"制其神，令气易行"之静养疗效不容忽视，耳针与心理治疗配合相辅相成，相得益彰。

蔡某，女，34岁，10年前曾发腰痛，疑为"肾结石"，昨晚始感左腰痛，今晨见剧，伴小便黄赤，解时微作急胀，左膝关节酸痛。检查见左腰眼旁压痛（+）。拟诊为：腰痛。证属脾肾不足，湿热蕴蒸，阻遏经脉，伤及腰膝。治宜补益脾肾，清利湿热，舒筋活络。选双肾俞穴用电针治疗，配耳穴脾（右）、肾（左）、膝（右）、腰（右）、神门（右）贴压。

宗瑞麟教授在临证中喜用体针、耳压（以药代针法）并施，以体针激发经气，行气止痛，针后于相应的耳穴上行药籽贴压，能使已激发的经气延续，从而维持行气止痛的作用。此法简便易行，给患者带来许多方便，尤其是对工作忙，远道而来，交通不便，很难坚持每日或隔日1次针刺治疗的患者，可以降低来诊的频率，如夏日2～3日治疗一次，冬日可3～5日甚至1周治疗1次。

邱某，女，59岁，因反复腰痛，右膝关节疼痛住院。拟诊为"慢性肾盂肾炎""膝关节退行性变"。现仍见腰痛，右侧较甚，右膝关节肿痛，尤以走路等活动时见剧、不能伸直，小腿部时有挛急，小便灼热，前来我处会诊。拟诊为腰腿痛，证属脾肾亏虚，湿热郁蒸。治宜益肾健脾，泄热通经，调和气血。选足三里（双侧）、三阴交（双侧）针刺，耳穴肾（左）、心（左）、膝（左）、腰（右）、神门（右）贴压。

按语：患者平素脾肾亏虚，不能荣于肾府，故腰痛；"膝为筋之府"，脾主四肢肌肉，脾虚生湿，湿蕴热蒸，故膝关节肿痛，小腿部时挛急，不能伸直；小便灼热，亦为湿热，针灸属外治法，除脏腑病变用十二经脉病候辨证外，起于肢体、躯干的外周病证均当用经筋辨证。十二经筋是人体经络系统的重要组成部分，其循行分布以十二经脉为主，并受筋脉气血之濡养。经筋包括了肌肉、肌腱、韧带、筋膜及组织，能联系四肢百骸，主司运动，经筋功能正常，则筋肉刚健有力，关节屈伸自如，经筋一旦病变，必致关节功能紊乱，筋肉挛急。

喻某，女，58岁，因"腰及右大腿疼痛4个月余"于1991年4月6日至我科就诊。患者于1990年12月不慎扭伤腰部，当时疼痛甚，腰部活动明显受限，经推拿及服中药治疗，症见缓解，但其后一直感腰胀痛不适，弯腰时尤甚，伴右大腿前外侧麻木微痛，久站则麻木感加重，局部并出现针刺样感觉。症状与天气变化无明显关系，但患部似有畏寒感，右小腿及右足无不适感觉，左下肢尚正常，纳食尚可，夜寐欠佳，易醒，二便调。查体：患者一般情况尚可，全身各部活动自如，腰部外观无明显异常，局部无压痛，弯腰动作轻度受限，右大腿外观无明显异常，无压痛，局部皮肤感觉尚正常，余无特殊。耳穴诊查：双耳郭各部外观结构正常，未发现耳穴腰及其他区域皮肤脱屑、变色或隆起等变化，未发现皮下结节或其他病理阳性物。以探棒压痛法诊查耳穴腰反应明显。舌体正常大小，舌质淡红，苔薄白，脉微细弦。

中医诊断：腰痛。

西医诊断：①腰部陈旧性损伤；②腰椎病。

辨证：患者年龄偏大，气血不足，肾气亏虚，腰府不强，扭伤后未能完全恢复，仍有气血瘀滞，经脉气机阻滞，故有腰部胀痛之症，经气阻滞，气血运行则失畅，故右大腿外侧有针刺样不适感；腰部经络拘挛，故弯腰时胀痛感尤显。综合上述可知，本证乃经络郁阻，气血瘀滞。

治法：疏通经络，行气活血。

毫针体穴刺法：取穴：先按子午流注针法刺"开穴"阴谷（丙午日癸巳时），同配刺配足三里右，施以泻法，"开穴"不留针，配穴留针20分钟。

耳穴压籽法：取穴腰（左），髋膝关节之间（右）。

处方及医嘱：①以上耳穴压籽处每日自行按压3～4次（早、中、晚、夜寐前），每次1～2分钟。以感微痛为宜。②预约腰椎X线摄片检查。

1991年4月9日，患者诉腰痛疼痛等见减，腰椎正侧位X线摄片检查示：腰椎骨质密度减退。余无特殊。舌脉基本同前。治法不变。体针取穴：先按子午流注针法刺"开穴"大棱（戊申日丁巳时），后刺配伍穴，阳陵泉右，方法同上。耳压法取穴：腰（右），大腿（左）。

1991年4月11日，患者诉腰胀痛进一步好转，但久立后仍感右大腿前外侧针刺样感，余无特殊。舌脉基本同前。治法不变。体针取穴：先按子午流注针法刺"开穴"然谷（辛亥日癸巳时），后刺配伍穴足三里（右），血海（右），方法同上。

1991年4月13日，患者诉腰胀痛已见轻微，右大腿久立后针刺样感亦大有缓解，余尚好。舌淡红，苔薄白，脉稍细。治法不变。体针取穴：先按子午流注针法刺"开穴"大棱（癸丑日丁巳时），后刺配伍穴足三里（右）、血海（右）。

1991年4月16日，患者诉腰胀痛已基本消失，仅偶感局部微不适，右大腿外侧麻木感消失，余均好。舌脉基本同前。治法不变。体针取穴：先按子午流注针法刺"开穴"阴谷（丙辰日癸巳时），后刺配伍穴足三里（右）、血海（右）。

按语：本案病初因扭伤引起，结合症状表现特点，可知其气血瘀滞较甚。子午流注针法乃根据人体气血流注应时旺于某经某穴，故按时刺此当旺之"开穴"

以顺水推舟,因势利导而有很强的调理、促进气血运行之作用,因此本症用子午流注针法,择穴施治甚为适宜。此外为增强疗效,又配合辨证施治配穴,如足三里、血海等。因此两穴行气活血、疏通经脉功效甚强,其中足三里穴偏重行气,血海穴偏重活血。二穴同施,故疗效明显。

邹某,男,31岁,工人。患者于1978年患肾炎,经用西药和中药治疗数月症状渐消失,但小便中常有蛋白。2个月前患者又感腰部胀痛不适,做弯腰或扭腰等动作时尤甚,伴乏力等,已用中药口服及膏药外贴等均不效。今日来诊,查尿常规:蛋白(+),透明管型(+)。拟诊:腰痛(慢性肾炎)。证属:肾气虚弱。治法:益肾强腰。耳压:肾、心、脾、肺。

按语:慢性肾炎在临床上有病情轻重之别,但一般多有蛋白尿、腰酸痛等,从中医观点来分析其症状,一般以肾气虚弱为其基本病机。在此基础上或有水气泛滥、肾不摄精等。耳压治疗取穴针对病位首选肾穴,又因"肺为水之上源","脾主运化,主统摄"。慢性肾炎患者之肺、脾两脏一般亦有功能不足,所以取穴时应配用肺、脾两穴,此外,根据患者的具体情况再配用其他穴位。

李某,男,48岁,因"腰痛数日"于1993年5月4日至我科就诊。患者约9年前曾有"腰部扭伤",其后间有腰痛发作。1988年曾行腰椎X线摄片检查示"腰椎肥大"。近2年来每3~4个月发作1次,多因天气变化、腰部用力或受寒等引发。近数日来又感两侧腰痛,伴局部胀感,腰部活动受限,活动则感疼痛尤甚,疼痛不影响臀部及下肢,无水肿,小便正常,纳食尚好,夜寐一般,大便调,余尚好。查体:一般情况尚可,站立及坐位时腰部均稍呈前挺位,腰部活动受限,两腰部外观未见明显异常,未触及条索状等,第二、三腰椎及附近区域均有压痛,骶区及臀部未发现异常,双下肢活动正常。实验室检查:小便常规检查(-)。耳穴诊查:双耳郭各部皮肤外观未发现异常,未发现皮下结节或条索状物等。以探棒压痛法诊查耳穴腰、耳穴腰椎区呈强阳性反应。舌体正常大小,舌质淡红,苔薄微黄,脉微弦。

中医诊断:腰痛。

西医诊断:腰痛(原因待查)。

辨证:患者原因腰部扭伤,局部经络受损,气血瘀滞,未得痊愈,又因调养不慎,而寒湿之邪留着于此,以致成为隐患。后每因天气变化、受寒或腰部用力不当而引发。发作时因邪甚阻滞经络,瘀滞气血,故表现为腰胀痛,同时伴腰部活动明显受限等。综合以上分析可知,本证乃邪阻腰部,瘀滞气血,痹阻经络。

治法:活血逐瘀,疏通经络,益肾强腰。

耳压取穴:腰椎(左)、腰(右)、耳神门(右)、肾(右)、心(左)。

体针:肾俞(双侧)、委中(双侧),平补平泻手法,留针15分钟。

处方及医嘱：①行腰椎正侧位 X 线摄片检查；②平时经常自行按压以上压籽耳穴。

1993 年 5 月 6 日，患者诉现腰痛以右侧见甚，弯腰动作欠利，夜寐易醒，近日夜尿多，余无特殊变化。舌淡红，苔薄黄，脉微弦。治法不变，加强温散寒邪。耳压：取穴腰椎（右）、腰（左）、肾（左）、耳神门（左）、心（右）、脑点（右）。体针：取穴委中（左）、阴陵泉（右）、三阴交（左）、肾俞（右）。施平补平泻手法，留针 15 分钟。特定电磁波治疗仪：照射腰部。

1993 年 5 月 8 日，患者诉腰痛明显减轻，坐位时无疼痛，仅有不适感，但弯腰及扭腰动作时仍有疼痛，且右侧较左侧为显，余无特殊。舌淡红，苔薄黄，脉微弦。治法同前。耳压取穴：腰椎（左）、腰（右）、肾（左）、耳神门（右）、心（左）。体针：取穴：肾俞（双侧）、委中（双侧），施平补平泻手法，留针 15 分钟。特定电磁波治疗仪：照射腰部。

1993 年 5 月 13 日，患者诉腰痛进一步减轻，近数日有时感右脚底有酸胀感。余尚可。舌稍偏红，苔灰白，舌根中部苔稍厚，脉微弦，治法同前。耳压：取穴肾（右）、心（右）、耳神门（左）、脾（右）、脚底（偏内）（左）、腰椎（右）。体针：取穴委中（双侧）、肾俞（双侧），平补平泻手法，留针 15 分钟。特定电磁波治疗仪：照射腰部。

1993 年 5 月 15 日，患者诉腰痛已基本消失，仅腰部活动时稍有不适感，余尚好。舌淡红，苔微黄厚，脉微弦。治法同前。耳压取穴：腰椎（左）、肾（右）、心（左）、脾（左）。体针：取穴：委中（双侧）、肾俞（双侧），平补平泻手法，留针 15 分钟。特定电磁波治疗仪：照射腰部。

按语：患者有腰痛史多年，每因天气变化、受寒或腰部用力不当而引发，且发作较为频繁，可见病情深顽。中医认为"腰为肾之府"，腰部疾患日久，多伤及肾脏，故宗瑞麟教授对于这类病症施治时，强调应适当考虑补益肾气。又因患者病情深顽，反复发作，单以某一方法治之恐力量不足，故宗瑞麟教授以耳压、针刺合用，配合特定电磁波治疗仪局部照射，以散其寒气。数法相合，互为协同促进。由于在施治中注重以上两点，故本症疗效尤佳。

万某，男，63 岁，右腿胀酸痛半年余，尤以腘窝、小腿外侧、外踝部见显，下午症重，活动欠利，脚趾麻木。舌淡红，苔白、中根部稍厚，原有"腰腿痛"史。检查见右腿委中、承山、昆仑穴旁均见压痛点。拟诊：痹证，证属风寒湿邪，阻塞经络，痹而不通。治宜祛风除湿，通经活络止痛。选右委中、右承山、右昆仑穴针刺。

按语：古有"治病不明脏腑经络，开口动手便错"之训。《灵枢·刺节真邪》说："用针者，必先察其经络之实虚，切而循之，按而弹之，视其应动者，乃后取而下之"。针灸治病所用腧穴，为经脉流行出入的地方，故不论在诊病、处方、配穴、手法等各个方面，都离不开经络学说之指导。

熊某，女，65岁，因"腰部酸胀疼痛2个月余"于1993年5月11日至我科就诊。患者于1993年3月初因挑担劳累后，始感腰部酸胀疼痛。当时未予重视，后症状一直未能消失，尤以久坐或弯腰活动时加重；酸痛与天气变化无明显关系，亦不影响臀、下肢等部位，全身无水肿，无小便短频。纳差，夜寐差，常感口干，大便调。原有"胆病"史已6～7年，常感上腹胀，尤以中午见甚，进食油腻食品后亦甚，余无特殊。查体：患者一般情况尚可，主动体位，活动尚自如，面色少华，腰部外观无明显异常，第2至第5腰椎处均有压痛，骶椎区无明显压痛，左臀部约环跳穴处有压痛，双下肢无明显异常，两侧直腿抬高试验阴性。实验室检查：小便常规：蛋白（-），白细胞0～3/HP，红细胞0～1/HP。耳穴诊查：双耳郭各部皮肤无明显异常，未发现皮下结节等。以探棒压痛法诊查耳穴腰椎、耳穴胆呈强阳性反应。舌体正常大小，舌质红，苔薄白，脉细微沉。

诊断：腰痛。

辨证：本例患者因年老体弱，肾气渐虚，腰府不坚，复因挑担负重损伤局部经络而气滞血瘀，故其后一直有腰部酸胀疼痛，久坐或弯腰活动时尤甚等症；又因阴血不足，故有面色少华，口干，舌红，脉细等。综合以上分析可知，本证主要为肾气不足，腰部经络损伤，气血瘀滞，兼阴血不足。

治法：补益肾气，疏通经络，行气活血，兼以养血。

耳穴压籽法：取穴腰椎（左）、臀（左）、肾（右）、肝（右）、胆（左）、神门（右）。

处方及医嘱：①每日自行按压以上压籽耳穴数次；②避免重体力劳动。

1993年5月13日，患者诉腰痛仍存，但程度见缓，余基本同前。舌红，苔薄白，脉细微沉。治法同前。耳压取穴：腰椎（左）、腰（右）、肾（左）、胆（右）、肝（左）、耳神门（左）。

1993年5月15日，患者腰痛进一步减轻，当取卧位较久时疼痛加重。昨日感上腹胀痛，纳呆，夜寐差。舌脉基本同前。治法同前。耳压取穴：守上穴，两耳交替。

1993年5月18日，患者诉腰部酸胀疼痛较前明显好转，上腹胀痛基本消失，但纳食仍欠佳，夜寐差。舌红，苔薄白，脉细。治法同前。耳压取穴：腰椎（左）、腰（右）、肾（左）、胆（右）、肝（左）、耳神门（右）。

1993年5月20日，患者诉腰部酸胀痛已轻微，但腰部活动时较为明显，纳食较前好转，但多食则上腹胀。舌脉基本同前。治法不变。耳压取穴：守上穴，两耳交替。

1993年5月22日，患者诉腰部酸胀痛轻微，活动时痛亦较前缓，食欲有所增加。舌红,苔薄白,脉细。治法不变。耳压取穴:腰椎(左)、腰(右)、肾(左)、胆(右)、肝(左)、耳神门(右)。

1993年5月31日,此期间又基本同上治疗3次,患者诉腰部酸胀痛基本消失,仅腰部活动时微有不适感,现纳食一般,夜寐较前稍有改善。舌质偏红,苔薄白,脉细。治法、耳压取穴不变,两耳交替治疗以巩固疗效。

按语:本症在病机上存在三个方面,一是肾气不足,腰部经络损伤,气血瘀滞而表现为腰部持续酸胀疼痛,活动见甚;二是阴血不足,而表现为面色少华,口干,舌红,脉细;三是"胆病"失疏,影响中焦消化功能,而表现为常感上腹饱胀,尤以进油腻食物时更甚。此三者中肾气不足、经络损伤、气血瘀滞是患者急需解决的问题,故为主要矛盾。因此宗瑞麟教授施治主以补益肾气,疏通经络,行气活血,兼以养血益阴,兼疏调胆腑。故耳压取穴以耳穴腰椎,耳穴腰针对疼痛部位以舒经活血;以耳穴肾既助肾气又益肾阴;配耳穴神门以协助腰椎、腰两穴逐瘀止痛;配耳穴肝以调养肝血补阴血不足;配耳穴胆以调胆腑,治"胆病"。

▌二十六、腿痛(坐骨神经痛)▐

凌某,男,45岁。1991年10月12日初诊。患者自1991年3月起感右腿麻木,半月后伴酸胀痛,渐及怕冷。曾在数家医院就诊,拟诊为"坐骨神经痛"。经服药、针灸治疗未见效。现仍痛剧,尤以久坐见重,站立、卧床才觉舒,晨起口苦。检查:$L_3 \sim L_4$ 棘下、右臀腿部后侧(环跳、承扶、阴门、委中、承山穴旁)均有压痛,右直腿抬高试验(+)。舌淡红,苔薄白微黄。证属痛痹。治宜疏通经络,调和气血,蠲痹舒筋。选穴:环跳(右)、委中(右)、阳陵泉(右)、三阴交(右)针刺,配右坐骨神经、右臀、左腓肠肌、神门穴耳压。

按语:患者腰腿痛半年余,经数家医院久治未效,据其病发时间系阳春三月,寒湿主令,腿麻木症首当其冲,皆因体虚,腠理空疏,此时风寒湿气最易乘虚而入成痹,故腰臀腿痛缠绵至今未愈。治宜在现有基础上行隔药姜灸法,以祛除寒湿,蠲痹止痛。

张某,女,41岁,因"左臀腿痛近2个月"于1993年4月8日至我科就诊。患者于1993年2月中旬始感左足跟部至左踝关节处似有"筋"牵拉感,后又渐感左臀及左大腿等处轻微疼痛,当时未予重视。3月22日突感左臀腿疼痛加甚(无明显诱因),在本单位职工医院经针灸、按摩、西药等治疗,效不显。现疼痛以左臀、左腘窝为主,左大腿后缘亦有轻度疼痛,伴左下肢酸胀不适,畏寒喜温,左足底发麻,左下肢功能活动明显障碍,不能行走。纳可,夜寐安,二便调,余无特殊。查体:急性痛苦病容,被动体位,左髋关节及左膝关节微屈悬空,由他人挟扶代步，左腰及左臀、左下肢外观未发现明显异常，左臀及左腘窝部压痛（±），左直腿抬高试验（+）。耳穴诊查：双耳郭各部外观均正常，未发现皮肤潮红、苍白等改变，未发现皮下结节或条索状等阳性物。以探棒压痛法诊查耳穴臀点、坐骨神经穴、腘窝点反应强阳性。舌体正常大小，舌质淡红，苔薄白，中根部稍厚，脉微紧。

中医诊断：痹证（寒湿内盛，阻滞经脉，凝滞气血）。

西医诊断：坐骨神经痛。

辨证：患者因生活不注意调养，以致寒湿之邪内侵留着于局部，阻滞经脉运行不通，故出现左臀、左腘窝等处疼痛酸胀不适，并严重影响左下肢功能活动，不能行走。因寒湿为阴邪，最易郁遏阳气或损伤阳气，故患肢畏寒喜温。又因寒凝气血，以致气血难以抵达肢端，故出现左足底发麻；苔白主寒甚；脉紧主寒主痛。

治法：祛寒散湿，疏通经络，运行气血。

耳穴压籽法：取穴耳神门（左）、腘窝（右）、坐骨神经（右）、臀（左）。

处方及医嘱：①预约腰椎 X 线摄片检查。②以上耳穴压籽处每日自行按压3～4次（早、中、晚、夜寐前），每次1～2分钟。以感微痛为度。③暂卧床休息，注意局部保暖。

1993 年 4 月 10 日，患者诉疼痛缓解，但昨日夜寐受疼痛影响而不安，左足外侧麻木，左下肢功能障碍难以行走，余尚好。舌脉基本同前。X 线片示：腰椎生理曲度消失变直。治法不变。耳压取穴：神门（右）、腘窝（左）、坐骨神经（左）、臀（右）、心（左）、股（右）。

1993 年 4 月 13 日，患者诉患肢疼痛进一步缓解，夜寐转好，左足发麻仅限于足跟部，自觉患肢有时发凉，已能勉强行走，余尚好。舌脉基本同前。治法不变。耳压取穴：臀（左）、坐骨神经（右）、神门（左）、心（右）。

1993 年 4 月 15 日，患者诉患肢痛麻等减轻，余症亦见缓。昨日起"感冒"，发热，流清涕，头昏胀，纳食尚可，二便调。舌红，苔灰白，中根部稍厚，脉浮紧。守上治法，另兼以宣肺解表。耳压取穴：臀（左）、坐骨神经（左）、耳神门（右）、心（左）、双肺、双内鼻。

1993 年 4 月 17 日，患者诉现仅左臀腿酸麻，尤以活动（站立、行走）时为显，有时有触电样感觉，时头昏，余尚好。舌淡红，苔薄白，脉濡。守初诊治法。耳压取穴：肾（左）、腰椎（左）、心（右）、坐骨神经（左）、臀（右）、神门（右）。

1993 年 4 月 20 日，患者诉左下肢功能活动自如，现仅左臀腿轻微酸感，余均好。舌脉基本同前。治法同上。耳压取穴：守上穴，两耳交替。

按语：本例患者为寒湿着痹，临床表现虽较重，但病程不长，病邪造成的损害尚不深重，故按寒湿痹证"三级分治"法之初级耳压治疗，以观其反应。二诊时患者述症缓，说明单用耳压法已能胜任，故其后治疗均施耳压法，取穴主以臀、腘窝两穴针对相应病位，以祛寒化湿，疏通经络，行气活血；取耳穴坐骨神经乃结合西医学知识，调节坐骨神经功能；取耳穴神门以助上穴止痛。四诊用耳穴肺、内鼻乃针对外感情况；五诊用耳穴肾，乃为益肾气。从本案治疗中可以看出宗瑞麟教授耳压治疗取穴主次分明，恒中有动，全为适症。

二十七、腰椎间盘突出症

刘某，男，51 岁，因"左侧腰腿疼痛 2 个月"于 1991 年 11 月 15 日至我科就诊。患者于 2 个月前劳累后，加上洗冷水澡后，渐感左侧腰部连及左下肢疼痛不适，初起症轻，未经任何治疗。其后病情渐渐加重，现左侧腰部胀痛，痛引左大腿后缘至足背部，伴左下肢酸沉不适，咳嗽时亦引起疼痛加重，左下肢活动明显受限，行走困难。病症呈日轻夜重趋势，与天气变化无明显关系。纳食可，夜寐欠佳，二便常。查体：患者一般情况可，痛苦病容，跛行，左腰部外观无明显异常，左腰阳关及大肠俞区域均有压痛，左大腿及左足外观正常，左大腿后缘中上段压痛（+），左直腿抬高试验（+）。实验室检查：WBC 6.0×10^9/L，N 69%。抗链球菌溶血素 O（−）。特殊检查：腰椎正侧位 X 线摄片示 L_4、L_5 椎间盘突出。耳穴诊查：双耳郭各部外观正常，未发现皮下结节等。以探棒压痛法诊查耳穴腰骶椎区、股反应强阳性。舌体正常大小，舌质偏暗，苔薄白，脉弦。

中医诊断：痹证。

西医诊断：腰椎间盘突出症。

辨证：患者因年龄偏大，气血不足，以致寒湿之邪乘虚侵入留着于经脉，凝滞气血，故出现左侧腰腿疼痛及酸胀沉重不适感。夜间阴寒气盛，寒湿之邪得外界阴寒，同气相求，故症状呈日轻夜重趋势。综合以上分析可知，本证乃寒湿内盛，阻滞经脉，凝滞气血。

治法：散寒祛湿，疏通经脉，行气活血，兼以补肾。

毫针体穴刺法：取穴腰阳关、大肠俞（左）、秩边（左）、殷门（左）、委中（左）、阳陵泉（左）、昆仑（左）。昆仑穴用补法，余穴施平补平泻手法，留针 20 分钟。

处方及医嘱：卧床休息，注意局部保暖。

1991 年 11 月 17 日，患者经初诊治疗后，当日症状明显缓解，但入夜疼痛等症状仍如前，现仍存前症，余无特殊。舌脉同前。治法不变。体针取穴：腰俞双、秩边（左）、阳陵泉（左）。手法同前。耳压取穴：腰椎（右），股关（右），神门（左），心（右），肾上腺（右）。

1991 年 11 月 20 日，患者诉诸症明显减轻，现左腰及左大腿轻微疼痛，左足背处酸累不适,左下肢活动仍不利,舌脉同前。治法不变。体针治疗同上。耳压取穴:守上穴,两耳交替。

1991年11月27日六诊,此期间又基本同上治疗2次,患者诉左下肢疼痛等症状基本消失,现仅左腰部轻微胀痛不适感,余尚好。舌脉同前。治法不变。体针取穴:肾俞(双)、委中(左),平补平泻手法。耳压取穴:腰椎(左)、肾(左)、肾上腺(左)、心(左)。

1991年12月1日八诊,此期间基本同上治疗1次,患者诉情况良好,左腰腿已无不适,活动尚好。耳压取穴:腰椎、肾。以巩固疗效。

按语:"腰为肾之府",临床上腰部疾患时间稍长,多可伤及肾气。本案患者年龄偏大,故治疗中调补肾气尤为重要。在本案具体治疗中,体针主要是从两点着手:一是根据痹痛出现在足太阳膀胱经脉循行路线上,故取用该经穴位以疏通经脉,运行气血以蠲痹;二是主取肾俞穴以补益肾气而强腰。耳压取穴原则上亦如此,先后取耳穴肾或肾上腺以调补肾气,又针对病痛部位酌取腰椎穴、股关等以调理局部经络、气血、筋肉而蠲痹。由于施治得法,故疗效良好。

二十八、腰椎骨质增生症

周某,男,34岁,因"左臀腿部疼痛1个月余"于1993年5月6日至我科就诊。患者于1个月余前搬运重物后,渐感左臀及左小腿外侧疼痛,尤以坐位时为显,站立时则痛缓。近日以上症状逐渐明显,并出现左足大趾麻木。疼痛伴胀感,与天气变化无关。遇温则似感舒适,患肢活动欠利,并有软弱乏力感。纳食尚可,夜寐差,二便调。查体:患者一般情况尚好,主动体位腰部外观无明显异常,亦无明显压痛,两侧臀部对称,外观正常,左臀部环跳穴旁有轻微压痛,左小腿前外侧亦见压痛(轻微),左足诸趾未发现异常,左大趾触痛觉正常,左下肢直腿抬高试验(±)。实验室检查:类风湿因子(−),血沉12mm/h。耳穴诊查:双耳郭各部皮肤外观无异常发现,亦未发现皮下结节等阳性物。以探棒压痛法诊查耳穴臀、耳穴坐骨神经、耳穴腓肠肌呈强阳性反应。舌体正常大小,舌质淡红,苔灰白,中根部稍厚,脉微弦。

中医诊断:痹证。

西医诊断:腰椎骨质增生症。

辨证:患者原有寒湿邪气留滞于经脉肌肉之间,隐而未发,后因搬运重物不慎使经脉受伤,气血瘀滞而引发。故其临床表现为左臀及左小腿下段前外侧疼痛,尤以坐位时经脉被牵,故疼痛更显,又因寒湿阻于经脉,气血运行凝滞,故左大趾麻木,患肢遇温则舒等。苔灰白亦为寒湿内盛之表现。综上可知本证为寒湿内盛,阻滞经脉,气血瘀滞。

治法:祛寒散湿,行气活血,疏通经脉。

耳穴压籽法:取穴臀(左)、坐骨神经(右)、腓肠肌(左)、耳神门(右)、肝(右)。

处方及医嘱:①预约腰椎正侧位 X 线摄片检查;②每日自行按压以上压籽耳穴数次;③避免重体力劳动及局部受寒。

1993 年 5 月 9 日,患者诉自觉患肢明显较前放松,左小腿下段前外侧仅有轻微胀痛,左臀部疼痛已基本消失,但按压该处时仍有压痛,左大趾麻木亦见减轻,余无特殊。舌质淡红,苔白,后根部稍厚,脉稍弦。治法同前。耳压取穴:臀(右)、坐骨神经(左)、胫(右)、肝(右)、脾(左)、耳神门(左)。

1993 年 5 月 13 日,患者诉现左小腿下段前外侧仍有轻微胀痛,左大趾轻微麻木。腰椎 X 线摄片示:$L_4 \sim L_5$ 椎体前后缘轻微骨质增生,骶 1～4 棘突韧带钙化。余无特殊。舌脉同前。治法不变。耳压取穴:臀(左)、坐骨神经(右)、腓肠肌(右)、肝(左)、脾(右)、腰骶椎(左)。

1993 年 5 月 18 日,患者诉上症见缓,但自觉左臀及左下肢活动时似微欠利,余尚好。舌淡红,苔薄白,脉微弦。治法不变。耳压取穴:守上穴,两耳交替。

1993 年 5 月 27 日,患者诉左臀及左小腿下段前外侧胀痛基本消失,左大趾麻木消失,余无特殊变化。舌脉基本同前。治法不变。耳压取穴:守上穴,两耳交替治疗。巩固疗效。

按语:本证乃寒湿内盛,阻滞经脉,瘀滞气血。治疗应重在逐邪、疏经、活血三个方面。宗瑞麟教授耳压取穴即围绕此三个方面进行。以耳穴臀、腓肠肌针对疼痛局部以逐邪、活血、疏经、止痛;配耳穴坐骨神经以加强疏经;配耳穴肝以加强理血而促血行;配耳穴神门以利止痛。其间曾用耳穴脾乃为运湿。以上配穴全面准确,故使本症很快获愈。

二十九、浮肿(水肿)

杨某,女,42 岁,因"双下肢及双眼睑浮肿 2 年余"于 1992 年 6 月 9 日至我科就诊。患者常发双下肢及双眼睑浮肿已 2 年余,曾做肾、甲状腺等有关检查均未见异常。浮肿发生时无心慌、气喘,无腰痛,小便正常,常发头部双太阳穴处疼痛。1977 年行"输卵管结扎术"。现月经常提前、量多,经期伴腰痛、发冷等。平时纳食一般,二便常。舌淡红,苔少,脉沉弱。查体:双下肢及双眼睑轻度浮肿,小便常规,未发现异常。

诊断:浮肿。

辨证:肾气不足。

治法：补益肾气。

处方及医嘱：耳压：心（左）、肾（右）、肝（左）、内分泌（左）、子宫（右）、太阳（右）。清淡饮食，忌食生冷寒凉之物。

1992 年 6 月 13 日，患者诉今日感冒，双眼发胀，体乏，欲寐，小便常规亦无异常。耳压：脾（左）、肾（左）、心（右）、肝（左）、眼（左）、内分泌（右）。

1992 年 6 月 18 日，患者诉头痛及感冒证候见缓，但双眼上睑仍发胀，双下肢仍微浮肿，纳食，夜寐等尚好。耳压：肾（右）、脾（右）、内分泌（右）、肝（左）、太阳（左）。

1992 年 6 月 23 日，患者诉头痛及双眼上睑发胀均消失，双下肢浮肿已不明显，余基本同前。耳压：脾（左）、肝（右）、内分泌（左）、眼（右）、肾（左）。

1992 年 6 月 27 日，患者诉自我感觉良好，仅双颞部按压时感疼痛。耳压：守上穴，两耳对换，加太阳（左）。

1992 年 6 月 30 日，患者诉头痛消失，无浮肿，眼睑发胀未再出现。耳压：脾（左），肝（右），内分泌（左），眼（右），肾（左）。

按语：患者因肾气不足，则气化不行致水湿停滞，溢于肌肤。治疗以耳穴肾、以补益脾肾，促进气化健运；又结合西医学理论，该患者当有内分泌失调，故加耳穴内分泌、肝以调之；耳穴太阳、眼乃针对头痛、眼睑发胀之症状。

三十、痹证（类风湿关节炎）

赵某，女，58 岁，因"双手指、足趾小关节肿痛数月"于 1993 年 11 月 2 日至我科就诊。患者既往有类风湿关节炎病史 2 年余，自 1993 年上半年始双足趾诸关节肿痛一直未消，时缓时重，后双手指诸关节亦发肿痛。曾在其他医院行类风湿因子检查，呈弱阳性反应，查抗链球菌溶血素 O（-），血沉：15mm/h。1993 年 9 月曾在我院针灸科针刺治疗近 2 个月，效果平平，现仍有双手指、足趾小关节疼痛及不同程度肿胀、功能活动障碍等，故来我科求治，纳食尚好，夜寐安，二便调。查体：患者一般情况尚可，微跛行，双手诸指关节均有不同程度肿胀，尤以中指及无名指为甚，难以弯曲，右腕关节稍肿，压痛（+），双足趾关节及双踝关节轻中度肿胀，局部触压痛明显，余无特殊。实验室检查：类风湿因子弱阳性。抗链球菌溶血素 O（-）。血沉 15mm/h。耳穴诊查：双耳郭各部外形正常，无皮肤脱屑、隆起及皮下结节等。以探棒压痛法诊查耳穴指、趾、腕、踝反应明显。舌体正常大小，舌质淡红，苔薄白，中根部稍厚，脉沉细。

中医诊断：痹证。

西医诊断：类风湿关节炎。

辨证：患者气血不足，寒湿之邪乘虚侵入留着于骨节，致使气血瘀滞，经脉拘挛，故以双手指、足趾诸小关节为主肿痛，屈伸不利，迁延不愈。因病邪为阴邪，故骨节肿痛，但无"红""热"等现象。综合以上分析可知，本证乃寒湿内盛，阻滞骨节，郁滞经脉，瘀阻气血。

治法：散寒祛湿，舒筋通络，行气活血。

耳穴压籽法：取穴指（左）、趾（右）、腕关节（右）、指踝关节（左）、心（右）、神门（左）。

处方及医嘱：①以上压籽耳穴每日自行按压3～4次（早、中、晚、夜寐前），每次1～2分钟。以感微痛为宜。②忌生冷饮食，并避免局部受寒。

1993年11月9日四诊，初诊后又基本同上治疗2次，患者诉诸指关节疼痛已轻微，但仍有肿胀，活动功能差，余无特殊，舌脉同前。治法不变。耳压取穴：指（右）、踝关节（右）、腕关节（左）、趾（左）、心（左）、神门（右）、肾上腺（左）。

1993年11月25日，此期间又基本同上治疗3次。患者诉现双指、趾诸指关节及腕、踝关节肿痛已见轻微，但自觉诸关节尚感活动不利。余无特殊。舌脉同前。治法不变，兼以益肾。耳压取穴：指（右）、趾（左）、心（左）、肾上腺（右）、脾（右）、肾（左）。

1993年12月7日，此期间又基本同上治疗1次，现患者自觉病情稳定，情况良好，双指、趾诸指关节进一步感觉轻松，肿胀基本消失，余尚好。舌淡红，苔薄白，脉稍沉细。治法不变。耳压取穴：守上穴。

1993年12月14日，患者病情进一步好转，现仅双腕关节活动时微有乏力感，双足趾行走时微有乏力疲软感。余尚好。舌脉基本同前。治法同上（巩固疗效）。耳压取穴：腕（左）、趾（右）、心（右）、肾上腺（左）、脾（左）、肾（右）。

按语：类风湿关节炎虽亦属痹证，但临床所见多顽固难愈。本例患者治以耳穴压籽法获愈，关键在于取穴切证，配伍合理。其所取耳穴中，耳穴指、趾、腕关节、踝关节均为按病变部位配取，对病变部位产生治疗作用，从而达到驱逐病邪、疏通筋骨、行气活血之目标。在此基础上又配以耳穴心，取其通利血脉之功，进一步加强疏通筋骨、行气活血之作用；又配耳穴神门加强止痛。治疗过程中仅根据"肾主骨"之理论，适时配以耳穴肾，以利骨节复常。

郭某，女，56岁，因"全身多处关节酸痛反复发作1年余"于1993年10月14日至我科就诊。患者曾于1992年8月跌倒，但无明显损伤。其后不久渐感右肩臂、右膝关节酸痛不适；至1992年12月始又见双手诸指关节疼痛，尤以接触冷水或吹冷风时为甚，曾在本院及其他医院就诊，拟诊为痹证、类风湿关节炎等，经中药及西药治疗，症稍缓。现仍感双肩臂、右膝部痛，双手诸指关节肿胀疼痛，难以弯曲，功能活动明显障碍，有时头昏，纳食较差，夜寐尚可，二便调。

原有"慢性浅表性胃炎"史已数年。查体：患者一般情况尚可，双肩部外观正常，但肩峰区域有轻微压痛，双手指诸关节均有不同程度肿胀，尤以双中指、无名指为甚，弯曲功能明显障碍。耳穴诊查：双耳郭各部外形正常，未发现任何皮肤脱屑、变色或丘疹等，未发现任何皮下结节或条索状阳性物等。以探棒压痛法诊查耳穴肩、膝、指反应明显。舌体正常大小，舌淡红，苔薄白，脉弦。

中医诊断：痹证。

西医诊断：类风湿关节炎？

辨证：患者因平素养生失慎，致使寒湿之邪侵入，留着于经络骨节之间，阻滞气血运行，故反复发作。右肩、右膝、右腕及两手诸指关节疼痛或肿胀等；因寒湿阴邪最易遏阳伤阳。且凝敛气血，使之难以荣养肢端，故接触冷水或冷风吹拂后，以上患病骨节疼痛更甚；邪阻关节，经脉拘急，故功能活动明显障碍。综上可知，本证乃寒湿邪阻经脉骨节，气血瘀滞。

治法：散寒祛湿，疏通筋骨，运行气血。

耳穴压籽法：取穴心（左）、肾（左）、肩（左）、指（左）、膝（右）、内分泌（左）、胃（右）。

毫针体穴刺法：肩髃（右）、合谷（右）、足三里（右）、八风双。平补平泻手法。

艾灸：双手指诸指关节。

初诊治疗后又基本同上治疗4次。

1993年10月26日六诊，患者诉病情明显好转，右肩及右膝关节疼痛基本消失，双手指诸指关节疼痛见轻，舌脉同前。治法不变。耳压取穴：心（左）、肾（左）、肩（右）、指（左）、枕（右）、膝（右）。体针取穴：外关（右）、合谷（右）。艾灸：两手诸手指关节。

1993年10月30日，患者诉双手诸指关节已无疼痛，功能活动尚好，余无特殊，舌脉基本同前。治法不变。耳压、体针及艾灸均同上。

1993年11月9日患者双手诸指关节已无不适，右上臂疼痛完全消失，余尚好。舌脉同前。治法守上，巩固疗效。耳压取穴：指（左）、臂（左）、肾上腺（右）、肩（右）、心（左）。体针取穴：曲池（右）、肩髃（右）、八风双。艾灸：双手诸指关节。

按语：本案患者痹证反复发作，迁延不愈达1年之久，可见其病情深重，病邪特甚，故治疗宜按"寒湿痹证三级分治法"之治疗措施，即耳穴压籽法、毫针体穴刺法、隔姜艾灸法三法同施，以共同发挥作用，使逐湿散寒、疏通经脉、行气活血之功效增强以适病情。只是因本案患者痹证部位众多，若完全按"寒湿痹证三级分治法"用隔药艾灸则甚困难。本例灵活变通，在耳压法合体针刺法的基础上，改隔药姜艾灸为艾绒泛灸双手诸指关节（因该部分症状最重），疗效明显。

李某，女，42岁。患者四肢关节疼痛1年余，在当地医院拟诊为类风湿关节炎。现症见：双上肢关节疼痛，伴左颈牵拉样痛及右臀部疼痛，双手指关节肿胀，尤以清晨为甚。拟诊：痹证。证属：风湿阻络，气血凝滞。法宜祛风除湿，活血通络。针刺：肾俞、环跳、阳陵泉、曲池。

按语：从临床实践中，可以看出宗瑞麟教授对于痹证的治疗取穴有以下特点：痹痛位于上肢者多用合谷、曲池，痹痛在肩关节者多用肩髃，病位在腰者多用肾俞，痹痛在下肢者多取阳陵泉。以上穴位具有位置较好、易操作、得气敏感、针感较强、疗效较显的特点。

张某，男，55岁，左踝关节赤肿热痛3天，伴发热、口干口苦，溲赤，舌苔黄厚，脉弦稍数。患者1990年有类似发作史，左膝（腘窝部）静脉微怒张，拟诊为痹证（热痹），证属风湿化热，经络痹阻，治以清热化湿，通络止痛，选委中、三阴交、申脉穴针刺并取委中刺络放血。

以上为太阳、少阳两经脉发病为主，故取委中放血，委中又名血郄，为足太阳膀胱经腧穴，乃本经脉气所入，为合土穴，下合穴，有舒筋活络、行气活血、清热解毒、调和阴阳之效。委中放血还常用于治疗急性腰扭伤、腰腿痛、多发性疖肿等。

宗瑞麟教授曾谈到针刺调神问题，告诫弟子在针刺施术时首先应精神专一，调匀自己的呼吸，把全部注意力均集中到针锋，尽量神态镇定。正如《素问·宝命全形论》所曰："凡刺之真，必先治神"，"深浅在志，远近若一，如临深渊，手如握虎，神无营于众物"，如能这样，患者情绪安静，恐惧心理无从产生，疗效必定提高。

三十一、膝痹（膝关节骨性关节炎）

赵某，女，85岁，因"双膝关节疼痛4个月"于1992年5月16日至我科就诊。患者于1992年1月起，渐双膝关节疼痛，近2个月更为明显，而尤以行走时严重。1个月前曾在住地所在医院行患部药物注射（用药不详），当时症状缓解，但数日后又渐明显，现以右膝关节为甚，为抽掣样痛，主要表现于腘窝处，余处尚无不适，疼痛与天气变化无明显关系，局部并无红、肿、热等现象，患肢亦无明显畏寒，纳食欠佳，夜寐一般，二便调。查体：患者一般情况可，行动缓慢，双膝关节外观无特殊，未发现明显红肿现象，局部皮肤温度正常，双膝关节前部无压痛，腘窝部压痛（+），屈伸运动不灵活，余无特殊。耳穴诊查：双耳郭各部外形结构基本正常，未发现相应耳穴区域皮肤脱屑、隆起或色泽改变等，未发现皮下结节或条索状阳性物。以探棒压痛法诊查耳穴腘窝反应明显。舌体正常大小，舌质偏红，苔薄微黄，脉细弦。

中医诊断:膝痹。

西医诊断:膝关节骨性关节炎。

辨证:患者因年事已高,肾气不足。"肾主骨",肾气不足则不能养骨,故骨骼退化,骨节衰损,局部经络不通,气血瘀滞,故膝关节疼痛,行走活动时尤甚。因其证非寒湿痹阻引起,故无寒湿为患之症状,如局部酸胀、患肢畏寒等;非湿热痹阻,故亦无局部肿胀、表面发热等湿热为患症状。综合以上分析可知,本证乃肾气不足,骨节衰损,气血瘀滞。

治法:补益肾气,疏通筋骨,运行气血。

耳穴压籽法:取穴肾上腺(左)、腘窝(左)、神门(右)、膀胱(右)。

处方及医嘱:①预约膝关节正侧位 X 线摄片检查。②以上压籽耳穴每日自行按压 3～4 次(早、中、晚、夜寐前),每次 1～2 分钟。以感微痛为度。③注意适度的局部功能锻炼。

1992 年 5 月 19 日,患者诉现双膝关节行走时疼痛,休息则消失,余无特殊变化。舌脉同前。治法不变。耳压取穴:腘窝(右)、肾上腺(右)、神门(左)、膀胱(左)、坐骨神经(右)。

1992 年 5 月 21 日,患者诉现仅有双膝关节行走时微痛,余尚好。舌脉同前。治法不变。耳压取穴:守上穴,两耳交替。

1992 年 5 月 23 日,患者诉仍有双膝关节行走时微痛,右侧较左侧明显,余无特殊变化。舌脉同前。治法不变。耳压取穴:守上穴,两耳交替。

1992 年 5 月 26 日,患者诉双膝关节疼痛已基本消失,仅行走时左腘窝处微有不适感,余尚好,舌脉同前。治法不变。耳压取穴:仍守上穴不变,两耳交替。

按语:本案患者年事已高,行动不便,难以每天坚持就诊治疗,加上症状单纯,病情不重,故选耳穴压籽法治疗甚为适宜,因该法刺激虽轻,但作用持久,药籽贴压在耳穴上能保持治疗作用,故尤适宜此类患者。在本案具体治疗中,取肾上腺穴以益肾利骨;取耳穴腘窝针对疼痛部位,以舒筋活血而止痛;人体膀胱经脉循行过腘窝,故取耳穴膀胱以利其经脉而通其骨节;取耳神门穴协同耳穴腘窝以止痛。

三十二、红丝疔(淋巴管炎)

龚某,男,28 岁,因"左足肿痛 2 个月余"于 1993 年 6 月 29 日至我科就诊。患者于 1993 年 4 月下旬突感左腹股沟疼痛,当日即发热,并出现一条"红线"自左腹股沟向下延伸,经注射青霉素等发热退,"红线"消失,但每行走稍久后则左足疼痛,至 5 月上旬又感左足疼痛甚,并局部明显肿胀。经用头孢菌素等治疗,症状缓解，但仍感左足背及左踝区域疼痛，稍久行则局部肿胀又起，用中药等治疗一直未效，故来我科就诊。查体：患者一般情况尚好，跛行，左腹股沟无红肿等现象，柔软，无压痛点，左大腿及左小腿均未发现明显异常，左踝及左足背区域微有肿胀，局部皮肤较对侧稍显粗糙，颜色稍显暗淡，有压痛，左足趾未发现异常。耳穴诊查：双耳部各部外形结构正常，未发现任何皮肤脱屑或色泽改变，未发现皮下结节或条索状阳性物等。以探棒压痛法诊查耳穴踝、腘窝反应区阳性。舌体正常大小，舌质偏红，苔薄微黄，脉缓而有力。

中医诊断：红丝疔（后期）。

西医诊断：淋巴管炎。

辨证：患者初因热毒内盛，郁于局部，瘀滞气血，故左腹股沟出现疼痛并发热等症；热毒循经脉下行，故现"红线"自左腹股沟循左下肢往下延伸。经治疗后热毒之邪大部已去，但余邪仍留滞于左足局部，故后又出现左足稍久行则痛，局部肿胀，皮肤粗糙，颜色变深等。综合以上分析可知，本证乃热毒未清，气血阻滞。

治法：清热解毒，凉血活血。

处方及医嘱：①取穴：足三里（左）、三阴交（双）、曲池（双），平补平泻手法，留针 15 分钟。②耳压取穴：踝（左）、腘窝（偏内下）（左）、前列腺（右）、心（右）。每日按压 3～4 次，每次 1～2 分钟。③忌肥甘辛热饮食。

1993 年 7 月 1 日，患者诉仍有上症，左踝区域稍久行或站立则肿胀，下午坐位时亦有肿胀，局部微有疼痛，活动时较显，左腹股沟及左腘窝隐痛不适，舌脉同前。治法不变。体针取穴：足三里（左）、三阴交（双）、阴陵泉（双），手法同前。耳压取穴：踝（右）、心（左）、腘窝（右）、股关（左）。

1993 年 7 月 3 日，患者诉昨日起感症状有所缓解，但仍稍久行则局部肿胀，今日无左腹股沟及左腘窝不适感，余尚好。治法不变。体针取穴、手法同上。耳压取穴：守上穴，两耳交替，另加脾穴左。

1993 年 7 月 6 日，患者诉症状进一步缓解，久行后稍有局部肿胀及疼痛感，舌偏红，苔薄微黄，脉缓。治法不变。体针取穴：足三里（左）、三阴交（双）、阴陵泉双，手法同前。耳压取穴：踝（右）、心（左）、腘窝（右）、股关（左）、脾（右）。

按语：本例患者为红丝疔后期，虽余邪未尽，但病情顽延，故宜以耳压法合毫针体穴法进行治疗。其中体针取穴足三里穴，扶正祛邪，运行气血，以解气血郁滞之病理；取三阴交穴清热解毒，凉血活血，既能泄未尽之余邪，又能助足三里调理气血，而提高机体抗邪御病之能力；取曲池穴助三阴交清泄热邪。耳压法中取耳穴踝为主穴，以针对主要病位进行双向调节，既能逐余邪，又能运行气血；取股关穴以针对原发病部位，加强祛邪；取耳穴心以通利血脉。

三十三、咳嗽(慢性支气管炎)

吕某,女,6 岁,因"咳嗽不止约 2 个月"于 1992 年 5 月 16 日至我科就诊。其母代诉患儿从 2 岁多始常患感冒并发肺炎而咳嗽,2 个月前又因感冒并发肺炎,经用西药(注射及口服,具体药物不详)治疗炎症消失,但一直有咳嗽不止,痰少,色白,不易咳出;有时则干咳无痰,无气喘,无明显午后潮热及面红等。曾服中药 8 剂,效果不显,故来我科求治。患儿纳食尚可,夜寐安,无明显盗汗,二便调。查体:患儿一般情况尚可,呼吸尚平稳,无鼻翼扇动,口唇无发绀,咳嗽声音较高,但为呛咳样,无手心、足心灼热等,余无特殊。听诊:肺呼吸音稍粗糙,未闻及干、湿性啰音。耳穴诊查:双耳郭各部外形结构正常,耳穴肺、支气管以及其他耳穴区域无皮肤脱屑、色泽改变以及隆起等变化,未发现皮下结节或其他病理性阳性物。以探棒压痛法诊查耳穴肺、支气管反应明显。舌体大小正常,舌质偏红,苔薄微黄,脉细数。

中医诊断:咳嗽。

西医诊断:慢性支气管炎。

辨证:患儿因肺气不足,痰邪内伏,故常易感冒、咳嗽。此次因热病后,肺气不足,余热未清,肺气不宣,故仍咳嗽不止。少痰或干咳无痰、舌质偏红、苔黄、脉数均为余热未清之象,综上可知,本证乃肺气不足,余热未清,肺气不宣。

治法:补益肺气,清热宣肺。

耳穴压籽法:取穴肺(右)、支气管(左)、咽喉(右)、肾上腺(左)、神门(左)、镇咳点(右)。

处方及医嘱:①以上压籽耳穴每日自行按压 3~4 次(早、中、晚、夜寐前)每次 1~2 分钟;②预约胸部 CT 或摄片检查;③忌寒凉、辛辣刺激之饮食。

1992 年 5 月 18 日,患儿仍有咳嗽、痰少,近日流鼻涕,夜间出虚汗,感咽痒不适,常有小便意,余无特殊。舌脉基本同前。治法不变。耳压取穴:内鼻(左)、咽喉、肺(左)、支气管(右)、神门(右)、镇咳点(右)、肾(右)、内分泌(左)。

1992 年 5 月 20 日,患儿流鼻涕、咽痒等均消失,仍有咳嗽,但次数较前明显减少,余无特殊。舌脉同前。治法不变。耳压取穴:肺(右)、支气管(左)、神门(左)、镇咳点、肾(左)、内分泌(右)。

1992 年 5 月 27 日,自上次治疗后又同上治疗 2 次,现患儿稍咳嗽,已无痰,余尚好。舌脉同前。治法不变。耳压取穴:守上穴,两耳交替。

按语:本案咳嗽迁延不愈,其病机除肺气不足、余热未清、肺气不宣外,阴液不足亦应重视,故从二诊开始在以肺、支气管、镇咳点等益肺清热、宣肺止咳的基础上，又加耳穴肾、内分泌以益阴液，因肾兼水火二脏，其所主肾阳肾阴，是全身阴阳之气的主要来源，故耳穴肾既能温阳，又能益阴，而耳穴内分泌对机体阴阳平衡有良好的调理作用。本症治疗由于配穴得当，终使患儿获愈。

胡某，女，45岁，咳嗽，痰多、色白黄黏稠，咽痛，气喘半月。右臂部酸麻痛、活动欠利8个月余，患者近期有感冒史，舌红，苔白黄中根部稍厚，脉弦滑。拟诊为咳嗽、肩周炎，证属风热客肺，痰闭气道，流注经络。治宜宣肺清热，化痰止喘，舒筋活络。选耳穴双肺（左下肺、右上肺）、咽喉（左）、肩（右）、神门（左）、颈椎（右）贴压，治后3分钟，患者即感肩臂痛减，咳喘见平。

按语：古人云："耳者宗脉之聚也。"耳郭同全身是一个统一体，所以通过耳压刺激耳穴，可通经活络、调和气血、升清降浊、扶正祛邪，达到防病治病的目的。宗瑞麟教授在临床上喜欢选耳穴神门，因为神门为止痛要穴，有活血化瘀、安神降气、止喘镇咳、消炎等多种功能。

▌ 三十四、喘 证 ▌

周某，男，73岁。1991年9月28日初诊。患者咳嗽、气喘10年，每年秋冬季发作频繁，以冬季尤甚，近5年病情加重，经中药及西药治疗，病情时重时轻。西医拟诊"喘息性支气管炎，肺气肿"。近日受寒后咳嗽，吐白色泡沫稀痰、量中等，伴动则气喘，纳减，乏力，平素易感冒。检查：身体消瘦，面色萎黄，舌淡红，苔薄白，脉细滑。证属：脾肾亏虚，痰浊壅肺。治以：补肾健脾，化痰止咳平喘。选耳压：左侧肺、肾、神门，右侧支气管、平喘、肾上腺穴。背部身柱、肺俞（双）穴贴敷天灸膏（院内自配制剂）。

按语：患者咳嗽气喘乃系寒冷季节受寒感冒而诱发，风寒袭肺、痰湿壅阻、肺失宣降，久发不已，肺虚累及脾肾，脾虚运化失司，痰湿阻留，上凌于肺，肺气根于肾（肾气虚衰），肾不纳气，肺、脾、肾脏均涉及，治疗则宜三者兼顾，选耳压：肺、支气管、平喘、神门、肾上腺、肾穴，有疏通人体经络、祛痰通便、扶正祛邪之功，天灸膏有攻毒逐瘀、固本强体、利气豁痰、止咳平喘作用。

吴某，男，20岁，工人。患者于1982年始见咳嗽、气喘，后每年春季发病（冬季亦发，但次数较少）。此次发作已2日，气急、咳嗽、咳痰，痰白黏、量不多，伴头痛、眼花、纳食差等，苔薄黄，脉细弦。拟诊：喘证。证属：寒痰伏肺。治宜散寒祛痰，宣肺平喘。①耳压：平喘、右上肺、神门、肾、脾、胃、咽喉；②药物贴敷：天突、肺俞（双）。

按语：患者咳嗽气喘多在春季发病，一是因春季万物复苏，阳气渐长，阴气渐消；二是春节期间饮食厚味，聚湿生痰；三是喘证患者本就是宿痰伏肺的体质。故人体阳气增长引动伏痰，诱发咳嗽、气喘。患者年龄尚轻，体质较强，故治疗以散寒祛痰、宣肺平喘为主。选耳压：平喘、右上肺、脾、胃、咽喉等健脾祛湿、宣肺平喘；药物贴敷：天突、肺俞（双）亦为宣肺、条畅气机以达到止咳平喘的效果。

三十五、淋证（前列腺增生）

孟某，男，73 岁，因"小便淋漓不尽，并间断性失禁 3 个月余"于 1991 年 5 月 4 日至我科就诊。患者有前列腺增生病史多年，常感会阴部不适，自 1991 年 2 月起又有小便排不尽感，伴小便控制欠佳，常自行漏出。小便排出欠通畅，微觉灼热，色较混浊，气味浓，但无明显尿频、尿急、尿痛及腰痛等，夜寐差，夜尿多，口渴欲饮，纳食尚可，大便调，少腹常有胀感。查体：患者一般情况尚可，体形瘦弱，活动尚自如，面色少华，双肾区外观正常，无明显叩击痛，外生殖器无明显异常情况，余无特殊。尿常规：蛋白（-），红细胞 0～1/HP，白细胞 0～3/HP。耳穴诊查：双耳郭各部外形正常，未发现耳穴前列腺及其他耳穴区域皮肤脱屑、色泽改变或隆起等，未发现皮下结节或其他病理阳性物。以探棒压痛法诊查耳穴前列腺反应明显。舌体正常大小，舌质红，苔黄中部厚腻，多津，脉弦。

中医诊断：淋证。

西医诊断：前列腺增生。

辨证：患者年老体弱，阴阳失调（且阴阳俱虚），又肾气虚甚，膀胱气化无力，故小便后余滴不尽似有似无。有时膀胱失约，则小便失控，自行漏出。又因下焦虚热煎熬津液，故小便微灼热、色混浊、气味浓，排出时欠通畅。由于下焦虚热耗津，加之膀胱气化无力，不能化津上承，故口干等。综合以上分析可知，本证乃阴阳俱虚，肾气亏虚，气化不利。

治法：补益肾气，以强气化。

耳穴压籽法：取穴肾（右）、前列腺（右）、膀胱（左）、小肠（左）、三焦（右）、神门（左）。

处方及医嘱：①以上压籽耳穴每日自行按压 3～4 次（早、中、晚、夜寐前），每次 1～2 分钟。以感微痛为宜。②忌辛辣甘肥饮食。

1991 年 5 月 9 日，患者诉小便不通畅及排不尽感明显缓解，但仍有控制欠佳，尿液漏出现象，少腹胀感亦见减轻，小便气味已不甚浓，余基本同前。舌红苔黄，中部厚腻，脉弦。治法不变。耳压取穴：肾（左）、前列腺（右）、膀胱（右）、小肠（左）、三焦（右）。

1991 年 5 月 14 日，患者诉少腹胀已基本消失，但仍有小便欠通畅及排不尽感，余无特殊。舌脉同上。治法同上，兼以化湿。耳压取穴：肾（右）、前列腺（左）、膀胱（右）、小肠（右）、三焦（左）、肝（右）、脾（左）。

1991年5月18日，自5月14日治疗后又治疗6次。患者现病情明显改善，小便转清长，失控现象基本未再出现，仅微有小便欠通畅及排不尽感。小便灼热感消失，余尚好，舌红，苔黄，中部稍厚腻，脉弦。治法同上。耳压取穴：前列腺（左）、肾（右）、膀胱（左）、肝（左）、肺（右）。

按语：本案患者年老体弱，肾气亏虚严重，结合西医诊断"前列腺增生"已多年，根治较困难，因此宜用耳压法取其刺激轻、作用持久之优势，通过相应耳穴，对病变所涉脏腑之功能起促进调理作用，最终达到减轻症状之目的。本症耳穴治疗配穴，始终取肾、前列腺、膀胱三穴为主，调理病变主要所涉脏腑器官。在此基础上先后选配耳穴小肠以分清泌浊，耳穴三焦以清利湿热，耳穴脾以化湿，耳穴肝以利疏泄而助膀胱气化排泄，耳穴肺以利气机下降。临床疗效证明本症治疗措施正确。

三十六、石淋（尿路结石）

叶某，女，46岁。原有"尿路结石"史，近日感腰及小腹胀痛时发，伴小便灼热、频急，舌稍红，苔薄黄，脉沉。拟诊：石淋。证属湿热内结下焦，气化失司。法宜清热利湿排石。耳压：膀胱、神门、交感、输尿管、三焦、胆。

按语：耳穴交感用于尿路结石较用于一般尿路感染更为适宜。因尿路结石发作时，结石刺激尿路，使之痉挛变窄而引起疼痛加甚，耳穴交感能调节交感神经功能，从而作用于尿路，使其舒扩，减轻结石刺激，有利于结石排出。

三十七、遗　　精

胡某，男，25岁。因"遗精7年，加重半年"于1993年4月3日至我科就诊。患者于7年前始有遗精，以往每周1～2次，近半年每周遗精2次以上，多为有梦而遗，遗后则自醒，伴夜寐差，多梦，白天则乏力，头昏，眼花，自觉腰酸但不痛，小便色黄，常感急胀等，口干、口苦，但不甚欲饮。曾在当地医院及本市某专家门诊就诊，用中药、西药连续治疗数月而效果不显（具体用药不详），现仍有上症，故来我科求治。查体：患者一般情况尚好，精神欠佳，但面色尚有神，头部未发现明显异常，无压痛，双目无红肿或其他明显变化，腰部外观正常，无压痛，外生殖器正常，余无特殊。双耳郭各部外形结构正常，未发现相应耳穴皮肤脱屑、色泽变化或隆起等现象，未发现皮下结节或条索状阳性物等。以探棒压痛法诊查耳穴心、睾丸、前列腺反应明显。舌体大小正常,舌质偏红,苔薄微黄,脉稍弦。

诊断:遗精。

辨证:患者因心有妄想,所欲不纵,思虑劳神,相火妄动,扰于精室,故遗精频作;"腰为肾之府",遗泄过多必伤肾气,故感腰酸乏力;肾虚无以上养,故头昏;思虑过度阴血暗耗,故眼花;阴血虚则热自生,故小便黄而常有急胀感,口干、口苦等;相火扰于心神,故夜寐差,多梦。综合以上分析可知,本证乃相火妄动,心肾不交。

治法:交通心肾,泻火止遗。

耳穴压籽法:取穴肾(左)、心(左)、脑(左)、前列腺(右)、睾丸(右)、精宫(右)。

处方及医嘱:①以上耳穴压籽处每日自行按压3~4次(早、中、晚、夜寐前),每次1~2分钟,以感微痛为度;②平时注意修心养性,排除妄念;③忌辛辣刺激饮食。

初诊后又同前治疗1次,1993年4月8日复诊,患者诉已连续11日未遗精,头昏、腰酸等症好转,余尚好。舌脉同前。治法不变。耳压取穴:心(左)、肾(左)、脑(左)、前列腺(右)、睾丸(右)、精宫(右)。

1993年4月15日复诊,患者诉4月8日晚遗精1次,近1周未发,劳累后腰酸明显,精神欠佳,舌淡红,苔薄白,脉稍弦。治法不变。耳压取穴:守上穴,去前列腺穴,加耳穴脾,两耳交替。

1993年4月27日,此期间基本同上治疗4次,患者诉本月16日晚遗精1次,至今遗精未再出现,自我感觉尚好,仅劳累时腰酸,舌脉同前。治法不变。耳压取穴:心(右)、肾(右)、脾(左)、睾丸(右)、精宫(左)、脑(右)。医嘱:注意调节排除欲念思想,耳压治疗可停止。

按语:遗精一症虽因于心、肾等脏腑失调,但究其成因不少又与心存妄欲、思虑劳神有关,故对其治疗宜从两个方面着手:一是与病症适宜的针灸临床治疗措施;二是"调神"措施,两者相合则易获良效。本症治疗一方面采取耳穴压籽法,通过相应耳穴调理相关脏腑器官,一方面对患者进行适当的"调神"工作,鼓励其自觉排除妄欲杂念,克服对所患疾病的恐惧心理。因神安则心火自灭,心肾得交,故收满意疗效。

三十八、郁证(神经症)

朱某。女,40岁,因"右胁及右上腹胀痛近20日"于1993年4月17日至我科就诊。患者约2个月前因"神经症"及尿频尿急在外院经针灸治疗。针20余次后自觉右胁及右上腹胀痛不适,嗳气后胀痛可明显缓解,但不久又发,伴纳差，夜寐 3～4 小时，多梦，晨起口苦，有时口干，平素情志忧郁，善猜疑，惊恐不安，不欲外出，一贯大便干结，小便次数多，但量少（曾数次做小便检查未发现异常），月经持续时间短，量少色淡。1991 年曾发"胆囊炎"，后一直未发，去年发现"乙肝表面抗原阳性"。查体：神清，回答问题准确，精神欠佳，面色少华，消瘦，全身皮肤及双目巩膜无黄染，右胁部外观无异常，无明显压痛，腹平软，无压痛，墨菲征阴性，右中上腹未触及包块等。血常规：正常范围。耳穴诊查：双耳郭各部皮肤无异常，亦未发现任何皮下结节等阳性物。以探棒压痛法诊查耳穴胸区、心区、大肠点反应强阳性。舌体不大，舌质淡，苔微黄厚粗糙，脉沉细。

中医诊断：郁证。

西医诊断：神经症？

辨证：患者因长期以来情志抑郁，肝气失疏，以致肝胆气滞，故出现右胁及右上腹胀痛、嗳气后逆气暂时得疏，故胀痛短时内得以缓解；因肝郁日久而气郁化火，故患者又有晨起口苦、口干，大便干结等症；肝气疏泄失常，影响气化，故小便次数多而量少；肝郁化火扰于心神，故夜寐差，多梦；肝失疏泄，体质渐差，故消瘦，面色少华，经量少色淡等。综合以上分析可知，本证乃肝气抑郁，肝胆气滞。

治法：疏肝解郁，理气安神。

耳穴压籽法：取穴心（左）、肝（右）、胸（右）、神门（右）、大肠（左）、肾（右）、子宫（左）。

处方及医嘱：①以上耳穴压籽处每日自行按压 3～4 次（早、中、晚、夜寐前），每次 1～2 分钟。以感微痛为度。②嘱患者注意保持精神愉快。

1993 年 5 月 27 日，患者诉上次治疗后 1 个月余一直未再出现右胁及右上腹胀痛，自我感觉舒适，但前 2 日因情志不畅，又感左前胸发胀，嗳气则舒，大便细软，且难以解出，1 周左右 1 次，常有恐惧、纳差、夜寐不安等。舌淡，苔薄微黄，脉细沉。治法：疏肝解郁，安神理气。耳压取穴：心（右）、胃（左）、子宫（右）、神门（左）、胆（右）、肝（左）、大肠（右）、胸（左）。

按语：本案患者主因于长期情志抑郁以致肝气郁结、气机壅滞、心神不安等一系列病理变化，从而出现相应症状。治疗方面宜以调神与耳压法并重，两者皆为达疏肝解郁之效，肝气疏则气滞顺、神气安，而诸症必随之消。初诊时因治则治法均符合以上医理，故患者治疗后有 1 个月余症状完全消失而感觉舒适。后复因情志不畅，肝郁又起，故又出现气滞、心神不宁等症。二诊症状虽与初诊时有别，但细分析之总病机相同，故治法亦可同前，具体治疗措施基本相同，仍应用调神与耳压法并重。

胡某，女，41 岁，因"头昏、心烦、夜寐差数月，停经 1 个月"于 1993 年 3 月

25 日至我科就诊。患者约于半年前因工作纠纷，精神受刺激而一直情志不畅，精神压抑，渐出现头昏、精神差、心烦易激动、夜寐差、多噩梦等。去年下半年曾闭经 4 个月，曾在多处用中药和西药治疗，后月经来潮，但现又停经 1 个月，在外院专家门诊就诊，拟诊为"神经功能紊乱""内分泌紊乱"等。现觉精神欠佳，头昏，夜寐不宁，口淡，纳食乏味，全身瘙痒（有全身"湿疹"史），情绪不稳定、急躁等，二便尚调。查体：一般情况尚可，面色少华，稍面晦暗，面部可见少量深色褐斑，精神差。耳穴诊查：双耳郭各部外形结构正常，未发现任何皮肤脱屑色泽改变或隆起等，未发现皮下结节或条索状阳性物等。以探棒压痛法诊查耳穴肝、内分泌、子宫、心反应明显。舌体正常大小，舌质淡红，苔薄微黄，脉细弦。

中医诊断：郁证。

辨证：患者因情志失畅，肝郁化火，灼伤阴液，致使肝肾、冲任俱虚，由于冲任失调，故月经停行；肝郁失疏，故心烦易激动；气血亏虚，不能上荣，故头昏、面色少华；血燥热甚，故全身瘙痒；肝郁木横犯土，故口淡，纳食乏味；肝郁化火，扰于心神，故夜寐不宁。综上可知，本证乃肝郁化火，肝肾亏虚，冲任不调。

治法：疏肝解郁，补益肝肾，调理冲任。

耳穴压籽法：取穴肝（右）、心（左）、肺（右）、内分泌（左）、子宫（右）、神门（左）、脑点（右）、肾（左）。

"调神"措施：语言疏导，以畅其情志。

处方及医嘱：①以上耳穴压籽处每日自行按压 3～4 次（早、中、晚、夜寐前），每次 1～2 分钟。以感微痛为度。②平时注意保持心情愉快。

1993 年 3 月 30 日，上诊后又同前治疗 1 次，今日三诊，患者诉头昏、精神差、烦躁、全身痒等均已消失，但月经尚未来潮，余无特殊。舌脉同前。治法不变。耳压取穴：肺（左）、肝（左）、心（右）、肾（左）、内分泌（右）、子宫（右）、神门（左）、肾上腺（右）。

1993 年 4 月 3 日，上诊后又基本同前治疗 1 次，患者诉今日早晨已潮经，面部深色褐斑块见浅，余尚好。舌脉同前。治法不变。耳压取穴：守上穴，两耳交替，去神门穴，加耳穴面颊区。

1993 年 4 月 15 日，自 4 月 3 日治疗后，又基本同上隔日诊疗 4 次，病情逐渐改善，今日复诊，患者诉基本无不适，面部深色褐斑块完全消失，夜寐一般，余均好。舌、脉基本同前。治法不变。耳压取穴：肝（右）、心（左）、内分泌（左）、脾（右）。

按语：本案患者所患郁证，其主要原因为情志不畅，肝气郁结，从而引起各系统一系列病理变化。对其治疗主要是从两个方面着手：一是耳压治疗，重点在于疏其肝气，在此基础上又益肝肾，守心神，调冲任。二是"调神"措施，重点在语言疏导，针对患者与病情有关的诸思想问题进行相应引导，以达到解郁，畅志，最终神气安怡之目的。

魏某，女，45岁，工人。患者于1989年11月始出现心烦、头晕、全身不适，特别是心情不好时尤易发作明显，经多处诊治均未发现明显异常，效亦不显，现仍存在上症，并有胃脘部不适、情绪低落、纳差、夜寐差等。拟诊：郁证。证属：肝郁不疏。法宜疏泄肝胆。耳压：肝、胆、神门、神衰点、胃、脑配合"调神"措施。

按语：临床上许多患者其症状表现与其情绪关系密切。此类患者在治疗上若仅用一般针药疗效往往不佳，"调神"对其十分重要。"调神"措施可多样，涉及各方面。医者应在疗效过程中，设法摸清患者思想负担的根源，酌情选用适宜的调神措施，往往能收到意想不到的好疗效，这方面从古至今实例不少。

张某，男，23岁，军人。自1988年底起始感思想不能集中，呼吸不畅，伴头昏，耳鸣，有时心慌心烦不能自主，病情渐渐加重，以致影响工作、学习、生活。曾在某医院住院诊治，考虑"精神分裂症"。治疗后未见好转，故来我处求治，舌淡红，苔薄，脉有力。拟诊：郁证。证属：肝郁化火，热扰心神。法宜疏肝泄热，镇静安神。耳压：神门、心、脑、神衰。皮肤针叩击头部督脉循行线。

按语：皮肤针叩击头部可用治多种病症，如头昏痛者、脑部疾患者、耳鸣者、脱发者等，但根据具体病症不同，叩击的具体部位亦不同，如头昏痛者多以百会穴为中心叩击，或循督脉头部循经线叩击；脑部疾患者亦可叩击百会穴区及头部督脉循经线，同时配合腰部督脉线；脱发者则多在脱发局部进行叩击。

三十九、痿　证

万某，男，7岁。1991年10月14日初诊。患者于3岁始走路见双下肢无力，行动不灵活，常摔倒，行走不稳，站起费力，步履艰难，步态蹒跚（呈肌病步态），曾到江西某医院就诊，拟诊为"进行性肌营养不良症（假性肥大型）"。用过三磷酸腺苷、维生素E等治疗，症未见减。伴胃纳减退，记忆力稍差，时有遗尿，面色萎黄，舌淡苔白。属中医痿证，系先天胎禀不足，肝肾亏损，后天失养，气血虚弱。治宜补脾培肾，益气壮骨为主。选四君子汤与六味地黄丸加减化裁，配合足三里、三阴交、昆仑穴针刺。

按语：本病属中医痿证范畴，与中医儿科学中的五迟五软内容很接近，治宜选《素问·痿论》中"治痿者独取阳明"原则。

此阳明一是指脾胃，二是指手足阳明经，故治疗以补益后天脾胃为主，针刺手足阳明经穴位，另外还须嘱患者家属对小孩进行力所能及的功能锻炼，如走路起坐、翻身、下蹲、爬楼、举物等运动，以增强肌力，恢复功能，但尽量防止患儿跌跤造成外伤。

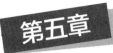

医 话 笔 记

在1990年底至1994年初这段时间,宗瑞麟教授带徒临床,每每结合患者具体情况,向弟子传授自己各方面的临床体会及经验,现摘录其中一部分笔记如下:

1991年1月15日

1. 肩髃、曲池二穴是治上肢病痛的常用穴,尤对痹证,如颈椎病、肩周炎、中风后遗上肢瘫痪、网球肘应用为多。针肩髃穴时,宜嘱患者将上肢上抬,与肩呈同一水平面,如此体位有利于针感往下传导。

2. 医者在针刺操作过程中,宜取腹式呼吸,有利于稳定自己的体位,使手臂操作灵活,不易致手抖。不宜取胸式呼吸,因胸式呼吸使胸部肌肉尤其是肋间肌运动时,会不同程度地牵动手臂而影响施术。

3. 徐捻轻压进针法与一般进针法不同,操作时,手腕下垂,手指遮蔽针具使病者不易看见,可减轻或消除患者的恐惧畏针心理,对针刺临床调神很有帮助。

1991年1月31日

1. 耳穴心对心脏病,尤其是心律不齐者,有一定调整心律作用,能缓解患者的心悸、胸闷、气急等症,可配合神门穴,以增镇静、安神之功。

2. 大椎、风府二穴,皆属督脉经穴,对大脑有镇静作用,可用于治疗精神病疾、项强、发热、颈椎病等。

3. 中风后遗下肢乏力,行走不稳,脚内翻,小腿怕冷,系气血虚弱,阳缓阴急;针刺宜取多气多血的阳明经穴,以足三里为主,配合筋之会穴阳陵泉、髓之会穴绝骨、足三阴经之交会穴三阴交等,共奏补益气血、通经活络之功。

1991年2月14日

1. 声音嘶哑,当分辨其原因,有因外感风寒、风热引起者,有五官科疾患如慢性咽炎、声带小结、息肉等引起者;还有甲状腺手术引起声带麻痹者;宗瑞麟教授治疗本病,常选耳穴咽喉、声带二穴为主,行贴药籽法(选耳穴肺、肾);同时加用中药,如玄参、知母、麦冬、黄芩、白芍、金银花、桔梗、黄芪、当归、甘草,以清热养阴,益气理肺胃,多获良效。

2. 子午流注是根据古天文学所发现的自然界气机活动变化的规律(周期),

结合人体气血运行,认为与其有同步周期关系,而引进到针灸学中来的。运用于临床,收效甚捷。

1991年2月27日

1. 子午流注针法十二经纳甲法歌诀 甲胆乙肝丙小肠,丁心戊胃己脾乡,庚属大肠辛属肺,壬属膀胱癸肾脏,三焦亦向壬中寄,包络同归于癸方。纳有归纳、属于之意。甲为天干之代称。十二经纳甲即十二经配属天干⋯⋯

2. 子午流注针法十二经纳子法歌诀 肺寅大卯胃辰宫,脾巳心午小未中,申膀酉肾心包戌,亥焦子胆丑肝通。经脉的运行顺序是从肺经开始而终于肝经,周而复始;一日十二时辰是从寅时开始至丑时止,周而复始,此顺序是不变的。

3. 肩髃、肩贞、臂臑穴,称"肩三针",是治疗肩部疾患的三个常用腧穴,临床多联合运用。若病延肘关节以下者,则可加曲池或外关穴。

1991年3月15日

1. "治痿独取阳明"系中医治疗痿证之大法。无论是中药治疗还是针灸治疗皆如此。针刺取穴,应以足阳明胃经腧穴为主,其中下肢患病者,足三里穴为首选,因其既可疗病,又有强壮作用。同时,应根据具体情况,配伍阳明经的其他穴或他经穴。

2. 按中医理论,人身有三个气海:即上气海为膻中穴,中气海为中脘穴,下气海为气海穴。一般来说,气海一词有狭义与广义之分,狭义仅指气海穴。从广义来说,"气"是指脏腑的功能作用,"海"是指百水汇聚之处。

上气海:膻中穴,心肺之气汇聚之处,治疗上焦心、肺之疾。

中气海:中脘穴,脾胃之气汇聚之处,治疗中焦、脾胃病。

下气海:气海穴,肾气所在之地及肝、肾之气汇聚之处,治疗下焦、肝肾之虚证。

1991年3月30日

1. 肩髃、曲池、外关、合谷、环跳、阳陵泉、足三里、解溪等穴,都系阳经穴位,针刺时针感反应较为强烈,易得气,传感较远,有的可达肢体末端。上穴亦为治疗中风后遗半身不遂的常用穴。其中足三里和悬钟若常灸,还可预防中风病的发生。

2. 牙痛,除行针刺外,还可用耳压法治疗,尤其对无炎症者可作为首选法。近治一老妪,感右上颌及牙龈处痛月余,曾行拔牙术,术后仍感患部持续性疼痛,进食困难,经耳压牙麻点、面颊等穴后当即痛见消失,共耳压治疗3次痊愈。

1991年4月16日

1. 头痛一症,临证时可按疼痛部位分辨经脉所属。如头顶痛,归属足厥阴肝经,可取百会穴为主,配用肝、胆经穴。因肝经始于足蹈趾内侧上行,入腹后,其深部支脉与督脉汇合于头顶中央的百会穴处,肝为风木之脏,主升主动。若肝肾阴虚,肝阳上亢或痰火上扰而致头痛,头顶部首当其冲,故名厥阴头痛,可配本经的输穴兼原穴太冲,针刺行泻法有平肝息风、清降痰浊、引热下行之功。

2. 氦氖激光照射,属无创无痛针灸治疗范畴,有消炎作用,尤对一些较浅表的黏膜炎症,如咽喉炎、鼻炎等较为适宜。选穴以病变邻近部位,即阿是穴为主,每穴每次照射10～15分钟。

1991 年 4 月 30 日

中风有中经络、中脏腑、闭证、脱证之分。中经络者相对较轻,中脏腑者其病位深,病情重。对于后者,其治宜开,施以醒脑开窍法,多取人中、百会、十二井、涌泉穴,有醒脑开窍、平肝息风之功;中风脱证属危重之症,治宜回阳固脱,多取任脉关元、气海、神阙穴针加温灸。气海、关元穴行隔姜灸,神阙穴则须隔盐灸,因神阙内凹,隔姜有隙,火力受阻,难进体内;隔盐灸则无此弊,可使温热药性通过盐体传递达于体内。灸时不计壮数,总以肢体见温、汗出见敛为度,此是判断患者阳气是否已恢复的可靠依据。

1991 年 5 月 16 日

1. 面瘫治疗取手足阳明经穴为主,如翳风、合谷、地仓、颊车、下关、太阳、阳白、颧髎等。酌情组合,不必全用。头痛加风池,皱额眉困难加攒竹、丝竹空;闭目不全加鱼腰、睛明;耸鼻不能加迎香;人中沟歪加水沟;示齿不能加巨髎;耳鸣耳聋加听会;口眼瞤动加太冲,乳突部压痛加翳风或完骨;痰多加丰隆,每次选3～5穴,以轻刺激手法为主。

2. 失眠之脾虚血少型治宜补脾养血,宁心安神,取内关、神门、三阴交为主,辅以脾俞、心俞、隐白穴为主;心肾不交型,治宜交通心肾,宁心安神,所取主穴同上,辅以肾俞、太溪等;肝火上扰型,治宜疏肝泻火,宁心安神,所取主穴亦同上,辅以肝俞、胆俞、完骨等穴。

1991 年 5 月 30 日

1. 心悸、怔忡多因气血虚弱,突受惊恐,心失所主;或因痰火内动,心气不宁;或因心阳不振,水饮上逆而致病。病位主要在心,但与脾、肾亦有关。针刺治疗,宜取心经俞、募穴为主,如心俞、巨阙、内关、神门穴,酌情配用他穴,如痰火内动引起者,可配丰隆、阳陵泉化痰湿,清火热;对水饮内停型,辅以关元、膻中、足三里、三焦俞以温阳化饮,通调水道。

2. 失眠之胃气不和型乃因饮食不节,食滞不消,腹胀不舒,胃络上通于心,宿食内停,扰及心神所致。治疗除选用主穴内关、神门、三阴交穴外,还可配伍胃俞、足三里,以消食导滞,和胃消胀。

1991 年 6 月 15 日

1. 癫与狂均属精神失常之病证。与情志抑郁,气滞痰凝,或胃热过盛,浊气下降,腑热积郁,扰乱心神有关。治疗宜取督脉、手足厥阴经穴为主,如风府、大椎、内关、人中、丰隆、太冲等穴，以开窍醒神，化痰降浊，息风。

2. 宗瑞麟教授治疗痹痛，病在上肢多取曲池、合谷穴，病在肩关节者，多用肩髃穴；病在腰者，多取肾俞穴；若病在下肢，则多取阳陵泉穴。这些穴位具有易找准、得气快、感传远、针感较强等特点，用之可提高疗效。

1991 年 6 月 29 日

1. 眩晕系肝阳上亢所致者，治宜滋阴潜阳，取膀胱经之背俞穴，如肾俞、肝俞为主，配合风池、太溪、行间穴。

2. 内伤头痛之治疗，首先应分辨虚实，实则泻之，虚则补之；取穴宜分经而定：后头痛取风池（胆经）、昆仑（膀胱经）、后溪（小肠）经；前头痛取头维（胃经）、印堂（经外奇穴）、上星（督脉）、合谷（大肠经）；偏头痛取太阳（经外奇穴）、率谷（胆经）、外关（三焦经）；头顶痛取百会（督脉）、至阴（膀胱经）、太冲（肝经）、后溪（小肠经）。从以上分经取穴可看出，以上系局部与远道循经配穴相结合，有祛风通络、调和气血之功。

（备注：据 GB/T 12346—2006《腧穴名称与定位》，印堂已归入督脉。）

1991 年 7 月 16 日

1. 临证施治时要注意针刺的深度和角度，特别是某些部位尤须严格掌握，如背部第十一胸椎两侧刺之过深易伤肾脏，侧胸第八肋间、前胸第六肋间以上各腧穴不可深刺，角度宜斜，否则易伤及心脏和肺脏。对于肺气肿患者尤需注意。肠梗阻腹部取穴，尿潴留膀胱区取穴，皆应注意深度，否则易伤及肠道和膀胱。

2. 郄穴为特定穴中的一种，主要运用于治疗本经循行部位及所属内脏的急性病痛。以往有报道郄穴可增强肠道蠕动，从临床情况看，这一报道确切。胃脘痛若用足三里、内关等穴疗效不理想时，则可取胃经郄穴梁丘来治疗，往往可以很快见效。急性肠梗阻在辨证的基础上，以主穴（相应）治疗的同时，另可配心经郄穴阴郄，以促进肠道蠕动而促使排气排便。

3. 循经取穴法是针灸临床常用的方法，同时也是行之有效的一种取穴方法。其基本原理就是"经脉所过，主治所及"，但具体运用方式有多种，如循本经取穴法、表里经取穴法、同名经取穴法等。

1991 年 7 月 20 日

宗瑞麟教授强调针刺疗法首在治神，其与《灵枢·官能》提出的"用针之要，无忘其神"的原则相符。历代针灸医家亦较重视"神"在治疗中的作用。从临床实践中可看出，利用心理因素作用确能提高治疗效果，因"心藏神"，"脑为元神之府"，百病之始，皆本于神。尤其是各种疼痛之症，病机由于各种原因引起的经脉气血运行不畅，与心和神关系密切。神能导气，气畅则道通，通则不痛，"心寂则痛微"，故治以"调神法"以调阴阳气血，使之平衡，不仅体针如此，而且耳针亦不例外，耳针（耳压）有转移注意力、静志安神的心理治疗作用，把患者注意力从疼痛部位转移到耳部，按压耳穴时病痛缓解，留针时间长，止痛效果好，可能与此因素有关。

1991 年 7 月 31 日

1. 临床上针刺刺激量的强度一定要适度，要根据具体情况酌情而定，特别是对于耐受性较差的患者更应注意。因刺激量不够难以愈病，但若刺激量太强则患者又不能耐受，这样针刺刺激即变成恶性刺激，反而引起晕针等不良后果。

2. 针刺深度一般需根据腧穴所在部位，同时结合患者的胖瘦等情况灵活掌握。一般而言，凡肌肤浅薄或内有重要脏器的地方，如头面、颈、胸、背、上腹、四肢末梢及腕、踝关节处针刺角度宜小，采取斜刺或平刺，针刺深度宜浅，最好在 3～5 分之内；肌肤丰厚但内有重要脏器的地方，如中腹、下腹、腰等地方，针刺角度可大，行直刺，但深度要注意，宜控制在 0.5～1 寸之内。

3. "气至病所"是指针刺激发了经气，经气沿着经络循行线路抵达病变部位，这是获取良好疗效的基础，"气至而痛止"，"气至而病衰"都是说明"气至病所"疗效好，实质上是经络已通，主治所及。

1991 年 11 月 30 日

1. 曲池、三阴交两穴相配伍是治疗多种皮肤病的基本穴位，如风疹、牛皮癣等。其中曲池穴主要起祛风清热之功，三阴交穴起凉血、养血、活血之功两者相配起协同作用。若风重者加配风池，血热甚者加配太冲。

2. 耳穴降压沟主要用于高血压，若用耳压法则以磁珠压穴最适宜，因磁珠本身的磁疗作用有利于疾病康复，同时磁珠有镇潜作用，能镇潜亢旺之肝阳。

3. 耳穴口主要用于口及其附近区域的病证，如口疮、面瘫等。若以耳压治疗面瘫，一般仅取耳穴面颊、眼二穴即可，只有在口部症状较为突出，或口部症状较长时间无改变时才加用本穴。

4. 背肩胛部痛可因颈椎或胸椎病变引起，亦可因风湿之邪侵袭引起，或由陈旧性（局部）损伤发展而引起。但无论何种情况，以耳压法治之，均有较好的止痛作用，可取耳穴肩、背、颈椎、胸椎等。

1991 年 12 月 16 日

1. 大椎穴对感冒发热有较好的退热作用，针刺时深度以 1 寸之内为宜，施平补平泻手法，一般留针 15～30 分钟，若同时酌配曲池、合谷则能增强祛风解表作用，效果更好。

2. 休克多属中医之脱证、厥证。针刺治疗，有直接抗休克的穴位很多，其中水沟穴是效果最好的一个，但施治时取穴要准确，否则其抗休克作用大减。

3. 耳穴肝阳 1 与肝阳 2 位置邻近，主治功效基本相同，主要有疏肝利胆及调潜肝阳两方面的作用，应用时一般取其中之一即可。

4.临床上对于有明显诱因的病症在重视其诱因的同时，要注意对其素体的诊查，以免标本不明而致治法偏斜不切病机，古人之"明标本者，万举万当，不知标本，是谓妄行"确有实际意义。

1991年12月31日

1.更年期综合征临床表现主症不一，但从中医辨证看皆不外乎肝肾不足，阴阳偏亢，故若以耳穴贴压法治之，耳穴肝、肾、内分泌为主穴，在此基础上再视具体病情不同而配相应耳穴。

2."腰为肾之府"，临床上腰痛时间稍长则多有肾虚，故治腰痛不可忽视肾，而肾俞穴为肾脏气血经气所注之所，且位置又在腰部，故腰痛者宜取之，尤其是病程较长、肾有所虚者必配之。

3.委中与承山是治疗腰痛的远部常用穴位，二穴同居足太阳膀胱经脉，而该经脉循行从腰间过。临证应用时可灵活对待，一般仅取其中一穴即可，而委中穴为首选，因从临床情况看其效果较承山穴可靠。

1992年1月16日

1.耳压治喘是以中医经络藏象学说为基础，从脾、肺、肾考虑，因这三脏与疾病的生成最为密切，故前人有"脾为生痰之源，肺为贮痰之器，肾为生痰之本"，"痰源于肾，动于脾，贮于肺"之说。"百病多因痰作祟"，导痰祛痰首选肺穴，同时配合脾、肾穴。

2.用经络学说指导临床耳压切实可行，如余某右手臂（尺侧）麻木，黄某肩臂痛（肘、腕关节痛重）病变部位均在心经与小肠经循行线上，故选耳压心、小肠穴获效。

3.耳压止痛（主要系痹证所致痛症），应重视取相应部位耳穴，如肩周炎、颈椎病所致颈、肩臂痛选颈椎、肩关节、臂；腿痛取臀、膝、股、坐骨神经、腓肠等。

1992年1月31日

1.面瘫多因卫外不固，经脉空虚，外邪侵犯颜面皮肉，入中阳明，经络、气血失调，筋肉弛缓所致，治疗以手足阳明经为主、手足少阳经为辅，体针多采用局部近取与循经远取相结合。面部血管丰富，敏感性强，体针治面瘫刺激强，易引起患者情绪紧张。宗瑞麟教授喜用耳压面颊、眼穴，配合自行按摩颜面、额部（眉头、眉梢、拿捏太阳、地仓、颊车，揉按10～30次不等，以早晨、上午按摩为好，此时气血旺于头面），共奏疏通经气、调和气血、祛风散寒、恢复面部表情肌之功。

2.慢性肾炎，选耳压肾、脾穴为主治疗获效，其机制系依据中医藏象学说理论，"肾为先天之本，脾为后天之本"，两脏相互依存，关系密切；脾阳不足，肾阳亏虚多见。脾气亏虚，则运化失司，水湿逗留，湿郁化热壅阻，气化失职，则水湿泛滥，水肿由生。

1992 年 2 月 16 日

1．耳与机体及五脏六腑存在着内在联系，耳穴贴压疗法是通过按压刺激耳穴，以调整机体的阴阳失衡状态。取穴时一定要准确，事关疗效。操作时须调神，精神集中，心无杂念，动作轻柔，探测按压以穴压出现针刺样疼痛为优。

2．耳穴神门有镇静止痛之功，大凡亢奋性症状、疼痛重者初诊时为必取穴。根据耳穴与经络、经络与脏腑的关系，耳压治疗原则中包括本经配穴法、俞募配穴法、表里配穴法等。心穴具安神、宁心、调和营卫、养血运血、清泄心火作用，可治心脏本身的病证，同时还可治心区域内含胸腹部的病证。

3．内脏下垂属中医宗气下陷范畴；耳压可选脾、胃、下垂点，肾下垂则选肾。

1992 年 2 月 29 日

1．耳穴与脏腑之间具有相对的特异性，按压耳穴敏感部位与各脏腑的划分大致相符。敏感点选得准是提高耳穴按压镇痛的关键。

2．面肌痉挛其症以"动"为特点，头为诸阳之会，风为阳邪，主动，风阳上扰也。气血亏虚、血不荣筋也可致病。治宜"静"为主，镇静解痉，耳穴首选神门；并取心、肝、脾穴养血息风，宁心安神，而平振跳；取面颊穴直趋面部相应部位（病所）。选毫针针翳风穴效亦不错，宗瑞麟教授早年用此穴治愈过一患者。

3．老年性前列腺增生与肾气虚弱、膀胱气化不足或下焦湿热留滞有关，治宜补肾益气健脾，清热利湿，耳压取前列腺、肾、脾、膀胱为主。

1992 年 3 月 16 日

1．耳穴治疗，定位取穴不能单凭耳穴图，应注意敏感反应点的探测，其原因是每个人的耳郭形态存在一定差异，不可能与耳穴图所标一模一样；往往循行脏腑所属部位（区域）面大，同样存在同穴异治、异穴同治现象。有些部位（穴位）在耳穴图上并未标出，根据生物全息理论，在耳郭相应部位寻找敏感反应点治疗，往往取效。

2．喉喑（声带小结）的治疗　耳压按相应部位取穴，首取声带、咽喉穴，慢性咽炎点（声音嘶哑）取此二穴效果也不错。

3．耳穴治疗亦有宜忌。老师告诫面瘫禁用耳神门，因神门有镇静、抑制作用，面瘫者本身系面肌、眼肌等表情肌瘫痪，属抑制状态，故神门穴不宜。而神门穴是否有双向调节作用，有待以后探讨。

1992 年 3 月 31 日

1．典型病例　陈某，由带状疱疹引发面瘫，临床较少见。其病因系进食辛辣煎炒、肥甘厚物而致生热、生湿、生痰，造成阳明湿热壅盛，循经上扰，熏蒸阻于头面经络。

2．耳穴视诊是在自然光线下，用肉眼观察耳郭上的阳性反应，其是指某些部位出现变色、变形、丘疹、脱屑以及血管充盈等。望诊的顺序是先胸腔、后腹腔、再四肢，或按十四经顺序观察。诊查要全面，上、下、左、右不要遗漏，注意两侧对照，注意气候变化等因素影响。

1992 年 4 月 15 日

1. 神经性皮炎，心肺郁热型治宜养血疏风，清泄郁热，可用体针与耳针相结合。耳压法：取心、肺、内分泌；体针取穴：三阴交、曲池，加风池、风府。

2. 周围性面瘫：以口眼㖞斜为主症，其针刺治疗取穴可分为主症配穴与随症配穴两类。前者包括翳风、地仓、颊车、合谷、太阳、阳白等；随症配穴按症状部位就近取穴。

3. 临床上急性痛症、高热、中暑等急诊患者，若检视中发现其腘窝、肘窝等处静脉显露呈"怒张"状态，则可以三棱针在静脉显露处点刺，令出少量血，其病情往往可缓解。

4. 失眠症原因复杂，要全面辨证，分清主次，治疗取穴以神门、内关、三阴交为主；如脾虚血少加脾俞、心俞、隐白；心肾不交加心俞、肾俞、太溪；肝阳上扰加肝俞；胃气不和加胃俞、足三里等。

1992 年 4 月 30 日

1. 体针治痹疗效肯定，但有些久病者屡发屡用，以致后来起效缓慢，此时则可发挥耳穴止痛效果好的特点。以体针疏通经络、行气活血以治本，配用耳穴迅速止痛、减轻痛苦以治标。

2. "脑栓塞"之中风后遗症，治疗应舒张其脑部血管，促进脑部血液流通。神门、交感两耳穴合用，具有舒张脑部血管的功能。

3. 古代的"时穴"理论，不但可用于指导体针取穴，亦可用于指导耳穴治疗取穴。临床实践证明，用子午流注纳子法指导耳压取穴治疗，对于一些症状发作时间规律性较强的病证疗效显著。

4. 耳压治疗支气管痉挛，取穴支气管、交感、神门等效佳。

5. 耳穴小肠除主治本身的病证外，与心穴相配，可增加其功效。

1992 年 5 月 15 日

1. 风池穴是祛除风邪之要穴，尤其对头面部风邪常用，如头痛、耳鸣、耳聋、眩晕、眼睑下垂等。

2. 五脏六腑的背俞穴位置均在腰背部，但各有其所属之脏腑，是各自相应脏腑经气流注于背部的地方，也是脏腑疾病在人体腰背部的反应点，故背俞穴对各自相应所属脏腑的器质性或功能性疾病均有主治作用。

3. 治咳须分外感、内伤。外感取手太阴、手阳明经穴为主，宣肺解表，风寒针灸并用，风热只针不灸；内伤又须分辨脏腑、病因等辨证而治。

4. 八脉交会穴中列缺与照海常配合使用，列缺属手太阴肺经，通任脉，故代表任脉。照海属足少阴肾经，通阴跷，故代表阴跷脉，两者配伍使用能相互辅助，增强疗效。

1992年5月30日

1. 肺俞穴是治疗咳喘的有效穴，治咳喘处方中凡需解表宣肺、清气肃肺、化痰理肺、滋阴养肺、泻火清肺、温肺化痰、平肺清肺、补益肺气等可配此穴。中府与肺俞配伍称"俞募配穴法"，更能补益肺气，增强脏腑功能。

2. 风寒感冒用疏风散寒解表法，取穴风府、风门、风池、列缺、合谷、复溜。其中风府、风门、风池三穴是临床搜风之要穴；列缺属手太阴肺经，能疏卫解表，宣肺利气；合谷与复溜二穴配合有止汗作用，于发汗解表中防汗出过多而伤阴。

3. 一种新的体针取穴方法，即症状（辨证）—脏腑（分属）—八卦（分配）—八脉交会穴（用灵龟八法之穴，但不按此法推算）。

4. 八脉交会配穴法中公孙、内关常配合使用，主治胃、心胸等部位的病证。临床上各种病证只要辨证病位属胃、心胸的皆可酌情配合取用。

1992年6月15日

1. 耳穴内分泌可用于多种与内分泌失调有关的病证，如更年期综合征、浮肿、月经不调、皮肤病等。

2. 胆石症的治疗除可用针刺耳穴等外，还可用火罐，取背部胆俞、肝俞、胃俞等，亦可用电针。

3. 肾虚耳鸣临床上多见于老年患者，为肝肾亏虚，精气不足，其病机以虚为本，故治疗上应在镇静降火治标的同时注意治本，补益肝肾。耳压取穴：肝、肾治本，神门、内耳治标。

4. 耳穴望诊主要注意色和形的情况，慢性胃炎其相应耳穴区见片状白色，边缘不清；急性胃炎则多见红色或边缘白中间红；胃溃疡见白色，边缘清楚；急性阑尾炎见有点状白色或充血；慢性阑尾炎或有结节，其手术后可变白色或灰色；丘疹多见于腹部疾患，如消化道、生殖系、泌尿系等病证。脱屑以皮肤病多见，如皮炎、荨麻疹等，这种脱屑一般不易擦掉。月经过多或白带过多，在子宫区可见红色；月经量少则见白色。

1992年6月30日

1. 中风后遗症临床多以上、下肢体不同程度的瘫痪为主，针刺多用患肢穴位，上肢取肩髃、臂臑、曲池、外关、内关、合谷等；下肢取足三里、三阴交、悬钟、阳陵泉、太溪、太冲等。该病疗程长，故上述穴位可分为两组轮流使用。搭配时根据穴位所属经脉、穴位本身功效，以及肢体瘫痪程度、病情阶段、伴随症状、患者所取体位等综合考虑。

2. **耳穴脾的临床运用**　耳穴脾适用于以下情况：消化系统病证中辨证属中气虚弱者，如急性或慢性胃炎、消化性溃疡、慢性肠炎、慢性胆囊炎、胆石症、胃下垂等；中医辨证有水湿邪气者，如急性或慢性肾炎之浮肿、痹证、肢麻等，疼痛症状出现在足太阴脾经脉循行路线上者；症状发作时间性强，主要在巳时明显者。

3. **痛经的耳穴治疗**　取穴以肝、肾、子宫、内分泌四穴为主。

1992 年 7 月 16 日

1. 灵龟八法是运用《易经》中的九宫八卦学说，结合人体奇经八脉气血相合的理论，取八脉交会穴配合八卦，然后按患者就诊日时之干支进行计算，最后按计算结果再取穴。

2. 灵龟八法运用八穴纳于八卦，配合干支，包含阴阳消长之理、五行生克之变、天人相应之说、生物钟之论、时间医学之机，具有深刻的科学性和实用价值；本法具有计算简单、取穴精专、效果确切等优点，被针灸界所推崇。

3. 脑梗死属中医学"中风"范畴，临床上以中经络为多见，对其病因病机，历代医家有以风、火、痰、瘀、虚之说；素体正气亏虚，尤其是心、肝、肾三脏阴阳平衡失调，气血逆乱，乃是发病之本。本病多数是因肝肾阴虚，肝阳偏亢，阳化风动，风动则痰生，风痰袭络阻窍或气虚血瘀，痹阻脉络。

1992 年 7 月 31 日

1. 飞腾八法，是子午流注——我国传统时间医学，即经典时间医学的针灸开穴模式之一。其渊源可追溯至《周易》和《黄帝内经》。飞腾八法脱胎于《周易参同契》，从源流的观点说，《周易参同契》是源，飞腾八法是流。《周易参同契》在我国传统医学，特别是经典时间医学上有重要价值和意义。宗瑞麟教授早年读过本书，现在还在继续探讨研究。

2. 面肌痉挛（抽搐）一症，属中医学"中风"的范畴，临床上有风寒稽留（多继发于面神经麻痹后）、气血两亏、肝肾阴虚、阴虚阳亢、脾虚湿盛、肾阳不振、痰火内盛等证型。病因有劳累过度、感风寒、拔牙、产后发热、更年期综合征、各种精神因素引起者。本病以妇人多见。

3. 宗瑞麟教授治感冒用过耳压法，选耳尖上穴，取其疏风清热止头痛。本穴又名耳涌，位于耳轮顶端，与对耳轮上脚后缘相对的耳轮处，或卷耳取此穴。《针灸大成》载其主治为偏正头痛、沙眼、目翳、锁口疗、吊角疗。现代针灸学则认为耳尖穴有退热、消炎镇静、降压之功。

1992 年 8 月 15 日

1. 肩周炎是肩部感受风、寒、湿三邪而致。肩部主要为手足少阳经脉所过，二经相通相求，其主肩之生理功能和病理变化。因足少阳经脉上入于耳，下络于肝而属于胆，肝主筋，肝胆互为表里，故选耳穴肝和胆疏泄肝胆之经气，使其条达通畅，养血舒筋；配神门、交感解痉止痛；肩穴系相应部位取穴，直达病所。

2.高血压（肝阳上亢型），用耳压法，选肝、肝阳、降压沟穴，有平肝息风、清热泻火之功；肾、肾上腺穴有肾上腺髓质激素和肾上腺皮质激素的作用，能滋阴补肾，提高机体免疫，增强抗病能力。

3.一腰腿痛患者，系老年肾气虚惫，加上跌仆撞击，筋骨受损，经络受损，气滞血瘀形成。治选针刺腰夹脊配特定电磁波治疗仪照射（类似灸法）可温通局部经脉，激发督脉的经气，起到振奋亢阳，沟通全身气机，温经通络，补阳益气，行气活血，血行瘀去之功；委中疏通足太阳经气，为治腰背疼痛的要穴；阳陵泉舒筋，昆仑穴益肾。

1992年8月31日

1.眼睑跳动一症，以肝、脾二经失调为因，临床多以"肝"、以"风"论治，但疗效不够理想。宗瑞麟教授认为，上下眼睑属中医眼科五轮学说中"肉轮"部位，"肉轮"在脏属脾，故此症多与脾胃有关。《审视瑶函》认为此属"脾轮振跳"范畴，系"血虚而气不和顺，非纯风"。

2.一慢性咽喉炎（梅核气）患者，耳压治疗选耳穴咽喉（位于耳屏内侧面上1/2处），能利咽，主治咽喉炎；肺穴（位于耳甲腔中央周围）宣肺，亦主肃降；肝穴（位于耳甲艇的后下部）、胃穴（位于耳轮脚消失处）疏肝和胃理气；咽喉配声带穴化痰利咽开音，同时配合中药半夏厚朴汤，行气开郁，降逆化痰。

3.痹证患者，取耳穴肾（位于对耳轮上、下脚分叉处下方，臀穴直下与小肠穴之间的耳甲艇部；腰椎位于对耳轮体部，将轮屏切迹至对耳轮上、下脚分叉处分为五等分，于上2/5处；神门位于三角窝内，对耳轮上、下脚分叉处稍上方），选这些穴可补益肝肾，疏通经络而达止痛。

1992年9月15日

1.痹证在临床上常见，其成因多由卫气不固，腠理空疏，或劳累之后汗出当风、涉水冒寒、久卧湿地等，以致风寒湿邪乘虚而入，经络痹阻，发为风寒湿痹。除此外，因本病缠绵难愈，"久病多瘀"，痹证日久，每多夹瘀。王清任对痹证有"瘀血"之说，创身痛逐瘀汤。

2.耳司听觉，位于头面两侧，是清阳之气上通之处，属清窍之一。其功能须依赖气血阴阳调和而发生作用。由于全身各大脉络汇聚于耳，使耳与脏腑相连接，脏腑的生理功能和病理变化常循经反映于耳。

3.一双耳阻塞症患者耳压选穴依据为因胆经循颈抵耳上角，从耳后入耳中，出走耳前，取胆穴可活络通窍利耳；因"肾开窍于耳"，取肾能补肾聪耳；取内耳，为相应部位取穴，可调节机体内耳的内在环境，改善微循环，促使病情好转。

4.一患者偏头痛3年，痛呈明显时间规律，即每日上午11时发作见多，持续

1～2 小时后见缓。从子午流注学说来讲，此时属巳时（9—11 时）与午时（11—13 时），巳时流注脾经，午时流注心经。故取耳压选主穴脾、心；配穴颞、枕、神门。

1992 年 9 月 30 日

1. 腰腿痛是多种疾病的常见临床表现。其原因比较复杂，但与肾之关系最为密切。腰为肾之府，腰脊内属于肾，外络诸经（以足太阳、督脉经为主）。腰痛以肾虚为本，感受外邪或跌仆挫伤为标。肾虚为本病发生的主要关键；因此，临床上对寒湿、湿热及瘀血腰痛也加用补肾强腰的腧穴，以达扶正祛邪之目的。体穴及耳穴皆旨此遵。

2. 耳穴腰肌（位于腰骶椎穴外侧缘近耳舟处）可疏通经脉，活血止痛；肾为强壮保健穴，有壮阳气、强腰椎之功；腰椎穴可治腰椎病变，如腰椎骨质增生及各种原因引起的腰痛；肩关节穴（位于肩与锁骨两穴之间）可治肩周炎、肩关节扭伤。

3. 一着痹患者，证属脾肾虚弱，复感寒湿，伤及阳气；因"肾主骨""脾主肉""肝主筋"，故取肾、脾、肝三穴，能壮骨舒筋活血，解肌肉疼痛；取膀胱穴，系根据经络循行部位取穴，以疏通膀胱经之经气；取腘窝穴，为相应部位取穴，使之"直趋病所"；因大肠主传导糟粕，故取大肠穴有清热洁腑、通便之功。

1992 年 10 月 15 日

1. 前列腺炎是青壮年的常见疾病，多由感染发生。临床上有急、慢性之分。中医学认为本病为"淋证"，相当于"气淋"或"血淋"，多因肾阴亏损，命门火衰不能蒸发水湿，流注下焦或七情所伤，脾肾两虚所致。耳压治疗取前列腺、腰、大肠为相应部位取穴，使刺激"直趋病所"；肾、膀胱穴能补肾培元，益肾水，利湿热；因肝经行于少腹，绕阴器，故取肝穴可舒筋通脉，调理冲任；脾穴能健脾利湿。

2. 一患者口唇周围麻木，因口唇属脾，脾与胃相表里，故口周上、下唇麻木，可能系脾蕴痰湿，阻于经络所致。耳压治疗系根据相应部位和脏腑经络学说为主，取脾穴，因脾主运化水湿，脾主升清，开窍于口；咽喉、口穴，为相应部位，使良性刺激直趋病所。

3. 一患者心肌炎后，胸闷如塞，系胸痹之轻者，与心肺气虚，胸阳不展，气机阻滞有关。耳压取心、肺穴，以补气活血，宁心安神；皮质下有调节自主神经功能及心血管舒缩作用；肾上腺有调节肾上腺功能，增强机体应激能力等功能。

1992 年 10 月 31 日

1. 痹证的耳压选穴依据　依风湿损害的部位，取相应穴，如颈椎、肩背（位于颈椎穴外侧缘近耳舟处），腰肌穴，散颈项、背、肩、腰之风寒湿，达通络活血之目的；因"肾藏精，为先天之本"，"脾主运化，为后天之本"，肾阳虚弱，不能温运脾土，脾肾虚，故风湿易生，取脾、肾穴；心是血液循环的主要器官，"心主血脉"，取心穴有推动血液周流全身，循环不息，供给全身之营养的作用；肺主气，主肃降，通调水道,肺为水之上源,有促进和维持水液代谢平衡作用;肺还有疏风解表之功。

2. 眩晕的发生与肝、肾、脾、心有关。古有"无痰不成眩""无风不作眩""无虚不作眩"的说法,其病因与虚、痰、风、火有关。患者因素来体质虚弱(贫血),加上胃病,气血生化之源不足,不能上荣头目致眩晕。耳压治疗选脾、胃、心、肾穴,培补先后天;取枕、额穴,系按病变相应部位取穴。

1992 年 11 月 15 日

1. 声音嘶哑而不能成音,称作"喑",甚至完全不能出声,俗称"失音"。骤起者多为外邪秉肺,久病转成者多为肺脏气阴受损,都与肺经有关,前人譬作"金实不鸣,金破亦不鸣",本症耳压治疗选肺穴,清泄肺热,利咽开音,气管为治咽喉疾患的特定穴;咽喉、声带穴为相应部位取穴,可利咽消炎,治疗声音嘶哑效果明显,既往宗瑞麟教授曾用咽喉、声带两穴治过不少类似患者。

2. 遗尿小儿多见,中医学认为主要与肺、脾、肾、膀胱等脏腑有关,如肾气不足,固摄无权,膀胱失于约束,气化失常,或由脾气虚弱,或肺气不足,水液下输失常,均能引起遗尿。耳压治疗可选膀胱、尿道为相应部位取穴。取肾穴壮阳益精,补髓以通利水道;脑点是高位中枢的代表区,对肺肾内脏和膀胱均有调节作用。

3. 急性腰扭伤,属中医学"伤筋"范畴,耳压治疗宜取相应部位的腰椎、腰痛点,活血祛瘀,通经活络止痛;选脾、肾穴,壮骨强腰,去瘀血,舒筋活络。

1992 年 11 月 30 日

1. 痹者,闭也,是闭阻不通之意,痹证有广义和狭义之分,其病因不外两个方面,其一是素体虚弱,腠理空疏,卫阳不固,属内因,其二是由于冒雨涉水感寒受凉、卧居湿地、汗出当风、饮食生冷等原因,或感受风寒湿热诸邪,属外因。内外因相互作用,病邪侵入肌肤、筋骨、关节之间,痹阻经络,营卫气血运行不畅而引起痹证。

2. 扭伤是指四肢关节或躯体的软组织损伤,如肌肉、肌腱、韧带、(血管)等扭伤……扭伤部位常发生于颈、肩、肘、腕、髀、膝、踝等处,耳压治疗选扭伤的相应部位,以活血祛瘀,通经活络止痛。

3. 骨质增生病(中老年一种常见的关节退行性变),属中医学"骨痹"范畴。在临床上本病多致腰腿痛,耳压治疗宜选相应部位,如腰椎、坐骨神经、腓肠肌以疏通经脉,活血止痛,"直趋病所",发挥治疗作用,同时取肾穴以壮骨强腰,取肝穴以舒筋,取神门穴止痛。

1992 年 12 月 15 日

1. 四关穴,一般指双合谷、双太冲。正如《针灸大成》所载:"四关穴,即两合谷、两太冲是也。"合谷为手阳明大肠经的原穴,太冲为足厥阴肝经原穴。合谷长于止痛,疏风解表;太冲长于镇肝息风,导热下行,临床上对头痛(以血管神经性为主)、中风(脑血管意外)、眩晕(以高血压为主)等取四关穴治疗,效果较好。

2. 涌泉穴治疗肾虚、肝阳头痛均有良效。因涌泉为肾经井穴,而肾经上贯肝膈,肝脉上额交颠;肾脉又贯脊通督脉,督脉入络于脑;另肾主藏精,肝主藏血,精血同源,相互资生。若肾阴不足,肝失濡养,则肝阳偏亢,循经上迫于头,故头颠顶痛;针刺涌泉穴能滋水而降肝火肝阳,肝阳得潜则不能上迫头顶,故疼痛自消,正如明代高武在《针灸聚英》中所说:"顶心头痛眼不开,涌泉下针定安泰。"

3. 华佗夹脊穴,共34穴,临床运用颇广。如上胸部之夹脊穴主治肺心及上肢病证,下胸部之夹脊穴主治胃肠等消化系统病证,腰部之夹脊穴主治腹、腰及下肢的疾患。

1992 年 12 月 31 日

1. "哑门劳宫三阴交,涌泉太溪中脘接,环跳三里合谷并,此是回阳九针穴。"本歌赋出自《针灸聚英·回阳九针歌》,是说患者处于昏厥之际,此九穴可有回阳复苏之功。这些穴位是针灸临床上急救时的常用有效穴位。

2. 耳穴交感的作用近似交感神经和副交感神经的作用,临床用于胃肠疾患及自主神经功能紊乱较多,如胃脘痛、胆道疾患之疼痛,血管性头痛;肾上腺穴其作用近似肾上腺的作用,有抗过敏、抗炎、抗风湿之功,临床多用于过敏性疾患(如风疹)、痹证(如风湿病)等。

3. 耳穴胆有疏肝利胆、理气止痛之功,可广泛用于所涉胆经之病证,因肝胆互为表里,故又可用于肝经诸病症,如胆囊炎、胆结石、口苦、胁肋胀满、带状疱疹、耳鸣、耳聋、偏头痛、颈项强直等。

1993 年 1 月 16 日

1. 坐骨神经痛的痛点分布,大致以足少阳胆经和足太阳膀胱经为主。系风邪客于经络,经气阻塞而发病,或因气滞血凝和外伤导致血瘀,或因肾虚或以久病体虚所致。耳压治疗取坐骨神经、臀穴,为相应部位取穴,以疏通经络气血;因脾主肌肉、肾主骨,故取脾、肾穴,壮骨强肌,舒筋活络;神门穴消炎止痛。

2. 足阳明之脉挟口环唇,足太阳之脉起于目内眦,外感风邪中于足太阳经络或足阳明经,痰浊内蓄,积火生热等,均可引起风痰之邪阻滞经络,产生气血郁滞而引起口眼㖞斜。治疗多以祛风通络为大法。治选耳压面颊、眼穴,系宗瑞麟教授经验取穴,亦为相应部位取穴,直达病所,舒筋活络。

1993 年 1 月 30 日

1. 一患者腰痛,除肾虚外,与寒湿之邪着于腰间,留滞经络,气血不畅有关。法宜补肾健脾,散寒祛湿。治疗以耳压为主,选腰椎、腰痛点为相应部位取穴;脾、肾穴为脏腑配穴;神门为止痛要穴。同时加体针,取委中穴,因其有行瘀血、利腰膝、解痉挛、止疼痛的作用,正如《玉龙歌》"更有委中之一穴,腰间诸疾任君攻",《针灸大全·灵光赋》"五般腰痛委中安"及《针灸大全·四总穴歌》"腰背委中求"之说。

2．一患者头痛，以前额为主，劳累后多发，属中医脾气不运，清阳不升；常鼻塞，易感冒，说明肺气亦虚。耳压治疗选额、内鼻为相应部位取穴，直趋病所；取脾、肺穴，系按脏腑学说理论，以培补本脏；神门穴镇静止痛。

1993 年 2 月 16 日

1．一患者原患过"面神经麻痹"，现觉左颜面麻木，根据经脉分布，足阳明胃之脉，挟口环唇；足太阳膀胱之脉，起于目内眦，可见其病涉胃经之筋，手太阳之筋，膀胱之筋和胃之脉为主，耳压治疗取面颊、口、舌为相应部位取穴，疏通面部之经络、气血，濡养经筋。因脾主肌肉，口为脾之外窍，其荣在唇，故取脾，健旺气血。

2．一患者颈肩背酸胀痛 3 年余，疼痛先右后左，吹风遇冷时加甚，证属气血亏损，寒湿滞经；法宜益气血、散寒湿、通经络，治选耳压肩背、枕、颈椎为相应部位取穴为主，辅以心、肺、神门穴。

1993 年 2 月 27 日

1．腰扭伤多由剧烈运动或持重不当、跌仆、牵拉以及过度扭转等引起筋脉损伤，经气运行受阻，气血壅滞局部而成。耳压：治疗取腰椎、腰肌为相应部位取穴，配合肾、神门穴。

2．肱骨外上髁炎与慢性积劳损伤有关，日久伤及气血，而使筋脉损伤得不到充足气血温煦、濡养而致肘部伸腕肌附着点的慢性无菌性炎症，属中医"痹证"范畴。耳压治疗取肘穴为主，配合心、小肠、神门穴，活血止痛。

1993 年 3 月 16 日

1．慢性鼻炎耳压治疗取穴以内鼻、肺为主，配以脾、肾上腺、额穴。

2．耳聋之耳压治疗，宜取内耳、肝、肾、胆穴。

3．一位癫痫患者，时发嘴歪斜，抽搐，不省人事，每次发作约持续 3 分钟即止，伴头昏、胸闷、喉中似物阻塞。证属风痰气逆、痰蒙清窍。法宜豁痰开窍，息风定痫。治选体针，取百会、风池、"四关"穴。

4．腰痛耳压治疗宜取腰肌、肾、脾、神门、肝穴，以补肾强腰，疏通筋脉。

1993 年 3 月 30 日

1．颈椎病之耳压治疗，取颈椎、肘、指为主，系相应部位取穴；辅以心、肾、肝为脏腑配穴。

2．一位痹证患者，右骶、臀、膝关节酸痛，辨证属老年肝肾亏虚，气血衰退，外邪乘虚而入，以致经络闭阻，气血运行不畅，"不通则痛"。法宜补肝滋肾，通经活络。治选耳压肝、肾、心、臀、膝、神门穴。

3．一位右肱骨外上髁炎患者，辨证属中医气血亏虚，筋脉失养；法宜补气益血，舒筋通络。治选耳压肘、指、心、肝、神门穴，配以阿是穴行隔药姜灸。

1993 年 4 月 15 日

1. 屈指肌狭窄性腱鞘炎,证属中医气血不充,筋脉失养者,法宜舒筋活络,拔除寒湿;治选耳压指、神门等穴,配合阿是穴隔药姜灸。

2. 一位年少遗精病者,证属心肾亏虚,虚火时萌,封藏失职,精关不固,法宜滋补心肾,固涩精关。治选耳压心、肾、前列腺、睾丸、脑点、精宫(内生殖器)。

3. 一痛痹患者,证属肝肾亏虚,寒湿留滞,经脉失养。法宜补肝益肾,散寒化湿,通经活络。治选耳压肝、肾、臀、坐骨神经、腘窝、神门穴。

1993 年 4 月 30 日

1. 一肩周炎患者,证属跌仆闪挫,损伤经脉,寒湿侵袭,气血凝滞,运行不畅。法宜活血通络,散寒化湿。治选耳压肩关节、肩背、心、神门穴。

2. 一偏头痛患者,证属肝肾脾虚,不能上营脑髓。法宜滋补肝肾,健脾益气,通络止痛;治选耳压颈椎、顶、太阳、枕、肝、肾、脾、神门穴。

3. 一根性坐骨神经痛患者,系足太阳膀胱和足少阳胆经混合型。证属肝肾不足,邪结湿凝,筋骨失养。法宜补益肝肾,祛湿通经。治选耳压臀、坐骨神经、股外侧、腘窝、腓肠肌点、肝、肾穴;配合针刺环跳(加灸)、委中、阳陵泉穴。

1993 年 5 月 16 日

1. 大肠俞、天枢、上巨虚三穴配伍组方常用于治疗肠道失调的多种病证,如泄泻、赤白痢等,其中大肠俞是大肠之气转输之处,对大肠腑病证有治疗作用;天枢穴是大肠募穴,是大肠经气会聚之处,此二穴合用为俞募配穴法。上巨虚为大肠下合穴,合治腑病,能通调腑中气机,取该穴属远道循经取穴法。

2. 支沟、阳陵泉、期门三穴合用,常用于肝胆病变引起的胁肋疼痛,其中支沟、阳陵泉为主穴,属循经取穴法,支沟为手少阳三焦经穴,能疏调少阳经气;阳陵泉为足少阳胆经穴位,能通调胆腑,疏泄肝气,两穴相互协调,互相为用。另配肝经募穴期门泄肝经郁滞之邪(局部取穴法),故可加强上两穴治疗作用。

1993 年 5 月 31 日

1. 临证取穴配方要重视交会穴的作用。交会穴是指两经或两经以上经脉交会的穴位,当交会穴所处的部位发生病变时,可根据相应原理取交会经脉所属的穴位来治疗。如听宫是手太阳及足少阳经脉的交会穴,位于耳部,故耳病时不仅可用听宫穴,还可取手足少阳经脉的穴位来治疗。又如三阴交穴,不但可治其所属脾经之病证,还可用治肝经、肾经诸证,因该穴为足三阴交会穴。

2. 针刺哑门、风府两穴要注意安全,因两穴均靠近延髓。一般宜直刺或稍向下斜刺(针尖大致朝向鼻咽方向),切不可向上斜刺,进针深度以 1 寸之内为宜,不要行重手法捻转,特别是不要行大幅度提插,以免误伤延髓,若行针时患者有触电样感觉向四肢传射,应立即出针,并视患者情况酌情处理。

1993 年 6 月 15 日

1. 背俞穴是脏腑气输注较为集中的地方，募穴为脏腑之气会聚的地方，脏腑之气在原穴最易反应，络穴能直接沟通表里阴阳二经，合穴乃内外经气会合的地方，郄穴则善治相应脏腑之急性病证，故治疗内脏病证以俞、募、原、络、合、郄穴为优。

2. 治疗颈椎、腰椎病变，除按辨证施治原则选配穴位外，可酌情配合相应夹脊穴，则疗效更为可靠，原则上是选用异常脊柱两侧的夹脊穴，具体运用时既可参照 X 线摄片结果，也可从症状表现辨清脊髓神经支配所属考虑取穴。如沿坐骨神经放射性痛选 $L_4 \sim L_5$ 夹脊穴。

3. 合谷、三阴交、至阴、独阴四穴组方可治疗滞胎或胎位不正。产妇若有临盆乏力或气血虚弱等往往引起滞产。合谷穴主气，三阴交穴主血，两者合用能调补气血，独阴穴能调理胞宫，至阴则能通胞脉达胞宫。

1993 年 6 月 30 日

1. 中风后遗症及面瘫后遗症，口眼㖞斜经久不愈，可使用透穴的方法，加强刺激量从而达到加强治疗的目的，一般可以阳白透鱼腰，攒竹透丝竹空，四白透承泣，风池透风府，太阳透颧髎，禾髎透巨髎，地仓透颊车，临证时上述各组可酌情选用，其中地仓透颊车较为常用，因两穴皆位于面颊部，所辖范围更广。

2. 气海或关元与百会、足三里、三阴交、阳陵泉配伍组方治疗中虚气陷之证多有效果，气海、关元能补益元气，合足三里、三阴交则补益中气，又健脾和胃；百会升提阳气，阳陵泉疏肝利胆，以促进中焦脾胃功能的正常发挥。

1993 年 7 月 15 日

1. 运针手法亦与"调神"密切相关，手法过重则刺激量大，针感强，易超过患者的耐受能力而形成劣性刺激，造成患者神气的受损，从而降低疗效或失效。故运针手法宜轻缓渐进，根据患者的耐受力酌情加大刺激量。

2. 中医理论中除"上、下气海"说外，另有"三气海"说，即上气海膻中穴、中气海中脘穴、下气海气海穴。三穴同属任脉，任脉为阴脉之海，总揽阴经脉气。膻中穴为上焦心肺经脉之气汇聚之处，中脘穴为中焦脾胃之气汇聚处，气海穴为下焦肝肾经脉之气汇聚处，此三穴对上、中、下焦脏腑"气"病有较好的调治作用，尤其是三焦气虚之证，又以此三穴为主施治。

3. 颈椎病、急性扭伤可以针刺肩井穴，得气后行泻法，不留针，出针后即刺悬钟穴，得气后一边行泻法，一边嘱患者尽量缓缓运动肩项部约 5 分钟，留针 10 分钟，重复施行 1 次。

1993 年 7 月 31 日

1. 耳穴诊断对照病证的病位所在有很大参考价值，但对病因病性的诊断尚有其不足。故临诊耳穴诊断应与"四诊"所得材料及其他检查结果互相参考，综合分析以得出正确结果。

2. 人体疾病，无论外感内伤、跌仆虫咬，均不同程度引起气血失调，而气血失调又可削弱人体正气，从而不利于抗邪，故施治中宜调理气血。就体穴而言，手足阳明经脉者，大穴善调气血，如合谷、曲池、足三里等。因中医理论认为阳明为多气多血之经，且大肠、胃二腑气机以通降为顺，由于其经脉的上述生理特点，故其经穴有较好的调气血作用。

3. 中脘穴属"三气海"之"中气海"，是中焦脾、胃二脏腑经脉之气汇聚的地方，故中焦脾胃、大肠等脏腑各"气"病皆可酌配此穴治疗。如脘腹疼痛、脘腹饱胀、呃逆、吞酸、食欲不振、消化不良、疳积、泄泻、便秘、便血，中气下陷等。

1993 年 8 月 15 日

1. 膈俞穴、血海穴、三阴交穴，因对诸血症有疗效，故称"三血海"，一般说膈俞穴处于上、中焦之间，故多用治中、上焦之出血、血瘀之证，如咳血、吐血、鼻衄、胸背胁痛等。临证可酌配其他穴位。血海穴属太阴脾经，故可用治脾虚不能摄血之崩漏、肌衄之症以及大腿内侧诸症，胞中血瘀之月经不调、痛经等；三阴交穴处足三阴经脉交会点，故对全身诸血疾均有良好治疗作用，其血虚者可以之养，血热者可以之清，血滞者可以之活，血瘀者可以之散。

2. 隔药姜灸法是治疗寒湿痹证邪气特甚者的有效方法。该治法特点在于数热共施。因该法中所用之材料，如姜、酒、艾、火等均为辛热之品（生姜切片所浸药酒全为辛窜大热之药），应用时选择一处或数处痹病最甚处或穴位，各放上药姜 1 块，再置艾炷 1 壮，以火点燃艾炷，利用热力将药姜中药力迫入痹痛病灶处，一般灸 3 壮。

1993 年 8 月 31 日

1. 耳压晕针极少发生，但有时亦可发生。此种情况有以下几种：①体质差者；②空腹；③在耳穴贴压数穴后发生；④以头昏晕感为多者，亦可见面色苍白出冷汗；⑤平卧休息即可缓解消除。其表现大致与体穴针刺法晕针发生因素及表现相似，处理亦可借鉴体穴毫针晕针的处理方法。

2. 寻找耳穴反应点一般采用电测法或探棒压痛法，两者的应用是否准确，均与术者的经验关系密切，但比较而言，揉压法方法简便，易于灵活掌握，故一般应用较多。

3. 承山穴针感明显，对腰骶下肢及背疼痛之症，具有较好的治疗作用。此外对下肢"转筋"具有良好疗效。

1993 年 9 月 15 日

1. "肝主风"，耳穴肝的主要功效之一是息风止痉，其性为抑制，故应用肝穴时须注重其治疗宜忌。若风甚内动而抽搐痉挛者用该穴为宜，因此类症属亢奋，治宜抑制之；但若风甚于内，有肢体弛缓失灵者则禁用此穴，因肢体弛缓失灵性属抑制，故治疗不能再用抑制性质之穴位。

2. 耳穴坐骨神经对于坐骨神经痛在治标止痛及治本活血舒经两方面均有较好疗效。但临床运用该穴并不限于坐骨神经痛一症。凡腰椎或其他病变疼痛牵引臀、大腿、小腿，呈连线趋向者，皆可用之辅助主穴。

3. 梅核气一症，中医认为由气滞痰结于局部而引起，这类患者又多有不同程度的肝郁，故治疗上除行气化痰、疏肝解郁外，则适当取调神措施。

4. 丰隆穴属足阳明胃经，其尤善化痰。

1993 年 9 月 30 日

1. 阳陵泉为临床常用穴，适应证较广，临床多用于以下病证：①下肢诸疾：如半身不遂之下肢瘫痪、下肢痿证、下肢痹证。应用时多与足三里、三阴交等穴配伍，因此两穴既能行气活血，又能养气养血。此外肝风内动、下肢抽搐，痉挛者亦宜用该穴。②与胆经关系密切的病证，如胁肋痛、呕吐、呃逆。

2. 耳穴治疗风湿病，肾上腺穴是常用辅助穴位，该穴通过调节肾上腺素的分泌，而具有一定抗炎作用。但该穴具有温助鼓动阳气的作用，故对素体阴液不足、肝阳偏亢者慎用（高血压者多素体阴虚阳亢）。

3. 气海穴为"下气海"，该穴与关元同居丹田，故下焦肝肾之气汇聚该穴。据此，临床多以其治疗下焦肝肾虚证，而尤多用。治肾虚，如肝肾不足，冲任虚弱之崩漏、月经不调、痛经、少阴病。

1993 年 10 月 15 日

1. 支沟穴属手少阳三焦经，阳陵泉穴属足少阳胆经，两者相合，一上一下，使少阳胆气疏通，枢机运转，故临床可广泛应用于各种肝胆疏泄异常、少阳枢机不利的病症，如急性或慢性胆囊炎、慢性肝炎或肝炎后综合征、肋间神经痛而见胁肋胀痛不舒，女性患者经期少腹、乳房胀痛，习惯性便秘等。

2. 督脉属诸阳经之会，大椎穴为该经主要穴位之一，故有较强的宣通阳气的作用，故用于通阳散寒时可酌配此穴。如伤寒发热可配用合谷穴以发散风寒，宣阳解表；项肩背部寒湿凝滞，可合悬钟、肩井等穴散寒化湿，舒经活血；肺寒咳喘者可合肺俞、列缺等穴，以宣肺散寒，平喘止咳。

3. 中医基本理论认为"心开窍于舌"，"舌为心之苗"，故耳穴心通过对舌部组织经脉、气血的双向调节作用，而能治疗多种舌部症状为主的疾病，如邪热内阻而口舌生疮溃烂疼痛，阴津亏乏而舌面少苔或无苔多裂纹，痰滞血瘀而舌面麻胀等感觉异常之症。

1993 年 10 月 31 日

1. 对寒湿痹证宜根据病变深浅、轻重的不同程度，分别单独或合用耳穴

（压）疗法、毫针体穴刺法、隔药姜艾灸法来治疗，此谓"寒湿痹证三级分治法"。病情轻浅者宜耳压法；病情深重宜以耳压法合毫针体穴刺法；若寒湿邪气特甚，用上两法治疗不效者，则在上法基础上合用隔药姜艾灸法。

2. 临床上主症每日定时出现或加重，表现出很强的时间规律的病症，其在病机上多有气血流注失常，因中医气血流注理论，认为人体于每日十二时辰中，气血流注每一时辰固定流注于十二脏腑经脉中的某一经，当某经病变以致影响到其气血流注时，必在该经气血流注当旺之时，出现症状或症状加重。临床抓住这一规律，通过主症每日定时出现或加重的这一时间，推辨出其相应经脉，针对施治每取良效。

1993 年 11 月 15 日

1. 耳穴交感对平滑肌的舒缩具有一定的调节作用，故对涉及平滑肌舒缩功能的病证均可作配穴运用。对于血管性头痛可配耳神门穴、肝穴、心穴、枕穴等；对胃脘痛证可与胃穴、脾穴、耳神门穴等合用；对高血压可与肝穴、脑点穴、神门穴、降压沟穴等合用；对急性肠炎之腹痛可与大肠穴、耳神门穴合用。

2. 外关属手少阳三焦经，故多用于手足少阳经脉各症，如由于少阳经脉循过目、耳、头、胁等部位，故目赤肿痛等眼部疾患、耳鸣耳聋等耳部疾患，以及偏头痛、胁痛等均可取此穴。上肢诸疾亦多用之，如上肢瘫痪、上肢痹证等。

3. 肩周炎有局部疼痛及患病关节功能障碍两大类症状时，其病因病机除寒湿内阻经脉骨节、气血凝滞外，气血不足亦是主要的一个方面，故要注意调养气血。由于阳明为多气多血之经，故取该经穴位为宜。

4. 内关穴应用广泛，由于其所属的心包经络与心经功能相通，故可用治心神诸疾，如失眠、癫狂、中风、心悸等，又与公孙穴相合治胃、胸部病症。

1993 年 11 月 30 日

1. 太冲穴属足厥阴经穴位。该穴尤适于病涉足厥阴肝经诸症，如肝失疏泄、肝气横逆引起的头痛、胁痛、腹胀等症；肝风扰动引起的小儿急惊风、痫症；肝藏血功能失常引起的月经不调、痛经等。又由于肝经之循行"绕阴器，抵少腹"，故症状主要表现在肝经循行部位上的病证如疝气、少腹或股关节胀痛等亦可取之。此外，如呕恶、呃逆、下肢痿证、下肢痹证、目赤肿痛等均可酌情取之。

2. 临证耳压处方配穴，应注意各穴治疗宜忌。耳穴的治疗作用，主要是通过对人体病变局部的双向调节作用来实现的。同一耳穴治疗同一脏腑的病症，其虚能补，实能泄，寒能温，热能清。但仍有不少耳穴的作用呈单向趋势，故对某些病症应慎用或不可用。如耳穴肝，息风止痛是其主要功效，这一功效性偏抑制，故对于肝风内动的病证，宜根据不同情况而定；若表现为四肢抽搐痉挛者宜用此穴，但若肢体弛缓失灵者，则不可用。

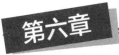

宗瑞麟教授早年发表的部分专业学术论文

一、脾胃与经络针灸的关系

（一）概念

在中医理论体系中，脾胃为"后天之本"，认为"脾胃者，仓廪之官，五味出焉"（《素问·灵兰秘典论》），又云"胃者，五脏六腑之海也，水谷皆入于胃，五脏六腑皆禀气于胃"（《灵枢·五味》）。由此可见脾胃在人体中的作用极为重要。也提示脾胃与其他脏腑之间有密切关系。

十二经脉各从属一个脏腑，脾胃"夫十二经脉者，内属于腑脏，外络于肢节"（《灵枢·海论》）。脾胃当然必不例外，各自统率一条经脉以通诸脏及四肢百骸，各能发挥其本身功能作用，完成其"后天之本"的职责。

现仅就脾胃与经络的关系简述如下：

1. 从生理方面来看　《灵枢·本脏》云："经脉者，所以行血气而营阴阳，濡筋骨，利关节者也。""气血"泛指营卫气血精神津液而言，是人体正常生理活动的物质基础，故又云："人之血气精神者，所以奉生而周于性命者也。"而气血的转换出自中焦脾胃，《灵枢·决气》曰："中焦受气取汁，变化而赤，是谓血。"《灵枢·营卫生会》言："中焦亦并胃中，出上焦之后，此所受气者，泌糟粕，蒸津液，化其精微，上注于肺脉，乃化而为血。"以上条文，具体说明了脾胃是气血生化之源，假使没有脾胃化生气血，经脉之所谓"行气血"的作用，也就缺乏物质基础。

《素问·经脉别论》云："饮入于胃，游溢精气，上输于脾；脾气散精，上归于肺；通调水道，下输膀胱。水精四布，五经并行。"《灵枢·营气》又云："营气之道，内谷为宝，谷入于胃，气传之肺，流溢于中，布散于外，精专者行于经隧，常营无已，终而复始，是谓天地之纪。故气从太阴出，注手阳明，上行至面，注足阳明，下行至跗上，注大指间，与太阴合……从肝上注肺，上循喉咙……复出太阴，此营气之所行也……"具体指出脾胃化生水谷精微，从而灌溉脏腑经络、营养四肢百骸的过程中，不但要假借经络的通道，而且要借助经气的推动，否则就谈不上运化输布、升清降浊、生血统血、交通心肾等一系列功能作用，故经气是推动脾胃发挥本身功能的动力。

张景岳认为:"顾元气为生身之精气,而实祖于胃。"(《质疑录》)李东垣也谈到:"元气之充足,皆由脾胃之气无伤,而后能滋养元气,若胃气之本弱,饮食自倍,则脾胃之气既伤,而元气亦不能充,此诸病之所由生也。"(《脾胃论》)《难经·三十六难》云:"命门者,诸神精之所舍,原气之所系也。"滑伯仁注释说:"元气谓脐下肾间动气,人之生命,于十二经之根本也。"(《难经本义》)由此观之,元气是十二经之根本,而元气又本自脾胃,只有脾胃功能正常,才能滋养元气,只有元气无缺,才能充盈经气,因此可见经络与脾胃在生理上相互依存的密切关系。

2. 从病理方面来看 《素问·皮部论》云:"凡十二经络脉者,皮之部也。是故百病之始生也,必先客于皮毛……传入于腑,廪于肠胃。"这说明经络虽有"行气血,营阴阳"的生理作用,但也是病邪传变的通路,可从出现病理变化的部位上看到,如:

(1)外邪内传:《素问·皮部论》云:"邪客于皮则腠理开,开则邪入客于络脉……络脉满则入舍于腑脏也。"具体指出了外邪侵犯人体,是借经络通路而由表及里、由浅入深的过程。例如下肢受寒,之所以引起头痛鼻塞、腹痛泄泻等症,这是由于足太阳脾经由足入腹的循行现象,寒邪顺其循行通路而引起腹痛泄泻的症状,若外邪过盛,经络脏腑之气不足续其发展,则还可以向他脏转变,如头痛、鼻塞、咳嗽等症状,本系手太阴肺经的病症,这是外邪通过肺、脾两经的交会通路,由脾传肺,形成了母病传子及同名经相传的现象。

(2)内病外现:《灵枢·邪客》云:"肺心有邪,其气留于两肘,肝有邪,其气留于两腋,脾有邪,其气留于两髀,肾有邪,其气留于两腘。"《灵枢·经脉》言:"是主脾所生病者,舌本痛……强立,股膝内肿厥,足大指不用。"《灵枢·经脉》在叙述足阳明胃经所主病的条文中曰:"膝膑肿痛,循膺、乳、气街、股、伏兔、骭外廉、足跗上皆痛,中指不用。"这些都说明了内脏内在发生的疾患也会在其所属经络的循行部位上反映出所属的病候。

(3)表里相传:《灵枢·经脉》云:"胃足阳明之脉……是动则病洒洒振寒,善伸数欠,颜黑,病至则恶人与火,闻木声则惕然而惊,心欲动,独闭户塞牖而处,甚则欲上高而歌,弃衣而走,贲响腹胀,是为骭厥。是主血所生病者,狂疟,温淫汗出,衄衊,口㖞唇胗,颈肿喉痹,大腹水肿,膝膑肿痛,循膺、乳、气街、股、伏兔、骭外廉、足跗上皆痛,中指不用。"根据《素问·至真要大论》"诸湿肿满,皆属于脾"的病机,其中"贲响腹胀""大腹水肿"当属足太阴脾经的见证,而列入足阳明胃经的所主病候中,这是因为阳明与太阴相表里,阳明病以表里相传的形式而传入太阴经。

（4）病经传次：《素问·热论》言："伤寒一日，巨阳受之，故头项痛，腰脊强。二日阳明受之，阳明主肉，其脉侠鼻络于目，故身热目疼而鼻干，不得卧也。三日少阳受之，少阳主骨，其脉循胁络于耳，故胸胁痛而耳聋。三阳经络皆受其病，而未入于脏者，故可汗而已。四日太阴受之，太阴脉布胃中络于嗌，故腹满而嗌干。五日少阴受之，少阴脉贯肾络于肺，系舌本，故口燥舌干而渴，六日厥阴受之，厥阴脉循阴器而络于肝，故烦满而囊缩……"上述经文将病邪出入人体中由脏及腑的传变层次说得非常具体，枚举病症均与经脉循行有关。

（5）影响奇经：例如《素问·骨空论》曰："冲脉者，起于气街，并少阴之经，侠脐上行，至胸中而散。"《素问·痿论》又云："冲脉者……与阳明合于宗筋……会于气街，而阳明为之长，皆属于带脉，而络于督脉，故阳明虚则宗筋纵，带脉不引，故足痿不用也。"说明了足阳明胃经与冲脉在生理和病理上的关系，并牵及带、督二脉。

《素问·骨空论》曰："任脉为病，男子内结七疝，女子带下瘕聚。"《素问·五脏生成》曰："黄，脉之至也大而虚，有积气在腹中，有厥气，名曰厥疝。"《灵枢·邪气脏腑病形》曰："脾脉……微大为疝气……滑甚为癀癃。"说明了任、督两者的相互关系。

《灵枢·寒热病》言跷脉"阳气盛则瞋目，阴气盛则瞑目"，《难经·二十九难》言维脉"阳维为病苦寒热，阴维为病苦心痛"，在针灸临床上取脾胃两经穴位获得疗效，给它们之间的关系提出了佐证。

3．从诊断方面来看　《灵枢·卫气》曰："能别阴阳十二经者，知病之所生；知候虚实之所在者，能得病之高下。"说明经络对推求疾病原因、明确疾病性质、观察疾病部位等有其重大作用，脾胃两经的疾病当然也不例外，在中医望、闻、问、切的四诊原则下，使用经络理论协助诊断为各科临床运用所常见。现仅就脾胃两经举例如下：

（1）经症相映

1）从经分症

举腹痛一症为例：胃、脾、肝、肾四经均有经脉循行于腹部，可根据腹痛所在部位以及两经循行的差异来分别一经的病变。

腹痛：脘腹疼痛——脾胃两经循行所及；

　　　脐腹疼痛——足少阴肾经循行所及；

　　　少腹疼痛——足厥阴肝经循行所及。

2）从症分经

举咳嗽一症为例：咳嗽一症虽发于肺系，除肺经入本脏外，其他四脏经脉循行，都有与肺系相通的记载。如《灵枢·经脉》载："脾足太阴之脉……上膈，挟咽,连舌本……""心手少阴之脉……复从心系却上肺,下出腋下……""肾足少阴之脉……从肾上贯肝膈,入肺中,循喉咙……""肝足厥阴之脉……其支者,复从肝别贯膈,上注肺。"要分别出咳嗽的病变属于何经,可以视其兼症来加以鉴别。

咳嗽:肺——兼有肺胀满,缺盆中痛,膨膨而咳嗽;

肝——兼有胁痛,不能转侧;

肾——兼有咳唾有血,善恐,心悬若饥或腰背痛,甚则咳涎者;

心——兼有喉中如梗状者,甚则咽肿喉痹;

脾——兼有右胁痛,痛引起肩背,甚至不可以动,动则咳剧。

(2)体表按诊:《灵枢•官能》言:"察其所痛,左右上下,知其寒温,何经所在。"即用体表按压的方法,探索经络与疾病的联系,从而辅助诊断,拟定治疗方案。其方法是用大拇指指腹沿经络循行部位,或背腰椎旁特定穴位滑动按压,或用拇、食指摄捏。视部位的不同而轻重对待,以寻找异常反应。一般以皮下触及的结节或索条状物称之为"阳性反应物",若局部疼痛或酸胀等感觉则称为"压痛点",其他还会有局部肌肤呈隆起、硬结,或凹陷、松弛和颜色、温度的变化等,根据这些不同的现象来分析,以推断有关脏器的疾病及其性质。

1)脊椎两旁反应规律:即以按压腰背足太阳膀胱经所在的脏腑腧穴为主,以上述"阳性反应物"和"压痛点"结合背腧穴与脏腑相连的关系来区别,其常见规律如下:

胸椎1～3:反映心脏疾患;

胸椎2～5:反映肺脏疾患;

胸椎5～8:反映胃和十二指肠疾患;

胸椎8～10:反映肝、胆、胰疾患;

胸椎10～12:反映胃、脾、肠疾患;

胸椎2～腰椎2:反映肾、泌尿系统疾患;

骶椎部:反映生殖系统疾患。

2)穴位按压:即在某些特定穴位上进行按压,以探索异常反应,躯干部以脏器临近俞、募穴位为主,四肢则以郄、原、络、合等穴为主。中国人民解放军三〇四医院经络研究小组曾对此在临床上进行过初步观察,认为有一定的诊断效果,现仅就脾胃有关疾病的异常反应部位摘录为表6-1,以供参考。

(3)耳诊:根据古人实践经验,耳并非一个单纯的听觉器官,其和全身是一个统一的不可分割的整体,与脏腑经络等方面有着密切的联系。如《灵枢•邪气脏腑病形》言:"十二经脉,三百六十五络,其血气皆上于面而走空窍……其别气走于耳而为听。"《灵枢•口问》曰:"耳者,宗脉之所聚也。"

表 6-1　脾胃有关疾病的异常反应部位

穴名	部位	主病
牵正	耳垂前方 5 分，与耳垂中点相平	口腔溃疡
食管下俞	第 8 胸椎旁开 1 寸	食管炎
中脘	脐上 4 寸	胃病
商曲	脐上 2 寸旁开 5 分	胃神经痛
滑肉门	水分穴旁开 2 寸	呕吐
食关	足三里穴旁开 1 寸	消化不良
呃逆	乳头直下相当于第 7、第 8 肋间	膈肌痉挛
水上	水分上 0.5 寸	胃酸过高
二里半	足三里穴上 0.5 寸	食物中毒
承满	上脘穴旁开 2 寸	胃炎
	承满 +（下巨虚穴）	急性胃肠炎
梁丘	髌骨外缘上 2 寸	胃痉挛
下垂点	脐上 2.5 寸 + 脾俞凹陷	胃下垂
溃疡点	昆仑穴旁开 2 寸（右）配中脘	胃溃疡
右梁门	中脘穴旁开 2 寸	十二指肠溃疡
大郄	承扶穴与委中穴连线中点，外开 5 分下 5 分	胃癌
下巨虚	髌骨下与解溪穴连线中点	急性肠炎
温溜	阳溪穴上 5 寸	消化道穿孔
魂舍	脐旁 1 寸	痢疾
止泻	脐下 2.5 寸	过敏性肠炎
腹泻	脐下 5 分	腹泻
大肠俞	第 3、第 4 腰椎旁开 1.5 寸 + 溃疡点	溃疡性结肠炎
阴陵泉	腓骨小头前下方凹陷处	消化道出血
通便	天枢穴旁开 1 寸	便秘
营池	内踝下五分处	肠出血
血愁	第 2 腰椎悬枢与命门之间	便血
痔疮	第 3、第 4 腰椎之间	痔
麦氏点	右下腹髂前上棘与脐连线中外 1/3 交界处	阑尾炎
阑尾穴	足三里下 2 寸	阑尾炎
地机	阴陵泉下 3 寸	急性胰腺炎
大肠俞	第 4 腰椎棘突下，旁开 1.5 寸	直肠癌
气中	气海穴旁开 1.5 寸	肠痉挛
痔中	腋窝直下第 7、第 8 肋间	急性腹膜炎
便毒	前臂曲侧正中线掌长肌腱与桡侧腕腱之间，腕横纹上 4 寸	肛周脓肿

1) 耳郭视诊：即利用目测的方法，观察耳郭上的变化，以不同变化和不同的部位，结合与内在脏器的联系，来推断病变脏腑。这种方法有医疗单位在临床上做过系统观察，并整理出有关资料。有关脾胃疾病摘录如表6-2、表6-3。

表6-2　脾胃疾病表现与病症摘录

分类	表现	常见病症
变色	白色，棕灰色，红色斑点或点状出血	急性胃炎，胃十二指肠溃疡，气管炎，肝、胆、肾疾病，各种关节病，脾脏疾病，肛裂，痔疮，血压改变，头痛头晕，口腔疾患
变形	点状凹陷，隆起或结节	肺结核、急性或慢性阑尾炎、肝大、癌肿、外伤性截瘫、脊椎肥大及变形退化、心脏疾患等
丘疹	针尖样红色或白色丘疹	妇科病、大肠及小肠疾病、肾炎、膀胱炎、心脏疾患、足癣等
脱屑	白色糠皮样或鳞片状（不痒，多见于耳轮肺下缘，肺区，三角窝内）	皮肤病、吸收功能低下、带下病、内分泌功能紊乱等疾病

表6-3　常见疾病反映部位与表现

常见疾病	反应部位	反应
慢性胃炎	胃区	呈片状白色，界限不清，少数有皮损增厚感
急性胃炎	胃区	呈片状白色或红晕或边缘红晕，中心白色有光泽
胃溃疡	胃区	呈点状白色、界线清楚有的边缘发红中心白色或浅灰色，有光泽
十二指肠溃疡	十二指肠区	呈点状白色、界线清楚有的边缘发红中心白色或浅灰色，有光泽
慢性肠炎和肠功能紊乱	大小肠区	数个丘疹样充血，或点状凹陷，油脂较多
急性阑尾炎	阑尾区	呈点状或丘疹充血，有的为点状白色，有光泽
慢性阑尾炎	阑尾区	多数呈点状凹陷，少数白色或小结节或棕色
肝大	肝区	呈白色片状隆起，如半个西瓜子仁样（在右耳为肝右叶大，左耳如肝左叶大）。
月经过多及妇科	子宫区	数个红色丘疹，或点状出血，油脂较多
月经过少或经期闭经	子宫区	呈点状或片状白色，无光泽，个别有糠皮样脱屑
经痛	子宫区	呈点状红晕，或点状发白，油脂不太多

2) 耳穴探测：一般使用压痛棒（火柴棒或金属棒）和电阻测定两种方法，压痛棒按压耳穴，在耳郭上找痛点，以观察其痛点的部位；电阻测定是使用一定的仪器，测定耳穴的电阻、电位等变化。全国不少医疗单位为此进行了一系列的观察，但目前尚未得出一致的结论，现略举数病以作示例（表6-4）。

表6-4　病名与学位敏感点的关系

穴位敏感点 病名	基础敏感点	辅助敏感点
慢性肝炎	肝、肾	三焦、肝炎点、脾、交感
急性肾炎	肾、脾	交感、肾上腺、内分泌
肾病综合征	脾、肾内分泌	皮质下、肾上腺
肾盂肾炎	肾	膀胱
急性肠炎	大肠、小肠、直肠下段	交感、腹
胃溃疡	胃	神门、交感、脑干
月经不调	子宫、肾	内分泌

值得说明的是耳诊虽然简便可行，不需设备仪器，不论老年和儿童，不分气候冷热均能使用，但缺点是因受到耳部油垢和摩擦等的影响，健康者有时也有色素沉着、结节、冻疮、瘢痕等，往往难以区别。况耳郭有的部位、皮肤亦有嫩厚不同，影响电阻变化的观察，所以其规律性目前尚未完全掌握，有待我们进一步探索。

4. 从治疗方面来看　在针灸和药物治疗上，经络学说都有重要的指导作用，药物能发挥到脏腑、体表疾病的性能，针灸手足孔穴能治头面或内脏腑疾患，同样是经络的传导转输作用，脾胃的疾病同样也可以经络为准绳，按脉经法则，按经择方选穴。

1）脉经举例：表6-5列出了常见腹痛部位对应的经脉及相关治疗方剂和穴位。

表6-5　腹痛部位对应的经脉及相关治疗方剂和穴位

部位	经脉	方剂	穴位
脘腹疼痛	脾胃	理中汤	足三里、公孙
脐腹疼痛	肾	四逆汤	太溪、上巨虚
少腹疼痛	肝	当归四逆汤	太冲、三阴交

（注：择方举例根据王好古《此事难知》"伤寒中脘痛，太阴也，理中汤……之类；脐腹痛，少阴也，四逆汤……之类；少腹痛，厥阴也，……当归四逆汤。"）

2）脾胃二经特定穴：古人通过长期的临床实践，发现了很多临床疗效较高的穴位，根据所属经脉及治疗效果的不同，经过分析总结拟定了十二经的特定穴位，以符合不同脏腑、不同经脉、不同性质疾病选穴配方的运用，针灸临床配穴中的"循经取穴"或"远道取穴"就是以这些特定穴位为主，然后再根据治疗上的需要,考虑"局部取穴"和"经验取穴"等方法综合运用。表 6-6 为脾胃两经的特定穴位及运用原则。

表 6-6　脾胃两经的特定穴位及运用原则

类别	经脉	穴名	运用原则
原	脾	太白	1. 又称主客配穴法,即表里两经俱病时,先取发病本经的穴位为主,再取与其表里经的络穴为客
	胃	冲阳	
络	脾	公孙	2.《灵枢·九针十二原》:"五脏有六腑,六腑有十二原,十二原出于四关,四关主治五脏,五脏有疾当取之十二原。"
	胃	丰隆	
俞	脾	脾俞	其一脏腑生病,即取该脏腑背部的俞穴和腹部的募穴
	胃	胃俞	
募	脾	贲门	
	胃	中脘	
郄	脾	地机	多用于本经脏腑经络之气,突然不通时所发生的急性病症、痛症、炎症
	胃	梁丘	
补	脾	大都	按照疾病的虚实性质,采用补虚泻实的原则,倘若结合补泻手法更好(此乃补母泻子之法)
	胃	解溪	
泻	脾	商丘	
	胃	厉兑	

　　总之,脾胃两经与经络、针灸应用的关系较之与其他脏腑经络更为密切,在生理上相互依存,在病理上互为因果,在诊断上内外相映,在治疗上由此达彼,对中医临床各科均有指导意义,而对针灸临床更为重要。

(二)脾胃经络循行

1. 经脉循行

　　(1)脾经:"脾足太阴之脉,起于大指之端,循指内侧白肉际,过核骨后,上内踝前廉,上腨内,循胫骨后,交出厥阴之前,上膝股内前廉,入腹,属脾络胃,上膈,挟咽,连舌本,散舌下。其支者:复从胃别上膈,注心中"(《灵枢·经脉》)。

　　根据经脉循行规律"足之三阴,从足走腹"(《灵枢·逆顺肥瘦》)和阴经循行于人之阴部的特点,我们不难看出,脾经循行在人体的部位,不外三个方面。

　　1)浅部循行:起于大趾之端—内侧赤白肉际—内踝前廉—上腨内—循胫骨后交出厥阴之前—上膝内前廉—入腹—上膈—挟咽—连舌本,散舌下。

　　2)深部循行:入腹—属脾—络胃(表里联络)。

　　3)支脉循行:复从胃—别上膈—注心中(与手少阴心经相衔接)。

　　(2)胃经:"胃足阳明之脉,起于鼻,交颃中,旁纳太阳之脉,下循鼻外,入上齿中,还出挟口环唇,下交承浆,却循颐后下廉,出大迎,循颊车,上耳前,过客主人,循发际,至额颅;其支者,从大迎前下人迎,循喉咙,入缺盆,下膈,属胃络脾;其直者,从缺盆下乳内廉,下挟脐,入气街中;其支者,起于胃口,下循腹里,下至气街中而合,以下髀关,抵伏兔,下膝膑中,下循胫外廉,下足跗,入中指内间;其支者,下廉三寸而别,下入中指外间;其支者,别跗上,入大指间,出其端"(《灵枢·经脉》)。

从上所述,根据"足之三阳,从头走足"《灵枢·逆顺肥瘦》的规律和阳经循行于人体阳部的特点,也可以从三个方面来认识。

1) 浅部循行:①起于鼻—交鼻根—下循鼻外入上齿中—挟口环唇—循颐右下廉—循颊车—上耳前—过客主人—循发际—至额颅。②从大迎前—下人迎—循喉咙—入缺盆。③其直者从缺盆下乳内廉—下夹脐—入气街中。④自气街以下髀关—抵伏兔—下膝膑中—下循经外廉,下足跗—入中趾内间。

2) 深部循行:①入缺盆—下膈—属胃—络脾(表里联络)。②其支者起于胃口—下循腹里—至气街中而合。

3) 支脉循行:其支者别跗上—入大趾间—出其端(与足太阴脾经相交接)。

2. 经别循行　"足阳明之正,上至髀,入于腹里,属胃,散之脾,上通于心,上循咽,出于口,上頞颅还系目系,合于阳明也。足太阴之正,上至髀,合于阳明。与别俱行,上结于咽,贯舌中,此为三合也"(《灵枢·经别》)。

经别是正经别道而行的简称,即十二经脉循行通路以外的别行部分,它循行的特点是阴阳表里双经并行,并且阳经别行后复还于本经,阴经别行后则合于阳经。正因为这种特点,所以阴阳表里经脉除依靠络脉沟通外,由于经别的表里经是自身的会合,使阴阳经的表里关系更加密切。

从上述经文所述,经别在肢末没有分布而多循行于躯干头面。循行部位基本上与经脉相同,仅不过经别的循行较经脉循行部分稍深而已。

3. 经筋　"足太阴之筋,起于大指之端内侧,上结于内踝;其直者,结于膝内辅骨,上循阴股,结于髀,聚于阴器,上腹,结于脐,循腹里,结于肋,散于胸中;其内着,著于脊。"(《灵枢·经筋》)

"足阳明之筋,起于中三指,结于跗上,邪外上加于辅骨,上结于膝外廉,直上结于髀枢,上循胁,属脊;其直者,上循骭,结于膝;其支者,结于外辅骨,合少阳。其直者,上循伏兔,上结于髀,聚于阴器,上腹而布,至缺盆而结,上颈,上挟口,合于頄,下结于鼻,上合于太阳,太阳为目上网,阳明为目下网;其支者,从颊结于耳前。"(《灵枢·经筋》)

经筋亦为正经的旁支,是十二经脉另一分支循行在浅表部分的系统,由于其循行于体表筋肉部分,故名经筋。其特点仅循行于体表,并入属于内脏,各经的起点都在四肢末端的指尖，上行于四肢的腕、肘、腋、踝、膝、股之间，结聚在肢节骨介之上，回环曲折，最后终止于头颈部。

从经文所述，经筋的循行经过部位大体上和十二指肠相一致，但从"聚于阴器"，"上腹结于脐"，"合于顺"，"目下纲"等条文来看，经筋的分布范围，远超出经脉循行所及，且其中"结"与"聚"即经筋在此回环曲折之意，指出内在脏腑经脉与体表筋肉的相互关系。

4. 络脉 "足太阴之别，名曰公孙。去本节之后一寸，别走阳明；其别者，入络肠胃。"(《灵枢·经脉》)

"脾之大络，名曰大包，出渊腋下三寸，布胸胁。"(《灵枢·经脉》)

"足阳明之别，名曰丰隆，去踝八寸，别走太阴；其别者，循胫骨外廉，上络头项，合诸经之气，下络喉嗌。"(《灵枢·经脉》)

主要的络脉有十五条，即十二经脉和任、督两脉各有一条络脉，加上脾之大络。亦有胃之大络名虚里，故又有十六络脉之说，可见古人在络脉的分布上，对脾胃两经均重视。

脾胃为表里脏腑，脾之络脉"别走阳明"，胃之络脉"别走太阴"，也体现了两者的关系。

▌二、针刺脊髓疗法与蚤休二参丸对精神病疾疗效初步观察 ▌

针刺脊髓疗法，系由河北省精神病院胡东曙先生首先倡用，陈钟舜同志曾做过考证，认为与扁鹊心书"针刺风府穴三寸"相符。本法过去多被认为是一种民间疗法，其实远在公元前 3 世纪就有经过实践的具体记载，如《素问·刺要论》云："刺骨无伤髓，髓伤则销铄胻酸，体解㑊然不去矣。"据王冰注："髓者骨之充，针经曰髓海不足，则脑转耳鸣，胻酸眩冒，故髓伤则脑髓销铄，胻酸体解亦……"这里所说的"髓"，似指脊髓而言，脊髓受伤会产生头晕、目眩、耳鸣、肢软等休克症状，由此证明针刺脊髓疗法早为古人熟知，确为宝贵的中医学遗产之一。胡东曙先生等继承了此项疗法，进一步加以发挥应用，并能公开于世，值得敬佩。

此项疗法直接刺激中枢神经，尤其是风府穴迫近延髓部位，在操作时稍有不慎，最易酿成死亡事故，其他如瘫痪、小便潴留、发热、呕吐等不良反应亦屡见不鲜，因此许多人对此项疗法如何使用仍在犹豫或怀疑，未能迅速推广。如能在原有基础上，适当地改变其刺激量与深度，则较安全而无危险。本文报告病例，即基于此进行了操作治疗，不但未造成死亡事故，亦无任何不良反应发现，且对慢性疾病患者能取得疗效，我们认为这是极有希望的精神病疾疗法之一。

本组病例由江西医学院附属中医实验院与南昌市精神病医院合作，以该机构原有患者为对象，在6个月中，先后观察了40例（针刺20例，药物对照20例），限于设备条件以及病例情况复杂，这些材料还是很粗糙的。

（一）治疗方法

1. 针刺　原则上按照河北省精神病院所提出的针刺脊髓疗法（参考1956年第7期《中医杂志》登载的《关于重精神病针刺疗法的定穴、手法、反应及处理（附治疗常规）》一文），但为了避免不良反应，并结合我们的设备条件，在操作上稍有改变，其改变之点如下：

（1）针刺深度：以针尖达到脊髓腔，引起反应时为度，不再继续进针，以免针身横窜脊髓面，使脊髓伤痕太大，不易恢复。

（2）抽刺与反应：采取一侧抽刺，无论反应大小如何，抽刺次数不得超过3次，最重反应以患者步行时稍感脚力软弱为度。

（3）留针时间：为了避免休克的情况发生，一般只留针3～5分钟。

（4）重点穴位：以风府、无名穴为主，间用大椎、陶道、身柱。

2. 药物　为了便于对照，采用了镇心安神、益气养血、祛痰开郁的中药治疗，其方药及服法如下：

（1）蚤休二参丸（自拟）

蚤休24两、党参8两、丹参8两、熟地黄8两、天冬8两、茯苓12两、麦冬8两、甘草8两、远志8两、郁金8两、陈皮12两、刀豆壳20两、明矾8两。以上药物共研细末，蜜制为丸。

（2）服法：每日上午、下午开水各送服3钱。

（3）疗程：3个月。

（二）病例分析

本组病例经选择男女各半，为青壮年患者。年龄：17～20岁者4例，21～25岁者3例，26～30岁者18例，31～35岁者12例，35～40岁者3例。多数发病在3～7年以内，计23例，占全部病例的57.5%，少数在2年以内或10年以上，但亦有7例发病年限不明。

治疗前患者多数有默默不语、情绪淡漠、自言自语、哭泣悲伤、嬉笑戏谑等症状，其他尚有动作过多、躁动、破坏、怪异举动、孤僻，女性患者则有月经不调等。

按照中医临床分类，分为以下几种类型，其中以痴呆为最多，癫证次之，狂证绝少：

1. 狂证　李梴《医学入门》云："狂者，凶狂也，轻则自高自是，好歌如舞，甚则弃衣而走，逾垣上屋，又甚则披头大叫，不避水火，且好杀人。"本组病例属于狂癫证兼有。

2. 癫狂证　孙思邈《备急千金要方》云："癫邪之端，或有默默而不作声，或复多言而谩说，或歌或哭，或吟或笑，或眠坐沟渠，噉食粪秽，或裸形露体，或昼夜游走，或嗔骂无度。"本组病例属此型者有之。

3. 癫证　王肯堂《证治准绳》云："癫者或狂或愚，或歌或笑，或悲或泣，如醉如痴，言语有头无尾，秽洁不知。"本组病例属于此一类型者亦有之。

4. 癫呆证　陈士铎《石室秘录》云："呆病如痴而默默不言也，如饥而悠悠如失也，意欲癫而不能，心欲狂而不敢，有时睡数日不醒，有时坐数日不眠，有时将己身衣服密密缝完，有时将他人物件深深藏掩，与人言则无语而神游，背人言则低声而泣诉，与之食则厌薄而不吞，不与食则吞炭而若快。"本组病例属于此一类型者较多。

为了配合观察病情及疗效，本组病例同时经西医专家检诊。根据西医意见，本组病例以慢性精神分裂症为最多（21例，占52.5%），其次为精神分裂症未分型（10例，占25%），再次为妄想型（4例，占10%），青春型（3例，占7.5%），最少者为慢性狂躁型及间歇性精神分裂症（各1例，分别占2.5%）。

（三）治疗结果

经过治疗痊愈者4名，好转者9名，无进退者27名。经针刺治疗痊愈3名，好转者6名；经药物治疗痊愈1名，好转者3名，针刺治疗有效率为45%，药治有效率为20%（其疗效标准附后）。兹将诊断，病期、年龄、症状等与疗效的关系列表如表6-7。

表6-7　病型分类（中医）与疗效表

中医病型分类		狂		癫		癫狂		癫呆	
性别		男	女	男	女	男	女	男	女
针刺	痊愈					2	1		
	好转			2	2			2	
	无进退			1	1	1	1	2	5
药物	痊愈			1					
	好转				1		1	1	
	无进退			3	2	2		3	6

附：疗效标准

1. 痊愈　患者症状全部消失，日常行为与病前无大差异，能胜任病前工作，自知力全部恢复者。

2. 好转　患者症状部分消失，生活能自理，在正常人领导下能完成某些工作任务，或能担任病前部分工作，自知力较治疗前恢复，甚或基本恢复，唯尚遗留部分症状。

3. 无进退　患者一切症状虽经治疗而毫无变化，或虽有变化但不显著，或虽言取得疗效但易复发而时进时退（表6-8～表6-12）。

表6-8　病型分类（西医）与疗效对照表

西医病型分类		慢性狂躁性精神分裂症		精神分裂症（未分型）		精神分裂症（青春型）		精神分裂症（妄想型）		慢性精神分裂症		间歇性精神分裂症	
性别		男	女	男	女	男	女	男	女	男	女	男	女
针刺	痊愈		1	1		1							
	好转			2	2	1				1			
	无进退				1			1	1	3	5		
药物	痊愈											1	
	好转			1						1	1		
	无进退			3		1		2		5	5		

附：药物治疗1例，系根据其按照平时观察2次以上发作期间而未发作者。

表6-9　病期与疗效对照表

病期		1年以内		1年以上		2年以上		3年以上		5年以上		7年以上		10年以上		不明	
性别		男	女	男	女	男	女	男	女	男	女	男	女	男	女	男	女
针刺	痊愈	1						1							1		
	好转			1				2			1					1	1
	无进退					2	1	1		1			1			1	4
药物	痊愈											1					
	好转							1	2								
	无进退	1		1		1		3	3	1	2	1	3				

表6-10　患者年龄与疗效对照表

年龄		17～20岁		21～25岁		26～30岁		31～35岁		36～40岁	
性别		男	女	男	女	男	女	男	女	男	女
针刺	痊愈			1		1		1			
	好转	1				2		3			
	无进退	1				1	2	2	1	3	1
药物	痊愈							1			
	好转					1		2			
	无进退	2				1	5	5	1	1	1

表 6-11　治疗前后症状对照表

症状	躁动	易激动	破坏	动作过多	唱喊	嬉笑戏谑	过事装饰	装作鬼脸	自言自语	欣欢夸大	言语散漫	储藏行为	怪异思想	怪异行为	默默不语	情绪淡漠	不知羞耻	哭泣悲伤	自罪	孤僻	偏执	抗拒	模仿言语	专横冲动	月经不调	月经不能自理
针刺 前	6	2	4	4	3	8	2	1	7	5	4	2	4	2	7	6	4	7	2	2	2	2	2	2	1	7
针刺 后			2	1	2	1		2	2	1	1		1	2	4	2	1	2	2	1	2	1			1	3
药物 前		2	2	4	2	3	1			7	5	3		2	1	10	9	2	1			4			2	10
药物 后		2	1	2	1	1	1			5	5	3		2	1	8	6	2	1			3				9

表 6-12　针刺次数及针刺穴位统计表

病例 姓名	性别	针刺次数 治疗次数	见效次数	痊愈次数	穴位针刺次数 风府	大椎	陶道	无名	身柱	疗效	其他 附注
吴某	女	19	8	19	13	1		5	1	痊愈	在治疗中症状基本消失、晚间有时哭泣、停止治疗约 1 个月内逐渐痊愈
魏某	女	11	3		10				1	好转	
邱某	女	24	8		15	3	4	5		好转	结果复发
周某	男	7	2	4	5	1		2		痊愈	
文某	男	15	6	10	10	2		3	1	痊愈	
徐某	男	11	5		10					好转	
肖某	男	11	6		8		1	2	1	好转	
丁某	男	4	2		3			1		好转	
章某	男	3	2		2			1		好转	

（四）讨论

1. 疗效与类型有重要关系

（1）从以上结果来看，针刺脊髓疗法对重症精神病疾的治疗，凡具有症状轻重不同的狂躁性患者，其疗效较佳，即使病达 10 年以上者亦能取得疗效，而对一般比较静止性（癫证）则疗效次之、衰退性的患者（癫呆症）疗效更差。又从表 6-12 来看，针刺次数一般在 5～10 次之间其疗效便见分晓，倘经治疗 10 次以上而未能取得疗效者，即使再行多次针刺，亦难获取效果。

（2）关于药物治疗方面，蚤休二参丸对重症精神病疾有一定的疗效，且兼能调经，但疗效甚为缓慢，此或与病例对象不同有关。虽然对间歇性精神分裂症的疗效较为满意，但因病例太少，且观察时间短，故尚待今后继续观察。

（3）针刺脊髓疗法对属躁动性的患者，都能取得一时性的镇静作用。但需患者意识逐渐清醒，始能逐步提高疗效，否则躁动症状虽见抑制而意识仍然模糊，则疗效不佳。

（4）有几例已见效的女性患者，每至月经期内反复，如邱某（女）几年来一贯意识模糊，且晚唱喊笑泣，或自言自语，智力大部分丧失，经针刺治疗10次左右后，症状完全消失，智力基本恢复，写信亦文辞通顺，言语行动入情入理，已停止治疗，经过2周后月经来潮而突然复发，其躁动甚至较前更剧。分析原因，可能因停针过早，但亦与月经来潮有关，并且意味着针刺脊髓疗法的巩固亦须通过一个比较长期的观察才能确定。

（5）有一妄想型女性患者，经治疗后意识虽未完全清醒，然狂躁症状基本消失，但停针1个月后狂躁复发如初，智力渐趋退化。因此推测一些经治疗而未痊愈的患者，其远期疗效更难巩固。

2. 针刺手法问题　针刺脊髓疗法，毫无疑问是将针刺入骨髓实质中，根据前人经验，其刺激量分轻、中、重三种，具体应用则按照病情体征等分别施行。过于轻微的刺激在疗效上自难符合理想，但过重的刺激往往导致下肢瘫痪、小便潴留、便秘等不良反应。因此，如何既取得疗效又保证安全，是一个值得注意的问题。针刺脊髓疗法中所谓的轻刺激，其实较一般针刺的刺激量大得多，主要是因为直接刺激中枢神经所致。我们在操作上，以针尖进入脊髓腔而引起反应为度，不再继续进针，这种治疗操作我们认为有几点好处：①不会造成脊髓神经系统较重的损伤，可以避免因损伤所引起的不良反应（如瘫痪、小便潴留等）；②针刺"风府穴"时即使针向稍有偏差，亦不致使针由枕骨孔透入生命中枢而引起死亡事故；③减轻了患者反应过大的痛苦，又无不良反应的表现，因此一般患者对此疗法大多合作，全无畏惧心理，相应地更保证了治疗上的安全；④由于无不良反应，不但不会影响患者的身心健康，并且也减轻了护理人员在护理技术上的负担。

3. 针刺作用机制问题　中医学认为精神病疾是由于人体的阴阳失调所致，针灸治疗作用恰好是秉以调和阴阳的宗旨，如《灵枢·根结》云："用针之要，在于知调阴与阳，调阴与阳，精气乃光，合形与气，使神内藏。"风府、大椎等穴在治疗重症精神病疾，尤其是躁狂患者疗效较佳的具体机制如何呢？根据风府、大椎、陶道、无名、身柱五穴在经穴中同系督脉的孔穴，《难经·二十八难》云"督脉者，起于下极之俞，并于脊里，上至风府，入属于脑"，这充分说明了督脉与大脑之关系。从《难经集注》中记载之"督之为言都也，是人阳脉之都纲"，可见督脉对人体的重要性。假使督脉发生疾病则"脊强而厥"（《难经》），或"腰背强痛，不得俯仰，大人癫病，小儿风痫疾"（《脉经》），由此我们可以大致地体会到督脉与大脑的关系，进而就可知道穴位与精神病疾关系的密切。

再从穴位的性能来看，陶道穴为足太阳膀胱经、督脉之会，太阳"为诸阳主气"（《素问·热论》），并且足太阳"是主筋所生病者，痔疟，狂癫疾……"（《十四经发挥》），身柱穴为督脉之脉气所发，尤其是大椎穴，为手足三阳、督脉之会，更系纯阳之穴。若"风入阳经"而为"阳气有余"的狂证，则根据"实则泄之"而重刺大椎、陶道等穴，以泄有余之阳气，使体内的阴阳取得平衡，达到治疗作用。

风府穴不但是督脉孔穴之一，而且为太阳膀胱经、阳维脉、督脉之会。再从阳维脉来看，《奇经八脉考》的记载是"阳维维于阳，其脉起于诸阳之会，与阴维皆维络于身，若阳不能维于阳，则溶溶不能自收持"，说明了阳维脉与诸阳经及督脉之关系，其对人体的作用是维系人体内的阳气为主，并且从"溶溶不能自收持"中，也可体会出其中包括精神疾病中的浑浑噩噩等痴呆症状。但是阳维脉与阴维脉也有相互维持的关系。《奇经八脉考》云："阴维行诸阴而主营，营为血，血属心，若苦心痛怅然失志，不自收持者，盖阴阳相维则营为和谐，营卫不和谐则怅然失志，不能自收持矣。"具体指出了阳维脉与阴维脉的相互维持，直接影响到人体内的"阴阳调和"与"阴阳离决"的关系，再从"怅然失志"等言中，可体会出其中包括精神疾病患者的忧虑情绪、悲观思想以及精神不宁等症状，因此风府穴在治疗精神疾病中，对狂证或癫证都能取得治疗作用。

三、针刺治疗急性肠梗阻 3 例报告

急性肠梗阻是临床上多见而且较严重的疾患，为了探求避免手术而且简便有效的治疗方法，中西医合作，继针灸治疗阑尾炎成功的基础上，于 1958 年底至 1959 年 2 月中旬，应用针灸先后治疗急性肠梗阻 3 例，皆获痊愈出院，疗效卓越。我们的经验虽然不多，抱着抛砖引玉的态度，特将病例报道于后，以供同道参考研究。

例 1. 熊某，男，52 岁，于 1958 年 12 月 26 日入院。

主诉及现病史：突然发生阵发性腹痛 2 天。患者于 1958 年 12 月 24 日早晨突然发生阵发性腹绞痛，逐渐加剧，腹胀厉害，伴有频数呕吐，呕吐物为青黄色液体，其味秽臭，口渴而怕饮，不解大便、不排气。患者 10 年前曾有咯血史，平常大便间或有秘结，无便血史。

体检：体温 36.8℃，脉搏 92 次 /min，呼吸 23 次 /min，血压 130/80mmHg。舌苔白中淡黄，脉弦软，发育正常，呈急性重病容，有明显脱水现象，眼球下陷，皮肤干燥，意识清楚，精神极度软弱，头、颈、心、肺无异常，腹部膨隆，以少腹为甚，肠型明显可见，整个腹壁软，无明显压痛，亦未触及肿瘤物，肝脾未扪及，肝浊音界正常，叩诊鼓音，肠鸣音间歇性亢进。肛诊阳性，生殖器、四肢、脊髓及神经系统均无异常发现。

实验室检查：血常规正常。

X 线检查：透视：心、肺、膈无异常，两膈下未见游离气体，整个腹部可见多量充气之肠管，右下腹部有液平面，左下腹部液平面不明显。

钡灌肠：降结肠狭窄，乙状结肠冗长（原因待查）。

入院诊断：急性肠梗阻。

治疗经过：入院后即予针刺两侧足三里及合谷穴，患者腹痛未减，仍呕吐。12 月 27 日上午针刺左侧足三里穴及两侧天枢穴，患者感到便意，同日上午 9 时患者腹胀痛又加剧，发作频数，改用针刺二白、行间及大敦，用连续不断重手法，针刺后腹痛腹胀即减，留针半小时，起针后当即解少许稀便，续排气。再配用郁气攻下润肠法，用大承气汤加味一剂。

处方：郁李仁四钱，炒杭芍三钱，粉草二钱，栀子三钱，黄芩二钱，乌药二钱半，枳实三钱，大黄三钱，芒硝三钱

患者服药 5 小时后解大便量多，腹胀腹痛消失。检查腹平坦，无肠型，肠鸣音正常，守原方，去芒硝、大黄、枳实。患者再服药 2 剂，病痛消失。12 月 31 日行钡灌肠检查结果示无明显异常，患者于 1959 年 1 月 3 日上午痊愈出院。

例 2. 邢某，女，18 岁，于 1959 年 1 月 1 日入院。

主诉及现病史：阵发性腹痛 6 小时。患者于 1958 年 12 月 31 日上午吃苹果 1 斤余，当日下午 6 时发腹痛，腹部饱胀感迅速增剧，难以忍受，伴有频繁呕吐，呕吐物量大，为饮食及黄色液体，大便 1 天未解，无排气。以往身体健康，无便秘及便血史。

体检：体温 36.8℃，脉搏 100 次 /min，呼吸 20 次 /min，血压 120/80mmHg。发育正常，营养中等，呈急性病容，呻吟不止，意识清楚，左侧屈曲下肢卧位。头、颈、心、肺无异常，腹部高度膨隆，可见肠型，腹壁柔软，有无定位之轻微压痛，未触及肿物，肝脾未扪及，叩诊鼓音，肝浊音界正常，肠鸣音间歇性亢进。肛诊阴性。生殖器、四肢、脊柱及神经系统均无异常。

实验室检查：血常规正常。

X 线检查：腹部整个肠曲充分扩张，于中腹可见多个液平面，两膈下无游离气体，胃被推向右上方。

入院诊断：急性肠梗阻。

治疗经过：入院后即予针刺两侧二白、行间及大肠俞，用连续不断重泻手法，针后留针半小时，起针后 2 小时解稀便一次，4 小时后再解稀便一次，检查腹部平软，肠鸣音正常，自觉痛亦止。后 2 日再每日针刺 1 次，诸症消失，于 1959 年 1 月 3 日上午痊愈出院。

例 3. 殷某，男，22 岁，于 1959 年 2 月 15 日入院。

主诉及现病史：下腹部呈阵发性疼痛 3 天。患者于 2 月 12 日上午 8 时开始脐下疼痛，呈阵发性发作，经本地诊所诊疗无效，疼痛日益加剧，厉害时夜卧不宁，四肢发冷，伴有呕吐，呕吐青绿色味苦液体，2 天未排气，3 天未解大便，以往身体健康，无便血史。

体检：体温 36.9℃，脉搏 89 次 /min，呼吸 20 次 /min，血压 120/70mmHg。发育正常，呈急性病容，有明显脱水现象，表情痛苦，呻吟不止，头、颈、心、肺无异常，腹部中等度膨隆，有时可扪及腹部包块，脐下有明显压痛，未触及肿物，肝脾未扪及，叩诊鼓音，肝浊音界正常，肠鸣音亢进，肛诊阴性，生殖器、四肢、脊柱及神经系统均无异常。

实验室检查：血常规正常。

X 线检查：两膈下无游离气体，左下腹腹部及腹部正中有明显充气扩张肠管，有液面。

钡灌肠：下消化道无明显异常发现。

入院诊断：急性肠梗阻。

治疗经过：入院后即予输液，针刺两侧二白、行间及大肠俞，采取连续不断重泻手法，针后留针半小时，针刺后患者腹痛大减，于当日上午 11 时再次针刺以上穴位，手法及留针时间同上，当日下午 4 时解大量大便，腹痛逐渐消失，检查腹软肠鸣音正常，2 月 18 日行钡灌肠检查结果示无明显异常，2 月 19 日上午痊愈出院。

讨论

针灸治疗急性肠梗阻而获得初步成就，系在完全无临床经验的情况下，根据中医辨证论治的法则摸索而来，假使脱离中医理论，我们认为是不能如此迅速地得到这样的满意结果的。

从第一例患者主要症状来看：腹部阵发剧痛，少腹胀满膨隆，伴有呕吐甚剧，突出之物为青黄色秽臭之液体，大便 3 日未解，肠鸣甚但不矢气，舌苔白中淡黄，脉弦软，根据这一系列症状综合分析，病证虽在大肠，但与肝、胃两经有密切关联。缘足厥阴肝经循行途径为 "……循阴股入毛囊，过阴器，抵少腹，挟胃，属肝络胆……" 况肝宜疏泄，肝气虚则飧泄遗溺，实则闭癃疝痛，再则肝性属木，木喜条达，倘有所郁结，则肝气上冲于胃，以致清浊混淆，升降失职，气机阻塞，腹痛如绞，甚则吐矢。因此发生如上症状，而治疗方法以疏肝降逆为主，以泄肝气之偏胜。

本症既为肝气偏胜所导致，在治疗上自应遵照 "盛则泻之" 和 "实则泻其子" 之经义。故取肝经之荥穴行间以泻肝气之过盛，而开其郁结。二白穴虽系经外奇穴，观其穴之所在位于手厥阴心包络经掌上 4 寸，恰与心包经郄穴郄门相近，其循行途径为"……出属心包，下膈历络三焦……"从各经郄穴临床疗效证明，对有关经脉急性病症功效甚佳。况心包络经"历络三焦"，取之能治上、中、下三焦之气逆，而辅"行间"之功。大肠俞为手阳明大肠经轮转之地，病灶既在大肠，而取其俞，求其气血得以调整，以竟全功。

四、针灸治疗神经痛的初步总结报告

江西省中医实验院针灸科自 1954 年 5 月 10 日—11 月 30 日治疗了 66 例有关神经痛的患者。现根据治疗情况初步总结报告如下：

（一）66 例患者情况分析

在 66 例病例中，男性 48 人，女性 18 人，以 21～30 岁患者为最多，其中以神经痛与坐骨神经痛患者为突出（表 6-13）。

表 6-13　66 例患者神经痛之分析

项目	性别		年龄分布							病型分类					
病历述记	男	女	11～20	21～30	31～40	41～50	51～60	61～70	71～80	三叉神经痛	肩膊神经痛	桡神经痛	尺神经痛	腰骶神经痛	坐骨神经痛
人数	48	18	3	23	10	13	14	2	1	3	25	1	3	12	22

本病好发部位多在肩部及臀部等处，在症状上以痛麻的感觉及与运动障碍之有关系者居多（表 6-14、表 6-15）。

表 6-14　好发部位与人数的关系

部位	枕部	颈部	面部	肩部	肘部	桡骨	尺骨	掌部	腕部	臀部	股部	腘部	腓骨	踝骨	腰部
人数	3	8	3	24	11	1	4	4	10	25	18	15	15	9	9

表 6-15　本病症状与人数的关系

症状	痛	麻	酸	游走性	放散性	牵引性	气候关系	运动障碍	合并症
人数	66	15	13	5	2	6	8	13	5

（二）治疗方法

在治疗方法上，根据其神经的分布区而施针，或用"上病下取，下病上取"之诱导法。例如三叉神经痛以颊车、下关、行间为主，并配合其他辅治穴位；肩膊神经痛，以肩髃、肩井、曲池等穴为主；桡神经痛以曲池、阳谷等穴为主；尺神经痛以少海、曲池为主；腰骶神经痛以委中、八髎、白环俞等为主穴；坐骨神经痛以环跳为主。施针时的手法，均采用"制止法"，但亦根据患者体质之强弱为转移，兼有并发症者，则配合其他穴位治疗（表6-16）。

表6-16　疾病与治疗穴位对照表

病名	治疗穴位
三叉神经痛	合谷、内庭、至阴、行间、百会、下关
肩膊神经痛	曲池、肩髃、肩井、臂臑、合谷
桡神经痛	大陵、阳谷、列缺、曲池、外关
尺神经痛	少海、曲池、通里、阳陵泉
腰骶神经痛	环跳、白环俞、委中、足三里
坐骨神经痛	环跳、八髎、承扶、委中、阳陵泉、昆仑

（三）治疗结果

患者经过针灸治疗以后，有效率很高。除16名未来复诊，结果不明，不列入统计者，以其余50名病例计算，有效率为98%（表6-17）。

表6-17　不同神经痛的治疗效果对照表

病名	例数	有效				无效	有效率
		痊愈	近愈	半愈	好转		
三叉神经痛	2			1	1		100%
肩膊神经痛	22	1	5	4	12		100%
桡神经痛	1				1		100%
尺神经痛	2				2		100%
腰骶神经痛	9		1	4	4		100%
坐骨神经痛	14	2	3	1	7	1	92.86%
合计	50	3	9	10	27	1	98%

（四）结语

1. 根据以上对50例神经痛患者的初步治疗观察，我们获得了一个初步的结论，就是针灸疗法对神经痛有一定的效果。一般针灸3～4次后，不仅能减除症状，而且也能使其症状完全消失。

2. 在治疗中可总结出以下几个问题：

（1）凡属于原发性神经痛者疗效最好。

（2）凡属于继发性神经痛者疗效次之。

（3）凡兼有并发症者其疗效又次之。

53检

附：相关照片

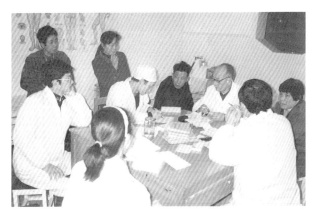

宗瑞麟教授指导学生临床

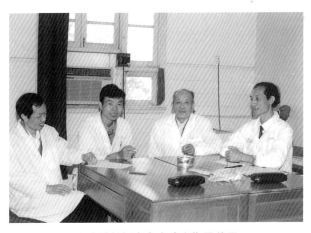

宗瑞麟教授在专家诊室指导弟子

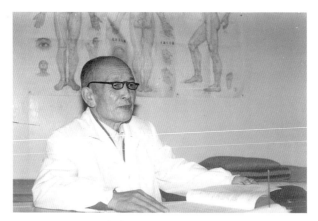

宗瑞麟教授在专家诊室学习

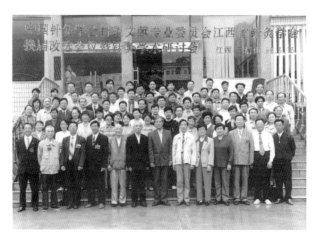

宗瑞麟教授参加学术会照（第一排左五）

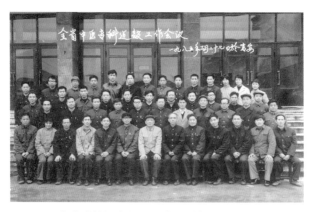

宗瑞麟教授参加工作会照（第一排正中）